웃음치료사 창시자 한광일 박사의

웃음 치료

웃음치료사 창시자 한광일 박사의

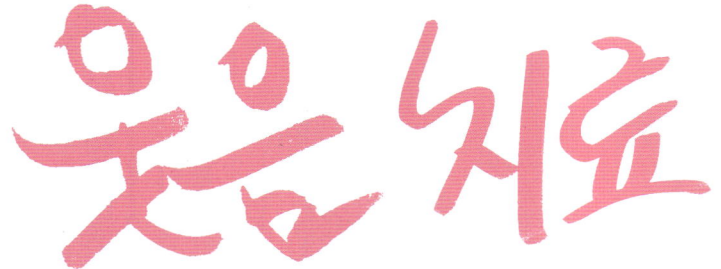

웃어라! 건강해진다! 성공한다! 행복해진다!

한광일 지음

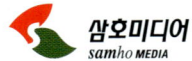 삼호미디어
samho MEDIA

웃음에 미친만큼 건강, 행복, 성공한다

국내 최초로 '웃음치료'라는 신조어와 '웃음치료사'라는 자격증을 만들어낸 이후 현재까지 수백만 명에게 강의를 하며 느낀 것은 참 많은 사람들이 웃음을 갈구하고 있다는 사실이었다. 내가 만든 프로그램에 참가했던 사람들은 모두 한결같이 '이렇게 많이 웃어본 경험은 처음이다', '평생 동안 웃어야 할 웃음을 한꺼번에 웃었다', '내 인생 최고의 경험이었다'라고 말한다.

30년 이상 레크리에이션을 진행하며 살아왔지만 지금처럼 행복했던 시절은 없었던 것 같다. 내 강의나 프로그램을 듣던 사람들이 말로만 듣던 요절복통, 포복절도, 박장대소를 그야말로 핵폭탄처럼 터트리기 때문이다. 그래서 나는 웃음치료 시간만 되면 너무 행복하다. 세상 시름 다 잊고 마음속 근심과 걱정을 다 비운 채 웃음에 미친 사람들과 깔깔깔! 하하하! 하고 웃을 수 있으니 어찌 행복하지 않을 수 있겠는가.

사람이 80년을 산다고 가정했을 때 평균적으로 잠자는 데 26년, 일하는 데 21년, 식사하는 데 6년, 기다리는 데 6년, 화장실에서 볼 일 보는 데 1년이란 시간을 보내는 반면 웃으며 지내는 시간은 겨우 10일(1일 30초 가정, 100년 간)에 지나지 않는다고 한다. 이렇게 웃지 않아서야 행복이 먼 이야기처럼 느껴질 수밖에 없다. 웃으면 행복이 찾아오고, 웃고 살수록 건강해진다! 못 믿으시겠다고? 웃음이 삶을 얼마나 윤택하게 만드는 것인지 한번 들어보시라.

최근 젊은 청년들의 정자 수가 30%나 감소하고, 그나마 10명 중 4명의 정자는 비정상이며 조기폐경을 겪는 미혼 여성들이 늘고 있다는 보도를 접한 적이 있다. 이러한 증상은 환경오염으로 인한 면역체계 이상이 주된 원인인데, 이것은 웃음으로 해결이 가능하다.

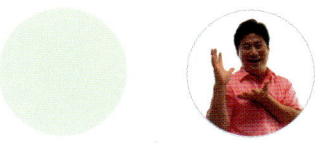

웃으면 면역력이 높아지기 때문이다. 의사들의 아버지라 불리는 히포크라테스는 인간의 면역체계야 말로 지구상에 존재하는 최고의 의사이자 치료법이라 했으니, 면역력과 관련된 웃음이 얼마나 중요한지 알 수 있다. 이뿐만이 아니다. 많이 웃는 사람, 언제나 즐겁게 생활하는 사람은 사회적으로도 성공할 가능성이 높다.

최근 각 기업을 대상으로 웃음에 대한 리서치를 실시한 적이 있는데, 유머와 웃음이 넘치는 직원들이 그렇지 않은 직원들보다 업무처리능력이 뛰어나다는 결과가 나왔다. 경영자들 역시 이러한 사실을 인지하고 있었다. 대부분의 경영자가 유머감각이 풍부한 사람을 채용할 가능성이 높다고 응답하였던 것이다. 외국회사의 경우에는 실제로 면접 시 면접관을 웃겨보라는 테스트를 하는 곳도 많다.

펀(fun)하게 잘 노는 사람이 일도 잘하는 법이다. 자고로 재능 있는 사람은 노력하는 사람을 따라가지 못하고 노력하는 사람은 즐기는 사람을 따라가지 못한다고 했다. 그러나 즐기는 사람조차 따라가지 못하는 유형이 있으니 바로 뭔가에 미친 사람이다. 고백하건대, 나는 지난 30년간 웃음에 미친 채 살아왔던 것 같다.

나는 어릴 때부터 슈바이처 박사의 삶을 동경해왔다. 비록 아프리카에는 가지 못했지만 외롭고 힘들게 사는 사람들에게 도움이 되고 싶은 마음에 서울 거여동과 성남시 등의 빈민촌에서 8년 동안 사회복지사로 일했었다. 주경야독한 결과 교수가 되어 5년간 대학강단에 서기도 했지만 진정한 기쁨을 얻을 수는 없었다. 결국 더 즐겁고 보람된 일을 하기 위해 웃음의 메신저가 되기로 결심, 이때부터 본격적으로 웃음치료에 대한 연구를 시작했다.

웃음에 대한 체계적이고 과학적인 연구 끝에 필자는 '웃음치료사 1호'가 되었고, 직접 터득한 웃음치료법을 전파하기 위해 다양한 프로그램을 고안하고 웃음치료사라는 자격증도 만들었다. 이후 웃음치료와 펀경영 프로그램으로 각종 언론사들로부터 2006년 대한민국

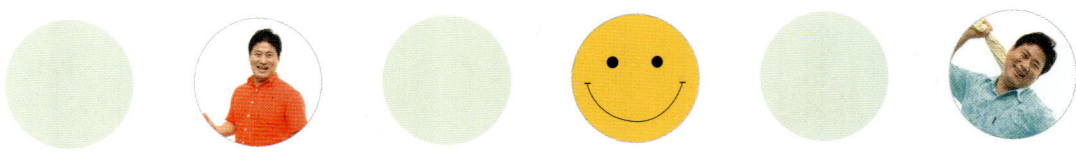

CEO 경영대상, 대한민국 일류기업 CEO 대상, 대한민국 트렌드 리더 선정, 경쟁사회를 여는 리더 선정, 톱 브랜드, 소비자 만족 대상 등에 선정되는 기쁨을 맛보기도 했다.

지금까지의 인생을 돌이켜보면 정말 웃음을 위해 웃음만 생각하며 보내온 세월이었다. 요즘에는 방송, 신문사, 잡지사 인터뷰에 하루 두세 건의 웃음특강까지 하느라 눈코 뜰 새 없이 바쁘지만 대한민국이 웃음, 웃음치료, 웃음리더십, 편경영 열풍에 빠져있다는 사실이 기쁠 뿐이다.

행복은 특별한 사람들한테만 찾아가는 특별한 것이 아니다. 언제, 어디서든 누구나 느낄 수 있는 평범한 감정으로서, 다만 그것을 찾고자 노력하는 사람들에게 좀 더 많이 머무를 뿐이다. 행복을 찾는 가장 좋은 방법은 웃는 것이다. 돈이 들거나 힘이 드는 일도 아니다. 웃음은 원료 없이 공장을 돌리며, 의료비를 30%나 절감할 수 있는 파워를 가지고 있다. 내가 웃음치료법을 만든 이유도 금전이나 나이, 성별, 장소, 대상, 도구 등의 물리적인 제한을 받지 않는 손쉽고 간편한 치료법이기 때문이다.

15초만 박장대소해도 최소 200만 원 어치의 엔도르핀, 엔케팔린, 도파민 등의 호르몬이 분비되고, 수명이 2일씩 늘어난다. 또한 박장대소와 요절복통으로 웃으면 근육 650개, 얼굴근육 80개, 뼈 206개가 움직여 에어로빅을 5분 동안 하는 것과 똑같은 효과를 누릴 수 있다. 크게 웃으면 산소공급이 2배로 증가하여 신체가 시원해지고 기억력에 좋다는 임상결과도 있다.

그뿐만이 아니다. 본 센터와 방송사의 실험결과, 웃고 있는 동안에는 힘이 10~20% 증가하고 생체나이가 6~7년 줄어들며 유연성이 10%나 증가한다는 사실을 확인할 수 있었다. 정신적으로는 자신감이 생기고, 생활에 활력이 솟구치며, 늘 긍정적인 생각을 지속할 수 있다.

우리 속담에 소문만복래가 있듯이 서양속담에 '웃음은 내면의 조깅' 이라는 말이 있다. 이

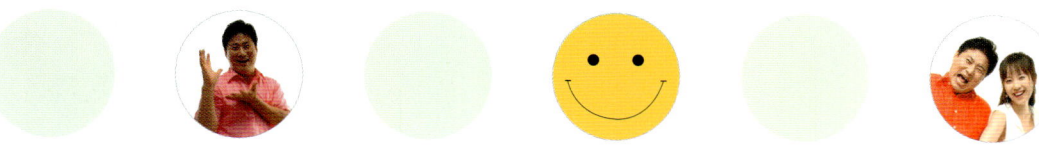

처럼 웃음은 동서양을 막론하고 두루 통용되는 묘약이자 명약인 것이다. 아무리 최고의 명의라 해도 의사가 고칠 수 있는 병은 20%에 지나지 않는다고 한다. 즉, 나머지 80%의 병과는 우리 스스로 싸울 수밖에 없으며, 가장 좋은 방법의 하나가 바로 웃음이다. 대체 의학이요, 통합의학이라고 할 수 있는 웃음치료를 잘만 활용한다면 우리 인류는 지금보다 훨씬 나은 여건 속에서 삶을 영위할 수 있을 것이다.

허준의 동의보감에서 '모든 병은 기(氣)가 소통되지 않아 병이 되고 통증도 기가 막히면 생기는 것이다. 그리고 병을 치료할 때 먼저 약과 침으로 치유되지 않는 병은 뜸을 떠야 한다'고 했고 의사들의 아버지라 불리우는 히포크라테스는 '약을 써서 안되면 칼을 쓰고 칼로 안되면 불을 사용하라'고 하였다. 박장대소와 오장육부를 사용하여 온몸으로 웃는 웃음은 뜸과 같으며, 불과 같은 효과가 있다. 웃으면 기분이 좋아지며 따라서 몸도 좋아진다.

끝으로 독자들에게 꼭 해주고 싶은 말이 있다. '내가 건강해서, 성공해서, 행복해서 웃는 것이 아니라 웃기 때문에 건강하고, 성공하고, 행복합니다. 그리고 당신은 나의 거울입니다. 내가 여전히 웃을 수 있다면 나는 가난하지 않고 행복한 사람입니다. 웃음은 최고의 화장법이며, 웃는 사람에게는 밤에도 해가 뜨고, 어떠한 고난에도 감사할 수 있습니다'라고 말이다.

자, 이제 새롭게 출발하자! 우리에게는 단점보다는 장점이 더 많다는 사실을 깨닫고 그 장점을 찾아 감사하자. 지금부터는 용서하며, 사랑하며, 감사하며, 신뢰하자. 웃음꽃이 사방팔방에서 피게 하고, '하하하' 소리로 대한민국을 진동하게 하자.

2019년 10월
사단법인 국제웃음치료협회
웃음치료사 창시자 한광일

Contents

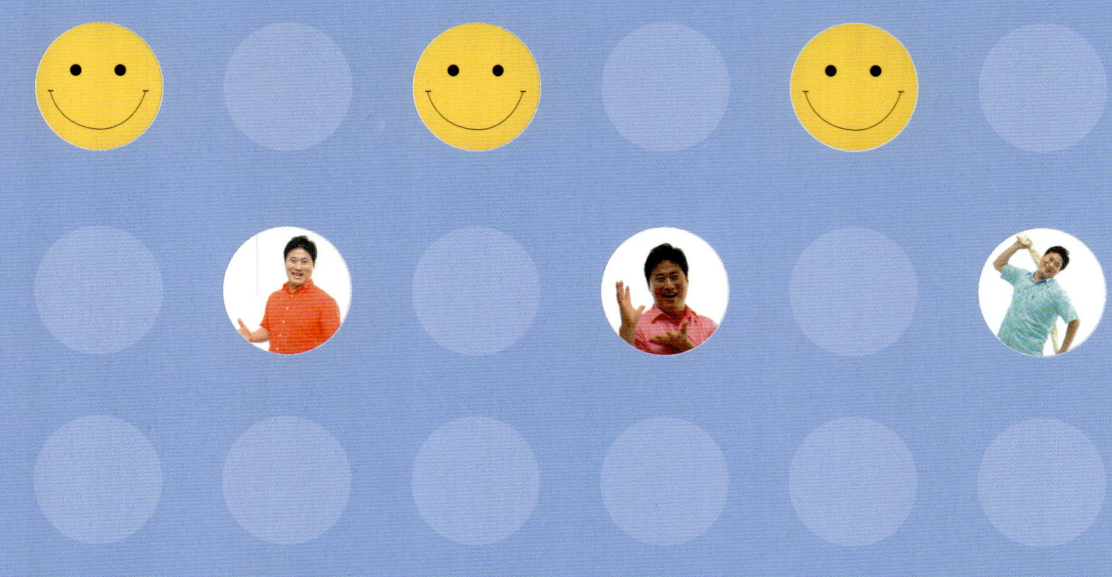

PART 01

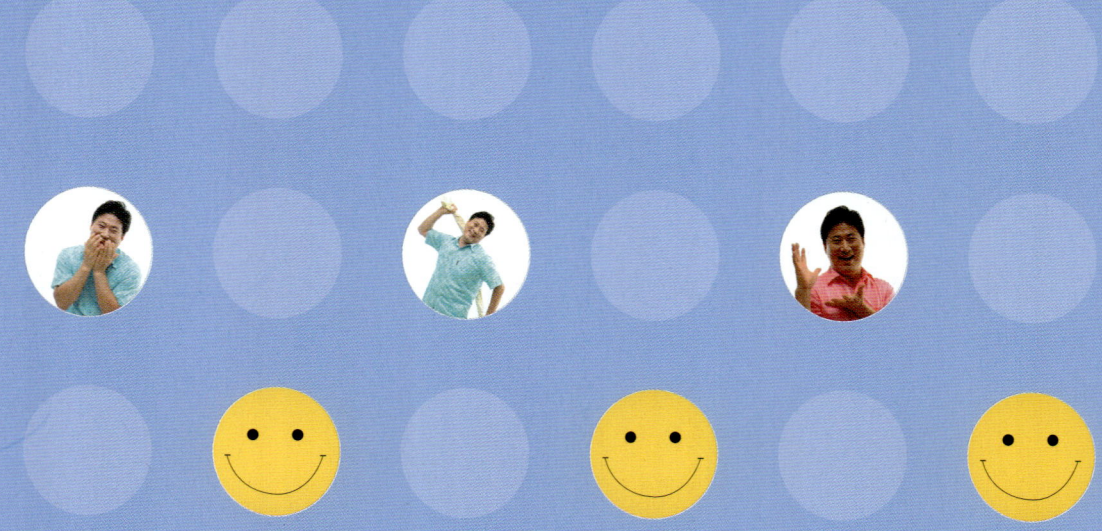

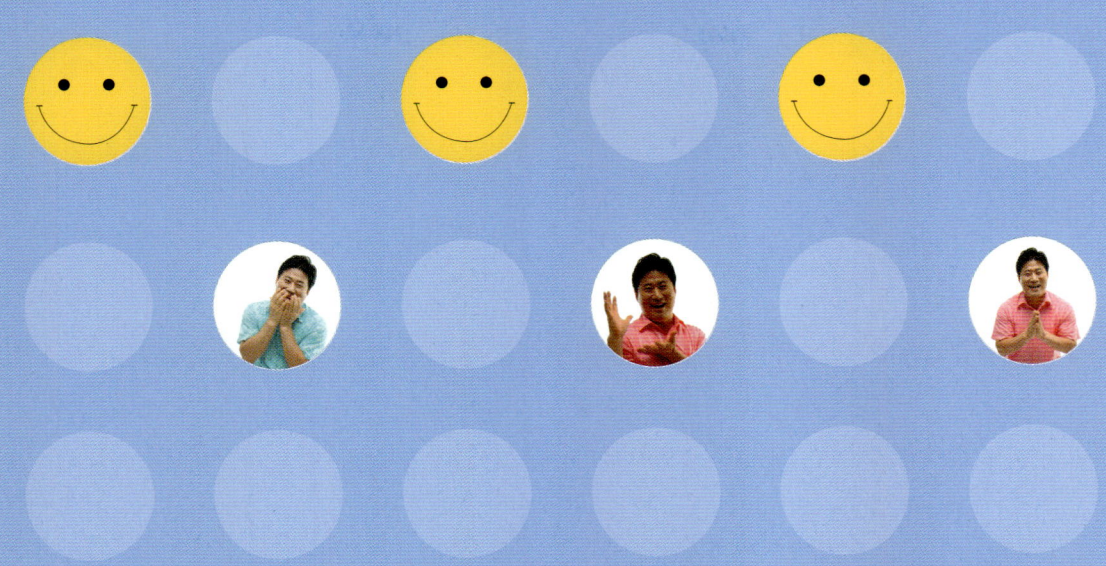

웃으면 행복하다

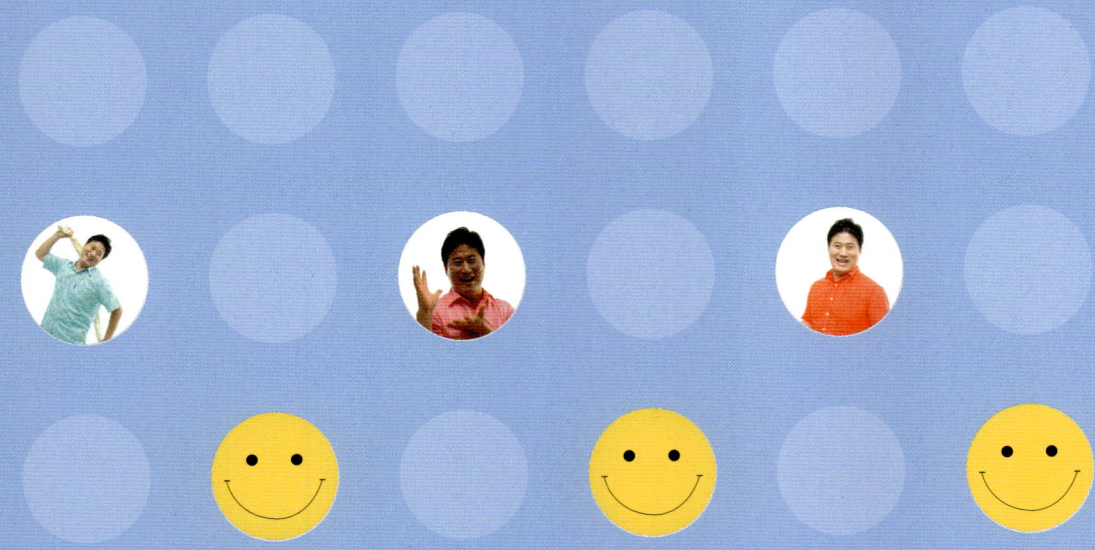

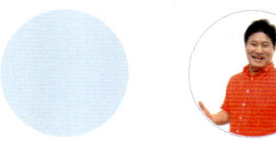

웃음에 관한 오랜 역사와 수많은 연구에도 불구하고 웃음의 해부학적 구조는 아직 완전히 밝혀지지 않았다. 웃음을 어떻게 정의하느냐에 따라 다르게 해석할 수 있지만, 일반적으로 웃음이란 외부 자극이 시상하부를 거쳐 발생하는 기쁨, 분노, 슬픔 등의 감정이 중뇌 변연계로 전해지면서 생기는 자연적인 현상이라고 정의할 수 있다.

좀 더 자세히 말하자면 외부 자극이 편도핵과 해마를 거치면서 감정을 갖게 되고, 이것이 운동을 조절하는 대뇌의 전두엽과 두정엽 사이로 전달되어 근육을 움직이게 하여 결국 웃는 행동을 유발한다는 것이다.

고대의 의사 밀레투스는 『인간의 특성』이라는 책에서 웃음의 어원은 '헬레(hele)'이고 그 의미는 '건강(health)'이라고 적었는데, 고대인들도 웃음과 건강이 밀접한 관계가 있다는 사실을 알았다는 점이 흥미롭다.

통상적인 개념의 웃음이란 기대했던 개념이나 고정관념이 깨질 때 반응하는 놀람과 기쁨의 소리로, 이 세상에서 가장 아름다운 소리라고 말할 수 있다. 웃음의 종류에는 미소, 조소, 냉소, 고소, 홍소, 실소, 파안대소, 박장대소, 폭소, 요절복통, 포복절도 등이 있는데, 그중 최고의 웃음은 박수를 치며 큰 소리로 파안대소하거나 박장대소하는 웃음이다. 또한 웃음을 기쁨의 산물, 신체적 자극, 기쁨, 우스꽝스러움, 겸연쩍음, 병적(病的)요인 등에서 오는 것으로 분류할 수도 있다. 이밖에도 웃음의 원인이나 종류에 대해서는 여러 가지 설이 있다.

칸트의 경우, 정신적인 긴장상태에서 뜻밖의 결과로 인하여 긴장이 풀리면서 우스꽝스럽게 느껴지는 감정을 웃음이라고 표현했으며, 베르트하이머는 만화를 보면서 웃는 행동도 웃음의 영역에 포함시켰다. 맥도갈은 웃음의 종류를 상대방에 대한 호의와 상대에 대한 가벼운 비판인 조소로 나누어 설명하였고, 베르그송은 정신의 물질화가 바로 웃음이라고 말하기도 했다.

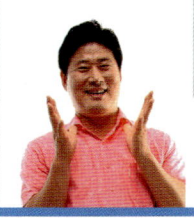

웃음이란 무엇인가?

자, 여기 두 사람이 있다고 가정해보자. 한 사람은 웃고 있고 다른 한 사람은 화가 났다. 당신이 두 사람 중 한 사람에게 말을 걸어야 상황이라면 과연 누구 앞으로 걸어가겠는가? 당연히 웃고 있는 사람에게 가고 싶을 것이다. 그 이유는 웃음이 무언 속에서도 의사소통을 가능케 하는 첨단언어이기 때문이다.

우리는 왜 웃을까? 웃는 이유는 무엇일까? 일반적인 관점에서 보면 웃음의 동기는 기쁨, 행복감, 자기만족 등에서 비롯된다고 할 수 있다. 하지만 때로는 모멸감, 반항심 등이 느껴질 때 웃을 수 있다. 물론 이것은 우리가 인간이기 때문에 가능한 일이다.

생리학적인 측면에서 보면 웃음이란 뇌의 특정부위를 자극하는 데서 비롯되는 행위이다. 즉, 웃기는 이야기나 상황이 뇌를 자극하여 뇌의 복합적인 작용에 의해서 유발되는 것이 바로 웃음이다.

웃음은 웃는 모습에 따라 그 양상이 모두 다른데, 활짝 웃는 것은 만족감을 나타내며 입술꼬리가 비틀리며 웃는 것은 마음속에 악의를 품고 있는 것이다. 너무 소리를 내어 깔깔거리는 것은 사람이 가벼워 보이지만 호탕하게 웃는 것은 남성미가 넘치고 대범하게 느껴진다.

일반적으로 어린 아이의 웃음은 감정에 따라 좌우되는 어른들의 웃음과는 달리 단순한 신체적, 감정적 표현이다. 그렇기 때문에 간지럽거나 불편할 때, 특히 대소변이 나올 경우에 흔히 볼 수 있다. 이런 시기를 거치고 나면 단순한 웃음에서 벗어나 보다 복잡한 웃음으로 바뀌게 된다. 성장하면서 정신적, 사회적인 웃음이 더 많아지며 표현도 점차 복잡한 의미를 담은 미소로 변한다. 청년기 이후가 되면 웃음의 단순한 동기나 모습에서 탈피해 그 웃음을 생산하는 주체가 되는데, 이를 통해서 자기를 객관화하고 보다 더 사회친화적으로 대인관계를 맺으려는 의지를 발전시키기도 한다.

프랑스의 보건전문지 「상떼(Sante: 건강)」에서 언젠가 '웃음의 약효'를 주제로 다룬 적이 있다. 기사에 따르면 프랑스 의사들이 가장 많이 권하는 처방 중 하나가 웃음이라고 한다. 웃음은 폐와 기도를 확장시켜서 공기의 유입과 배출을 촉진시킬 뿐만 아니라 상부 호흡기를 청소해 호흡을 정상화시켜 준다는 것이다. 이러한 프랑스의 연구에 반해 영국에서는 웃음의 효능을 알아보기 위해 분노부터 연구했다. 이에 따르면, 화를 낸 사람이 내쉰 숨(날숨)을 액체질소로 급랭시켜본 결과 노란색의 독소액체가 나왔는데 이런 날숨 1시간 분량의 독소로 사람 80명을 죽일 수 있다고 한다. 듣기만 해도 소름 끼치는 결과가 아닐 수 없다. 웃음이 정상 상태의 몸에서는 그다지 위력을 발휘하지 못하나 분노, 초조, 불안 등으로 스트레스를 받을 때는 탁월한 청량제 구실을 한다는 사실도 밝혀졌다.

아이들은 생후 2~3개월 후부터 웃음의 횟수가 많아져 하루에 400번 이상 웃는다고 한다. 6세의 아이도 하루에 300번 정도 웃지만 성인이 되면 점점 웃음이 사라져 하루에 100번에서 평균 14번 정도까지 급격히 줄어들게 된다. 심지어는 하루에 단 한 번도 웃지 않고 지내는 사람도 꽤 많다.

웃음을 통해 마음이 유쾌, 상쾌, 통쾌해진다면 세상에서 이보다 더 훌륭한 보약은 없을 것이다. 신이 인간에게 내려준 가장 큰 선물은 바로 우리 얼굴 안에 잠재하고 있는 웃음이다.

물론 웃음이 인간만의 전유물은 아니다. 미국 불링그린주립대 심리학과 잭 팬셉 교수는 특별히 고안한 기구를 통해 쥐가 웃는다는 사실을 확인했다. 어둠 속에서 쥐를 간질이자 '킥킥킥' 하는 웃음소리를 들을 수 있었다고 한다. 뿐만 아니라 쥐도 사람처럼 나이가 적을수록 많이 웃는다는 사실도 알아냈다. 이 과정에서 간지럼과 그에 대한 반응을 단순한 반사작용으로 볼 것인지, 적극적인 웃음의 의미로 해석할 것인지를 규정짓는 것은 간단한 문제가 아니다. 왜냐하면 웃음은 단순한 근육움직임이 아니라 사회적인 언어와 유머를 전반적으로 이해할 수 있는 문화적인 표현이기 때문이다.

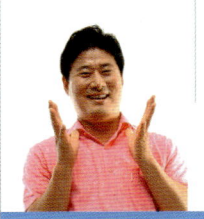 # 웃음의 본질

우리 속담 중에 '웃는 얼굴에 침 못 뱉는다' 라는 말이 있다. 아무리 화가 나고 안 좋은 상황에 처해 있더라도 웃음을 단초 삼아 문제를 해결해 나간다면 어려울 것이 없다는 선인들의 지혜가 담긴 속담이다. 사람의 눈이 마음의 창이라면 웃음은 마음의 대화라고 생각하면 된다. 대화의 물꼬를 웃음으로 터놓는다면 그 다음의 물길은 그야말로 물 흐르듯 유연하게 흘러가게 되는 것이다.

어린 아기의 순수하고 깨끗한 웃음을 한번 쳐다보라. 어디 하나 흠잡을 데 없는 천사의 웃음이다. 웃음은 아기가 세상에 태어나 첫 번째로 자신의 존재감을 확인 받는 증거와도 같은 것이다. 물론 아기가 자라면서 그 순수한 웃음에 여러 가지 세파가 끼어들 것이다. 그리고 세파의 무게를 견디지 못하고 점점 순수함을 잃게 될지도 모른다. 그것이 바로 인생의 과정이라고 못 박는다면 할 말이 없다. 하지만 적어도 아기가 웃을 때만큼은 엄마도 아기도 행복감에 젖는다. 왜냐하면 아기의 웃음은 편안함과 건강함 그리고 만족감의 표시이기 때문이다.

그래서 웃음은 인간이 가지는 첫 번째 사회활동이라고 말할 수 있다. 앞에서도 언급했듯이 웃음 자체가 부드러운 대화요, 호감의 표시이기 때문이다. 물론 어떤 상황에서나 웃을 수 있는 것은 아니다. 만일 억울하고 화가 나는 상황에서도 웃을 수 있다면 천사이거나 신이거나 둘 중 하나일 것이다. 하지만 웃기 위해 노력할수록 우리는 보다 더 성숙해질 수 있다. 절대 울지 말라는 얘기가 아니다. 웃을 수 없는 사람은 울지도 못한다. 웃음과 울음은 항상 그렇게 함께 하는 것이다.

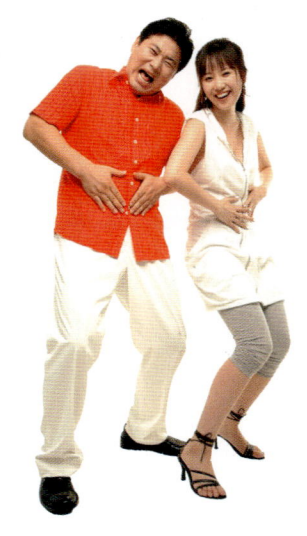

요즈음엔 눈물이 말라버린 사람들이 참 많다. 눈물이 없으므로 울 수가 없는 것이다. 그들의 눈엔 깊이가 없고 감정이 없다. 웃을 수 없는 사람이 어리석은 사람인 것처럼 울 수 없는 사람 또한 어리석은 이이다. 웃을 수 있는 사람만이 울 수 있다. 우리가 울고 웃는 것은 살아 있다는 증거이다.

웃음은 행복의 첫 단추이므로 행복해지려거든 웃으면 된다. 웃음이 있는 곳엔 언제나 즐거움이 있고 생활의 활력이 맴돈다. 복잡하고 힘든 이 세상에서 웃으며 살아 갈 수 있는 것은 참으로 복된 일이 아닐 수 없다. '웃는 집에 만복이 들어온다(笑門萬福來)'고 했으니 웃고 사는 것은 복을 만드는 것이나 다름없다.

그러니 일부러 시간을 정해놓고서라도 웃어야 한다. 얼굴도 웃고 마음도 웃어야 한다. 표정만 그럴듯한 웃음은 진짜 웃음이 아니다. 그것은 단순한 근육운동에 불과하다. 이왕 웃으려거든 마음속에 접혀 있던 주름까지 펴지게 크게, 활짝, 자지러지게, 소리 내서 웃자.

마음으로부터의 웃음을 가능하게 하는 것은 긍정적인 사고이다. 미국에서 10년간 100세 이상 노인들의 장수비결을 연구한 결과, 3가지로 판명되었는데 그것은 긍정적인 사고, 신앙심, 봉사정신이었다고 한다. 이는 낙천적인 성격이 세상을 살아가는 데 얼마나 중요한 것인가를 잘 말해주고 있다. 결국 긍정적인 사고가 웃음을 불러온다는 결론이다.

알래스카에서 냉장고, 감기약, 수영복을 팔고……, 아프리카 원주민에게 양말과 신발을 팔고……, 신혼부부에게 납골묘를, 노인에게 인라인스케이트를 팔수 있다고 생각하자. 그리고 그 생각에 목표에 대한 강한 의지를 가미하자. 그것이 바로 긍정적인 사고이며 웃음의 원천적인 샘이다.

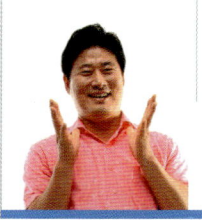

웃음은 왜 필요한가?

유대인들에게는 '프림'이라는 명절이 있다. 옛날 페르시아 제국의 박해를 잊지 않기 위해서 봄이 오면 대대적으로 하는 행사이다. 이 행사에서 유대인들은 '헤망'이라는 과자를 즐겨 먹는데 헤망은 옛날 페르시아 재상의 이름이라고 한다. 이날 하루만이라도 원수를 먹어 승리감을 맛보자는 의도이다. 비록 과자일망정 미워하는 사람의 이름을 붙여 먹어버린다는 재미있는 발상, 이런 유머 감각 때문에 유대인들을 '웃음의 민족'이라고 부르는지도 모르겠다.

유대인들은 서로 만나면 반드시 농담 한 마디씩을 건네는데, 머리의 훈련이 되기 때문이라고 한다. 이러한 훈련에 의해서 새로운 발상법과 자유분방한 정신이 길러진다고 믿는 것이다. 어쩌면 같은 민족인 아인슈타인이나 프로이트를 최고의 코미디언이라고 부르는 이유도 기성의 개념을 타파한 독특한 발상법 때문이라는 생각이 든다. 수많은 박해를 받으면서도 결코 좌절하거나 절망하지 않았던 유대인들의 웃음 밑바탕에 깔린 해학과 여유가 느껴지는 대목이다. 정말 위대한 웃음이 아닐 수 없다.

하지만 이러한 위대한 웃음도 끊임없이 노력하고 훈련하지 않으면 이루어지지 않는다. 세상의 즐거움과 행복이 내 앞에 저절로 다가와 주지 않는 것과 같은 이치이다. 웃음이 만들어지면 마음이 밝아지고, 마음이 밝아지면 생각이 바뀌며 일이 원활하고 순조롭게 풀려나가고 어느새 행복해진다. 우리가 웃고 또 웃어야 하는 이유이다.

1. 웃음은 건강을 지켜준다

유쾌한 웃음은 동서고금을 막론하고 건강과 행복의 상징으로 통용돼 왔다. 한방에서는 칠정(七情), 즉 일곱 가지 대표적인 감정에 따라 인체의 기(氣) 흐름이 달라진다고 한다. 그래서 웃음으로 인해서 생기는 감정이 기의 흐름을 부드럽게 만들 수 있다는 것이다. 이미 밝혀진 웃음의 생리적 효과는 뇌하수체에서 엔도르핀을 생성해서 자연진통효과를 발생한다는 것과 웃음에 의해 동맥이 이완되어 혈액순환을 좋게 하고 혈압을 낮추는 것, 그리고 스트레스와 분노, 긴장을 완화시켜 심장마비와 같은 돌연사를 예방하는 것, 면역력을 높여 감기와 같은 감염질환은 물론 암이나 성인병에 대한 저항력을 높이는 것 등이다. 이렇듯 우리가 웃고 혹은 웃지 않고 하는 문제는 간단한 표정의 차이가 아니라, 건강과 매우 밀접한 관계가 있다는 사실을 알아야 한다.

또한 웃음은 자신감과 열정의 표현이고 리더십의 완성이다. 이러한 주장을 뒷받침해 주는 재미있는 실험 한 가지가 있다. 자신감이 있는 뇌와 소극적인 뇌를 동시에 촬영해보았더니 자신감이 있는 뇌에 비해 소극적인 뇌의 활성화율이 20%나 적게 나왔다고 한다. 웃음이 자신감, 사랑, 아름다움, 성공, 건강, 리더십 등을 배가시킬 수 있는 가장 훌륭한 방법이라는 것을 증명해준 것이다. 웃음이 이렇게 놀라운 효과와 능력을 지녔다고 해서 도구, 장소, 예산, 기법 등의 까다로운 조건을 전제로 하는 것도 아니다. 그저 웃을 수 있는 마음가짐만 있으면 되는 것이다.

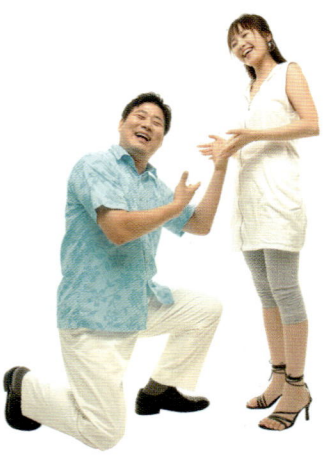

요즈음 웃음치료가 직장, 학교, 병원 등으로 점차 확산되고 있는데, 웃음의 가치는 돈으로 환산할 수는 없을 만큼 값진 것이다. 웃음은 공장 없이, 원료 없이 공장을 돌리는 애국기업인 것이다. 한 사람 한 사람이 모두 이 공장의 주인이 되는 셈이다. 그러니 웃을 수 있는 사람은, 웃을 마음의 준비가 되어 있는 사람은 얼마나 큰 부자인가 말이다.

진정한 부자는 재산의 부유함에 있는 것이 아니라 웃음의 양, 즉 웃을 수 있는 능력과 시간을 많이 가진 사람이다. 실제로 장수하는 사람들을 보면 낙천적인 성격에다 많이 웃으면서 삶을 즐겁게 살아온 사람들이 대부분이다. 옛날부터 우리나라는 자주 웃는 사람을 두고 '실속이 없다', '허파에 바람이 들어갔다', '헤프다' 등의 표현을 쓰며 부당한 편견을 가진 편이었다. 그렇지만 웃음은 자신의 건강은 물론 타인에게까지 기쁨과 활력을 불어넣어 주어 마침내 밝고 명랑한 사회를 만드는 데 큰 도움이 된다.

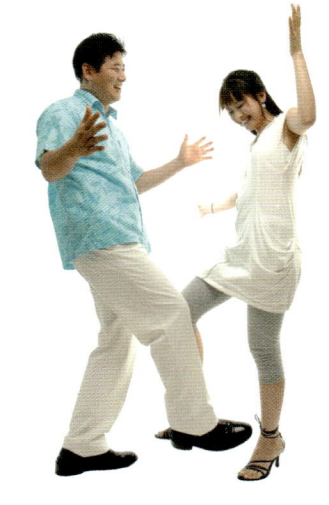

＊ 웃음은 심장, 혈관에 도움이 된다

우리 몸의 피가 완전히 한 바퀴 도는 데에는 46초가 걸린다고 한다. 크게 웃으면 혈류량이 증가하여 혈관이 청소되며 성인병 예방에 도움이 된다. 혈관의 길이는 80,000km가 넘는다. 한 줄로 이으면 112,000km로서 지구를 두 번 반이나 감을 수 있는 길이이다. 혈관이 한번 막히기 시작하면 전체 혈류에 영향을 미쳐 뇌경색 등 심각한 질환이 생길 수 있는데, 이를 예방하는 자연치유법이 바로 웃음인 것이다. 또한 많이 웃으면 만성피로를 줄일 수 있으며 심장병에 걸릴 확률도 훨씬 적어진다.

＊ 웃음은 기관지, 폐에 도움이 된다

들숨을 쉴 때는 반드시 코로 산소를 가슴에 반만 채우고 날숨을 쉴 때는 반드시 입으로 내뱉는다. 이때 숨을 뱉으면서 '하하하' 하며 웃는다. 그렇게 해야만 스트레스 호르몬인 코티솔을 억제하고 폐 속 깊은 곳까지 산소가 공급되어 나쁜 공기를 내보내고 깨끗한 공기로 순환될 수 있다. 뿐만 아니라 소리를 크게 지르며 웃으면 가슴이 후련해짐을 느낄 수 있는데, 스트레스를 쉽게 해소할 수 있는 한 방법이기도 하다.

* 웃음은 위, 간, 대장 소화기관에 도움이 된다

웃음은 또 인터페론 감마분비를 촉진시켜 바이러스에 대한 저항력을 증가시키고 각종 소화기암을 예방, 치료하는 효과가 있으며 소화기관을 안정시킨다. 크게 웃으면 심리적 안정과 내장운동, 전신운동을 통해 소화를 돕는 작용을 한다.

* 웃음은 근육, 뼈에 도움이 된다

박장대소와 요절복통으로 한 번 크게 웃으면 온몸이 요동친다. 이렇게 15초만 웃어도 윗몸일으키기를 25회 한 것과 같은 운동효과를 얻을 수 있다. 미소를 짓기 위해서는 17개의 근육이 필요하고, 찡그리기 위해서는 64개의 근육을 움직여야 한다. 그래서 손뼉을 크게 치며 발을 동동 구르면서 웃는 웃음이 건강에 좋다.

* 웃음은 오장육부[五臟六腑]에 도움이 된다

오장은 간장, 심장, 비장, 폐장, 신장을 말하며 육부는 대장, 소장, 쓸개, 위, 삼초(三焦), 방광 등을 말한다. 장(臟)은 내부가 충실한 것, 부(腑)는 반대로 공허한 기관을 가리킨다. 삼초는 상초, 중초, 하초로 나뉘어 각각 호흡기관, 소화기관, 비뇨생식기관을 가리킨다. 옛날에는 오장육부(五藏六府)라고 썼으나 후세에 육월편(肉月偏)을 붙여서 오장육부(五臟六腑)라고 썼다. 장(藏)과 부(府)는 창고라는 뜻이다.

박장대소와 요절복통은 오장육부를 원활하게 움직여 준다. 크게 웃으면 얼굴이나 복부의 근육뿐 아니라 내장에까지 영향이 미치는 것을 느낄 수 있을 것이다.

2. 웃음은 항체를 생성한다

항체란 특정 병원체에 대항하는 면역체다. 그런데 여러 가지 실험 결과, 사람이 웃고 난 후 항체가 가장 많이 만들어진다는 사실을 발견했다. 뿐만 아니라 12시간이 지난 후에도 항체는 크게 줄어들지 않았다.

그렇다면 웃음 때문에 생긴 면역기능은 실제로 환자들에게 얼마나 도움이 될까? 일본의 요시노 박사는 환자들의 기분이나 정신 상태와 질병이 서로 밀접한 관계가 있다는 사실을 증명하기 위해 관절염 환자 26명에게 한 시간 동안 라쿠고(일본식 만담)를 듣게 했다. 그러고 나서 만담을 듣기 전과 듣고 난 후 '인터루킨 6' 이라는 면역물질의 변화를 비교했다고 한다. 인터루킨 6 은 염증이 생겼을 때 백혈구들이 모이도록 정보를 전달하는 역할을 한다. 염증이 심할수록 그 수치는 올라간다.

이 실험에서 관절 류머티즘 환자의 혈액 속에 있는 인터루킨 6이라는 물질이 고작 한 시간의 라쿠고로 급격히 줄어들었다는 사실은 놀라운 일이 아닐 수 없다. 관절 류머티즘 환자들을 치료하면서 인터루킨 6을 이렇게 까지 낮출 수 있는 약은 없었다고 한다.

3. 웃음은 스트레스를 해결해 준다

스트레스란 자신의 잠재적 혹은 의식적 욕구가 현실적 결핍에 의해 거부될 때 느끼는 정신적, 신체적 반응이다. 다시 말해 스트레스란 생존이 위험하다는 판단과 느낌이며, 쾌락과 행복은 생존이 성공적이라는 판단과 느낌이라고 말할 수 있다. 따라서 성공과 실패에 대한 기존의 판단과 느낌을 변화시킴으로써 스트레스를 극복할 수 있다.

요즈음 경제 불황에 따른 미취업, 구조조정, 명예퇴직, 감봉 등으로 많은 사람들이 불안, 초조, 긴장을 포함해 심한 스트레스를 받고 있다. 단순히 스트레스를 받는 것으로 끝나지 않고 당뇨, 우울증, 두통, 불면증, 어지럼증, 위산과다, 소화성 궤양, 고혈압, 협심증 같은 스트레스 증후군까지 달고 살아야 하는 실정이다.

스트레스는 만병의 근원이다. 애초부터 만병의 근원이 될 스트레스를 키우지 말아야 할 일이지만 그런 현실이 아닐 바에야 어쩌겠는가. 이왕 생긴 스트레스는 바로바로 그 자리에서 날려버리자. 우리에겐 스트레스의 강력한천적, 웃음이 있지 않은가.

4. 유머 속에서 신뢰가 싹튼다

재미있거나 신기한 일이 있을 때, 그런 일들을 함께 느끼고자 하는 바람 때문에 다른 이에게 빨리 알리고 싶은 욕구가 생긴다. 때때로 그것은 살아있다는 증거가 되고 존재의 이유가 되기도 한다.

마음 깊은 곳에서 우러나온 기쁨과 만족이 얼굴 근육을 움직이고 그것이 다른 이에게 미소나 웃음으로 비쳐지는 것은 한 인간으로서 나를 인식하고 또다른 이들로부터 진정한 마음속 메아리를 듣고 싶어 하는 욕구이기도 하다. 사람과 사람이 대화하는 일, 커뮤니케이션의 사회를 이루어간다는 일은 서로의 사고와 느낌을 교류해간다는 것에 다름 아니다. 그것은 둘이서 혹은 여럿이서 한 가지 음식을 만들어가는 과정과 같다. 재료를 준비하고 밑간을 하고 열을 가하고 음식이 탄생될 때까지 어느 것 하나 소홀하지 않아야 훌륭한 음식이 나올 수 있듯이 대화도 마찬가지이다. 서로의 이야기를 귀담아 들어주고 의견조율을 하는 과정 하나하나가 훌륭한 대화의 기본이 된다. 거기에 유머라는 양념이 가미된다면 금상첨화일 것이다. 아무리 그럴듯하게 데코레이션된 음식이라도 간이 맞지 않으면 무용지물인 것처럼 유머는 음식의 간과 같다.

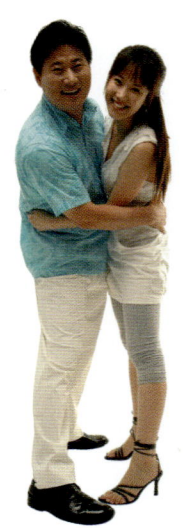

그래서 말하는 이와 듣는 이 사이에 친교를 쌓으려면 유머의 기술을 먼저 터득하라는 말도 있다. 물론 그럴 경우 상대를 가르치려 해서는 안 된다. 왜냐하면 그를 가르친다는 것은 그 우스개에 관한 한, 두 사람이 공유하는 바가 없다는 것을 의미하기 때문이다.

함께 웃는다는 것, 그것은 결국 우호적이라는 뜻이다. 우호적이라는 것은 신뢰가 쌓여간다는 증거이니, 같이 웃는다는 것은 곧 믿음을 형성해가는 과정이라는 하나의 공식이 성립되는 것이다. 신뢰는 인간관계에 있어서 가장 기본적인 근간이요, 일을 성립하기 위한 튼실한 기초공사이다. 유머 한 마디가, 웃음 한 조각이 그런 어마어마한 신뢰라는 재산을 가져다주는데 이 어찌 마다할 일인가.

5. 웃음은 성공이며 행복이다

인간은 누구나 성공하기를 원하며 장수하기를 바란다. 하지만 그것이 말처럼 쉬운 일은 아니다. 그렇다고 결코 어려운 일만도 아니니 그 방법은 바로 웃음에서 찾을 수 있다. 웃음은 성공과 장수, 두 가지를 가장 쉽게 해결할 수 있는 만병통치약일 뿐만 아니라 지름길이다.

웃음은 일을 즐겁게 하고, 서로간의 관계를 부드럽고 편하고 재미있게 해주며 가정은 물론 직장까지도 밝게 해 주는 삶의 필수요소이다. 웃음이 있는 곳엔 항상 많은 사람들이 모인다.

우리는 성공하는 사람들이 인상이 좋거나 항상 웃는 얼굴을 하고 있다는 사실에 주목해야 한다. 웃음이야말로 최고의 마케팅인 것이다. 웃음에는 상대방을 당기는 힘이 있으며 상대방의 허물까지도 용서할 수 있게 하는 마력이 있다. 이것을 실증하는 좋은 예가 하나 있어 소개하고자 한다.

말콤 코슈너가 지은 『깡통들도 웃기면서 성공하는 사람』의 첫머리에 나오는 일화다. 디누치가 디지털사 영업이사로 임명됐을 때 각 분야의 이사들과 가진 저녁식사 자리에서 기술이사가 '앞으로 3년 내에 세계에서 가장 뛰어난 워크스테이션을 개발할 수 있을 것'이라고 자랑을 했다. 그러자 디누치가 "2년 안에 개발하지 못하면 후발제품이 되고 말겁니다"라고 대꾸했다. 이에 기술이사가 발끈하고 나섰다. "당신이 세상을 마음대로 조절하는 모양이구만." 순식간에 분위기는 싸늘해졌고 아무도 입을 열지 못했다.

그때 디누치가 이렇게 말했다고 한다. "그걸 뛰어난 혜안이라고 하지요. 대부분은 그 사실을 깨닫기까지 몇 달이 걸리는데 당신은 45분 만에 눈치를 채셨군요." 난데없는 칭찬에 기술이사는 웃음을 터뜨렸고 식사가 끝날 즈음에는 디누치에게 완전히 매료돼 동기부여에 관한 강연을 부탁했다고 한다. 2년 뒤 그 회사는 신제품 생산에 성공해 세상의 이목을 집중시켰다.

위기상황일수록 유머의 가치는 더 커지는 법이다. 아무것도 아닌 것 같지만 기실 그 자연스러운 분위기 때문에 천냥 빚도 갚게 되는 것이 바로 유머인 것이다. 그뿐인가. 즐거운 환경과 웃음은 경제 가치와 맞바꿀 수 있는 훌륭한 자원이요, 재산이다.

케네디 집안을 미국 최고의 명문가로 키운 사업가 조셉 케네디도 뛰어난 유머감각을 지녔다고 한다. 다른 기업가들과 협상할 때 언제나 냉정을 유지할 수 있었던 비결이 무엇이냐,는 질문을 받으면 그는 언제나 이렇게 대답하곤 했다. "내 상대가 빨간 내의를 입고 있다고 상상하면서 했지." 빨간 내의를 입은 촌사람을 상상하면 겁먹을 이유가 하나도 없었다는 얘기다.

사람이 만나 첫 인상이 결정되는 시간은 불과 6초 정도라고 한다. 첫 인상을 결정짓는 요소로는 외모, 인상, 목소리 등 여러 조건들이 있겠지만 그중에서도 웃는 인상의 파워는 아무리 강조해도 지나치지 않을 정도로 중요하다. 오늘 하루 머리 아픈 일을 처리해야 하거나 투자에 대한 소득을 극대화시키고 싶다면 유머 파일을 한번 만들어 보라. 그리고 호시탐탐 그것을 활용할 기회를 노리는 것이다. 신문의 카툰, 적절한 비유와 역설적인 정의, 격언이나 속담을 활용하는 것도 좋은 방법이다.

웃음의 보물창고야말로 아무리 퍼내어도 줄어들지 않는 성공의 엔도르핀 저장소이다. 모든 것이 급변하는 무한경쟁력의 시대에 실력만이 전부가 아니다. '호감 가는 사람'으로 나를 이미지메이킹 하는데 가장 빠른 지름길은 바로 멋지게 미소 짓는 것이다.

진정한 성공은 사람을 많이 얻는 것이다. 사람을 얻으려면 사람의 마음을 열어야 한다. 그 첫 조건이 바로 웃음이다. 성공하려면 먼저 웃어라. 항상 부드러운 미소가 얼굴에 감돌도록 만들라. 표정이 아름다워야 성공할 수 있다.

6. 마음에서 병이 온다

보통 한 가지 일에만 몰입하려고 노력해도 바로 잡념이 생기는데, 웃을때 만큼은 다른 생각을 전혀 못하고 웃는 일에만 몰입하게 된다. 그만큼 웃음은 열정으로 몰입과 집중을 하게 해준다.

우리가 병에 쉽게 노출되는 것도 집중을 하지 못하고 머리가 복잡하기 때문이다. 그래서 심인성질환이 많다고 하는 것이다. 한 실험에 따르면 생물체인 암덩어리 자체를 잘라내어 죽이는 실험을 하게 되면 잘 죽는데, 걱정과 스트레스의 영향을 받으면 암이 잘 죽지 않는다는 것이다. 그만큼 스트레스가 내 몸을 상하게 하고 있다는 증거다.

인간은 하루에 5만 가지의 생각을 하는데 그중 75%가 부정적인 생각이라고 한다. 그 부정적인 생각을 지워버리면 몸이 건강해진다.

농장에서 좋은 음악을 들으면서 자란 식물, 소, 돼지, 닭 등은 수확량이 증가한다는 실험도 많이 있다. 그리고 2개의 관상용 화분을 준비하여 한 개의 화분에는 매일 따뜻한 손길로 사랑을 주고 또 다른 하나는 무시했더니, 사랑을 받은 화분이 훨씬 생기가 넘쳤다. 생물만이 아니다. 2개의 물컵을 준비하여 1개의 컵은 부정적이고 절망적인 단어를 적어넣고 매일 욕을 하고, 1개의 컵은 긍정적이고 희망적인 단어를 적어넣고 사랑을 불어 넣었더니 부정적인 컵에 있는 물은 빨리 썩고 말았다. 언뜻 들었을 때는 믿기 힘든 실험결과이지만 이것이 시사해주는 바는 크다.

남자의 몸은 60%가, 여자의 몸은 54%가 물로 되었기 때문에 대개 여자가 남자보다 술에 빨리 취한다. 우리 몸의 54~60%가, 특히 뇌는 75%가 물로 되어 있는데 부정적이고 절망적인 생각을 하게 되면 우리 몸과 뇌는 어떻게 될까?

긍정적인 생각이 몸을 건강하게 한다. 그럼에도 불구하고 도저히 근심, 걱정을 떨칠 수 없다면 크게 웃어보자. 웃을 일을 찾아 자꾸 웃다보면 부정적인 생각을 잊을 수 있으며 기분 전환도 된다. 웃음이 몸을 살리는 것이다.

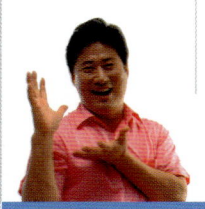

웃음, 웃음치료, 웃음치료사의 역사

웃음의 관한 가장 오래된 기록은 '태초에 하나님께서 천지를 창조하시고 매우 기뻐하였다' 는 성경의 기록이다. 고대의 의사 밀레투스는 『인간의 특성』이라는 저서에서 '웃음의 어원은 헬레(hele)이고 그 의미는 건강 (health)이다' 라고 기록하였는데 고대인들도 웃음이 건강과 밀접한 관계가 있음을 알았다는 것이 매우 흥미롭다.

3500년 전의 성경 잠언 17:22에는 '마음에 즐거움은 양약이라' 고 쓰여져 있었다. 우리나라도 백 년 전에는 의약이 귀하여 새의 깃털로 환부를 간지럼 태워 치료하였고, 임금들은 웃음내시를 불러 즐거운 시간을 가짐으로써 건강을 관리했다.

우리가 웃음과 거리가 먼 민족이라고 하는 생각은 잘못된 생각이다. 예를 들어 탈이나 시골에서 상여 나갈 때 쓰는 성난 귀면 방상과 웃음 짓는 방상, 그리고 지금까지 발굴된 임금묘나 귀족들의 무덤 속에서 발굴된 토우, 토용들은 모두 웃고 있다. 계층을 불문하고 해학, 풍자, 유머 등이 널리 퍼져있었던 것이다.

웃음에는 여러가지의 희노애락의 인연이 있다. 기뻐서, 슬퍼서, 특이해서, 부끄러워서 웃는다. 불교에서는 '부처님은 고된 고난을 당해 웃으신다. 중생이 당하는 고난을 극복하여 그 고난을 자비로 이끄는 아프디 아픈 과정의 웃음이다' (대지도론(大智度論) 중에서)라고 말한다. 웃음을 머금고 있는 모습의 삼국시대 불상 또한 흔하게 볼 수 있다. 도교에서도 신선의 모습은 웃음이 나오게 그린다. 신선은 부처처럼 세속의 집착을 벗어나 자유롭다 하며, 그런 모습을 상식에서 어긋나는 충격을 주게 표현했다. 그 예로 백발 노인이 천진스러운 아이와 같은 얼굴을 하고 장난스러운 거동을 보이기도 한다.

위인들 역시 웃음이라면 뒤지지 않는다. 도산 안창호 선생은 마을 입구 간판에 '빙그레 벙그레'라는 라는 글귀로 미소운동을 펼치기도 했다. 영국의 로버트 버튼(목사, 작가 : 1577~1640)은 웃음이 피를 깨끗이 하고 젊음과 활기를 준다고 하였으며, 17세기 영국의 의사 토마스 시던햄은 '마을에 훌륭한 광대들이 오는 것은 당나귀 20필에 실은 약보다 건강에 더 좋다'고 하였다. 18세기에서는 '당신은 유머리스트야'라는 덕담이 영국에서 최고의 찬사로 통했을 정도이다.

1969	뇌 속에 마약물질 발견(영국).
1970	프로젝트 조이(Project Joy) 창단. 1970년에 미국 서부 워싱턴주 스포케인에서 창립된 이 웃음부대 단체는 현재까지도 수많은 자원봉사자들이 활동중이다.
1975	엔케팔린 발견(영국).
1975	웃으면 NK세포가 증가함을 발견(일본 오사카 의과대 신경강좌팀).
1976	엔도르핀 발견(영국).
1976	유머연구 역사에 있어 획기적인 사건은 웨일즈에서 개최되었던 유머와 웃음에 대한 1976년 집담회였다. 유머의 긴 역사에 비해, 유머의 편익에 대한 많은 연구가 이루어진 것은 20세기 후반이다.
1976.12	미국 캘리포니아 의대는 의학 전문지 「뉴 잉글랜드 저널 오브 메디신」 1976년 12월호에서 강직성 척추염에 걸린 노먼 카즌스에 대한 치료사례를 소개했다. 의학계가 웃음치료 효과에 관심을 갖게된 것은 1979년 노먼 커즌스의 『환자가 느끼는 병의 해부』라는 책이 나온 뒤 부터다.
1986	미국 캐롤라이나 하하(Carolina Ha Ha)는 캐롤라이나 건강 유머재단이 1986년 웃음의 치유적 능력을 소개하기 위해 듀크대학교 의료원 부설로 설립된 교육재단이다. 초기에는 '듀크 유머프로젝트'라는 웃음 프로그램을 제작, 암환자들에게 웃음을 선사하다가 지금은 지역사회, 학교, 회사에까지 그 영역을 넓히고 있다. 이 재단은 미국 최초로 '공인 유머강사' 자격증 교육과정을 개설하여 운영 중이다.

1987	코간 박사는 「행동의학」이라는 저널에 '불편을 느낄 때 소리 내는 웃음의 효과' 라는 논문에서, 소리 내어 웃는 웃음은 통증을 없애 준다고 발표했다.
1988. 3	웃음은 뇌활동에 의한 것이다. 미국 캘리포니아 대학병원 이차크 프리드 박사는 1988년 3월 간질치료 연구 중, 왼쪽 대뇌의 사지통제 신경조직 앞에 있는 4㎠ 크기의 웃음보를 우연히 발견했다.
1991. 9	영국 웨스터 버밍햄 보건국은 마침내 '웃음소리 클리닉' 의 개설을 허가하여 웃음을 질병 치료법으로 인정했다.
1995. 6	뉴욕의 롱아일랜드 유태인병원에서 1995년 6월부터 시작된 '웃음잔치' 는 토요타 자동차 회사의 후원을 받아 뉴욕 일원의 9개 병원으로 확대되었다. 이 웃음잔치는 미국 전역 600개 병원으로 위성 중계되고 있는 인기있는 프로그램이다.
1996	요가와 웃음, 전통적인 요가와 웃기 동작을 접목시킨 '래핑클럽' 은 '질병을 치료하는 웃음' 에 대한 확신으로 가득찬 마단 카타리아 박사에 의해서 1995년, 그 모습을 처음 드러내었다. 2년 반이라는 짧은 기간동안 45개가 넘는 래핑클럽을 뭄바이 시내에 설립하여, 현재는 인도 전역에 100여개가 넘는 래핑클럽이 활동 중이다.
1996	세계웃음치료학회 회장 패티 우텐이 간호사 웃음부대를 창단했다.
1996	'웃고 나면 면역글로블린이 3배 증가, 인터페론이 200배 증가한다' 고 미국 캘리포니아 로마린다 의대 리보크 교수와 스탠리 교수가 '웃음의 인체 면역성 강화 실험' 에서 발표했다.
1998. 10	스위스 바젤에서 웃음에 관한 국제학술대회가 열렸다. 독일의 미하엘 티체 박사는 '독일인들이 40년 전에 비해 웃는 횟수가 줄어들고 있다. 성인들은 1일에 15번 웃는데, 어린이들은 400회를 웃는다' 며 웃음의 효과에 대해 논문을 발표했다. 그에 따르면 웃음은 스트레스를 진정시키고 혈압을 낮추고 혈액순환을 개선하고 면역체계를 증진시키고 소화기를 안정시킨다. 그 이유는 웃을 때 통증을 진정시키는 호르몬이 분비되기 때문이라고.
1999. 4	웃음치료사 영화 '패치아담스' 개봉. "환자를 만나지 말고, 인간을 만나라." 패치가 이 영화 가운데서 동료의사들에게 한 말이다. 패치는 이 영화의 주인공인 포터의 별명이다. 포터의 본명은 헌터 아담스, 그는 실존인물이다. 이 영화는 그의 실제 이야기를 극화해서 만

든 것이다.

2001. 1	세계 최초 웃음치료사 자격증 창시 및 홍보시작(한광일).
2001. 3	수원시 24명 선발, 공직자 웃음의 메신저 워크숍 실시.
2001. 5	삼성SDI 펀경영을 위한 직원 펀리더십 전문가 양성.
2002. 3	대구보훈병원 웃음치료 실시.
2004. 6	서울대학교 대학병원 웃음치료 소개.

2004. 7 우리나라에서는 2004년 7월 24일 웃음치료사 전문교육이 시작되면서 웃음치료가 널리 알려지기 시작하였다. 물론 그 이전부터 레크리에이션 강사들이 병원에서 웃음치료를 병행한 적은 있었다. 한국의 웃음치료사 역사는 한국웃음치료협회 한광일 회장이 20여 년간 레크리에이션 전문가로 활동하며 웃음치료를 병행해 오다가 제1기 웃음치료사 자격증을 창시하게 된 것이 시초이다. 당시 아래와 같이 연수를 시작하게 되었다.

* 일정 : 제1회 웃음치료사 2004년 7월 24~25일
* 장소 : YMCA 다락원
  한윤숙, 이경민, 이상명, 차청화, 변희명, 전윤만, 김명희, 김동숙, 이석규, 홍순옥, 문영란, 손순녀, 김호종, 이춘금, 문영주, 조성제, 이선미, 김민주, 반호진, 이덕재, 명호용, 강완수, 박경옥, 오세민, 최경덕, 문순덕, 이임선, 박정렬, 임옥재, 송정순, 송효창, 문창일, 김형준, 이항구

1996 캐나다 캐드릭 펜위크는 웃음이 직장에 미치는 영향에서, 직원들의 사기를 15% 올리면 생산성이 40% 향상된다고 밝혔다.

2005. 2 술이나 항암제 투여와 같은 기존 암치료 방법 대신 면역세포를 인체에 주입해 암세포를 제거하는 '면역세포 치료기술'을 국내 연구진이 개발. 한국생명공학연구원 최인표 박사팀은 체내 암세포를 직접 파괴하는 '자연 살해(NK·Natural Killer)' 세포 분화와 활성 메커니즘을 세계 최초로 규명하고 이를 이용해 암 등 면역질환 치료를 위한 원천기술을 확보했다.

2005. 3 많이 웃으면 8년, 긍정적인 사고를 하면 6년 이상 회춘한다. 미국 뉴욕주립대(SUNY) 의대 학장인 마이클 로이진 교수는 '달력나이' 보다 젊어지는 78가지 방법들과 이 방법을 실천했을 때 젊어질 수 있는 연수(年數)를 그의 저서 『생체나이 고치기(The Real Age

Makeover)』를 통해서 발표했다.

2005. 6	국내 최초 웃음치료 효과 실험. YTN, 안산시보건소, 한국웃음센터 공동 주최.
2006. 5	DMZ 38선 군부대 웃음치료.
2006. 7	계룡대 3군 웃음치료.
2006. 8	국내 최초로 국제법인 국제웃음치료협회 창립(한광일).
2006	한국에서도 최근 말기 유방암 환우, 폐암이 뇌까지 전이된 환우, 20여 년된 류머티즘 환우, 20여 년 간 우울증, 불면증, 실어증으로 고생해 온 환우 등을 웃음치료로 낫게 한 사례가 있다. 재미있는 사례는 낮에 세쌍둥이와 함께 식중독으로 응급실에 실려간 46세된 아빠에게 웃음치료를 하여 새벽에 몽정까지 하게 하였다는 사실이다.
2006	웃음치료와 펀경영이 대한민국의 새로운 트렌드로 주목받게 되었다. 최근에는 북한에서도 희극배우들이 병원에서 웃음치료를 실시하고 있다는 소식이 들려오고 있다.
2007. 1	매주 화요일 무료 웃음치료 실시
2008. 1	백석대, 경성대, 한국관광대, 안동대 등 100여 개 대학 웃음치료사 과정실시
2009. 5	국내최초 웃음치료사 특허청 등록 확정 제 41-0185451
2010. 3	웃음치료 창시기관 한국웃음센터 웃음치료사 490기수 약 2만 명 양성
2010. 3	서울대, 연세대, 고려대, 제주대, 한국산업기술대 등 200여 개 대학교 최고경영자과정 펀경영 특강
2010. 3	전경련, 상공회의소, 검찰청, 경찰청, 국세청, 각 시군구 2,000여 공공기관 특강
2010. 3	현대, 삼성, SK, GS 등 2,500여 기업 웃음특강
2010. 3	한광일 원장 책 3권 부분 베스트셀러, 2권 스테디셀러 선정
2012. 12	대한민국 성공대상 수상
2013. 9	한광일 원장 대한민국 최연소 석좌교수 임용
2019. 10	8,900회 전국 특강, 저서 50여 권 출간, 웃음치료사 1,890기수 20만 명 양성, 무료웃음치료 15년째 1,080회 진행 중, 웃음치료사/힐링지도사 등 30여 가지 직업 창시

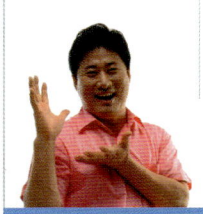

웃음으로
힐링하고 소통하자

1912년 4월 10일 부의 상징이자 초호화 여객선이었던 타이타닉호는 잉글랜드 남부 해안의 사우스햄스턴에서 출항해 뉴욕으로 가는 첫 항해에 나섰다. 그러나 4월 14일 23시 40분에 북대서양의 거대한 빙산에 부딪쳐 15일 새벽 2시20분, 승객과 승무원을 포함해 2200명 중 1517명이 타이타닉호와 함께 차가운 심해 속으로 사라졌다. 사망자 대부분은 최저 요금 객실인 3등실의 승객이었다.

많은 이들이 이 사건을 다룬 영화 〈타이타닉〉을 보았을 것이다. 참 감동적인 영화였다. 그리고 최근에는 100주기를 기념해 여객선을 똑같은 코스로 취항하는 행사를 열기도 하였다. 일종의 역발상이라고 할까? 나는 종종 강연을 할 때 이 영화 〈타이타닉〉을 활용한 유머를 하기도 한다.

"여러분! 여자가 남자보다 7년 더 장수하는 이유를 아시나요? 그건, 독해서입니다. 영화 〈타이타닉〉을 볼 때마다 느끼는 점인데 여자는 죽지 않습니다. 불사조입니다."

그리고 모든 과학이나 리더십, 마케팅은 이러한 '엉뚱함'에서 시작되었다고 생각한다.

"사실 저는 강사가 아닙니다. 그럼 뭐냐, 스타강사지요. 하하하하. 강사는 강사료만 받지만 스타강사는 여러분의 박수와 환호성을 받습니다! 여러분!"

이와 같이 말하면, 강연을 듣고 있던 사람들은 환호성과 함께 박수를 보내준다. 강연을 하며 힘이 나는 순간이다.

예전의 나는 반드시 양복을 맞춰 입고, 넥타이를 매고 강의했다. 그런데 몸집이 크고 자칭 서양인 체구라서 신발도 맞는 게 없었고, 와이셔츠, 넥타이, 양복, 심지어 삼각속옷도 맞는 게 없었다(182cm 95Kg에 근육질인 내 몸매. 내 생각에는 절대 뚱뚱하지 않음). 그래도 사람들 앞에 서는 일이라는 생각에 억지로 챙겨 입고 강의를 했다. 하지만 강의를 하는 내내 말할 수 없이 불편했다. 군 생활 3년 동안은 군화가 맞는 게 없어 몹시 고생했을 정도였다.

하지만 지금은 과감하게 넥타이를 안 매고 와이셔츠도 안 입고, 화려한 색의 가벼운 셔츠만 입고 강연을 한다. 물론 너무나 편하다. 그래서인지 강연도 잘된다. 강연을 재미있게 해서인지 그 누구도 옷 입는 것에 대해 지적하는 사람은 없었다. 그렇게 6,100회의 강연을 했다. 대검찰청 검사장들 앞에서도, 전경련 최고경영자들 앞에서도 전혀 주눅 들지 않았다. 딱 한 번 군 장성이 강연 시작 전에 내 옷 스타일을 보고 놀라며 "넥타이를 안 매고 오셨나요?" 하고 물었을 때 "이게 정복이고 내 스타일입니다." 라고 말한 적 있다. 그리고 오히려 강연 콘셉트에 더 잘 어울린다고 칭찬을 받았다.

최근에는 인문학 강좌가 유행처럼 번지고 있다. 남성의 전유물이었던 육사 졸업 수석이 여자인 시대, 이제 서울대도 이과와 문과 구분을 없앤다고 발표했다. 이처럼 우리는 고정관념과 편견을 뛰어 넘고 지덕체를 겸비한 엔터테이너, 멀티테이너가 필요한 시대에 살고 있다.

우리는 그동안 주입식으로 1+1은 당연히 2라고 배웠다. 물론 맞는 말이다. 그런데 이러한 논리는 수학적인 산술일 뿐이다. 과학적, 화학적, 철학적으로 볼 때 상황은 얼마든지 달라질 수 있다. 1+1이 1도 되고, 2도 되고, 100도 된다는 것이다.

우리나라 인구의 7분의 1도 안 되는 민족인 유대인의 사고방식은 우리와 전혀 다르다. 전세계 인구의 0.3% 정도인 유대인은 세계의 정치, 경제, 언론과 문화를 움직이고 있으며, 200명이 넘는 사람이 노벨상을 수상하였다. 우리는 인구가 7배 더 많으니 노벨상도 7배인 1400명을 받아야 하는데 겨우 1명인 이유는 무엇일까? 세계에서 홍콩 다음으로 지능 지수가 높다는 한국은 노벨상이 왜 1명이고 탁월한 경영자나 과학자, 존경받는 철학자는 많지 않을까?

이와 같은 측면에서 살펴보아도 교육은 첫 단추부터가 중요하다. 유대인들은 조기교육부터 1+1은 100가지 대답이 나올 수 있게 유도하는 교육을 한다. 우리는 역사 속에서 아니 지금까지도 흑 아니면 백, 민주주의 아니면 사회주의, 천주교, 기독교 아니면 불교, 여당 아니면 야당, 서울대 아니면 지방대 등 이쪽이 아니면 저쪽, 찬성 아니면 반대라는 개념을 갖게 되었다. 정답이 아니면 무조건 틀리다는 프레임에 갇혀서 살아온 것이다.

올림픽에서 메달 수여식을 할 때 외국인들은 동메달만 따도 어쩔 줄 몰라 기뻐서 울곤 한다. 하지만 우리 선수들은 동메달을 목에 걸 때 초상집에 온 듯 인상이 어두워진다. 오직 엘리트, 오직 1등만을 기억하는 세상은 바람직하지 않다. 목표보다는 과정을 중요시하고 개성과 다양성은 인정하는 세상, 그런 세상이 바람직한 세상이고 아름다운 세상이다.

조직이나 이념, 그리고 본인과 조금이라도 다르면 틀린 것으로 곧바로 규정해버리는 사회에서 더 이상의 미래를 기대할 수 없다. 지금부터라도 최고보다는 독창성이 인정받을 수 있는 토대가 마련되어야 할 것이다.

스티브 잡스, 마크 주커버그, 빌 게이츠는 대학을 중퇴했어도 IT 산업을 이끌어가는 주역이 되었으며, 글로벌 SNS의 대가, 최고의 부자, 존경받는 리더가 되었다. 또한 공자, 예수, 석가모니도 대학을 나오지 않았어도 인류 최고의 성인이 되었다. 지금과 같은 글로벌 시대에서는 학벌, 종교, 이념, 지역, 문화적인 배경을 떠나 서로 존중하여 눈높이를 맞추고 서로의 다양성을 인정해야 한다.

지금은 전 세계가 다문화가족인 시대에 살고 있다. 44,45대 미국 대통령이 흑인이었고, 카톨릭 교회 2천년 역사 중 미주 대륙에서는 처음인 아르헨티나 출신의 프란치스코가 교황이 되었다. 이는 비유럽인으로서는 시리아 출신이었던 그레고리오 3세(731년) 이후 1천282년 만에 처음이다.

우리가 상상 공간과 상상 경쟁에서 이길 수 있는 지혜는 통섭과 융합적인 사고가 바탕이 되었을 때 발휘될 수 있다. 사물을 볼 때 한 가지로만 규정하지 않고 일반화하지 않으며, 가능한 한 다양한 생각을 하는 것이 좋다. 이를 위해 긍정의 힘을 키워야 한다. 그 긍정은 웃음을 낳게 한다. 웃음은 경쟁력이다.

웃음은 고정관념도 무너뜨린다. 유대인들은 최고의 코미디언으로 과학자였던 아인슈타인 또는 심리학의 대가 프로이트를 꼽는다. 이유는 고정관념을 깨는 데 있어 누구보다 앞섰기 때문이다. 승리하는 힘은 경직이 아닌 능동적인 사고에서 출발한다. 모난 돌은 구를 수 없지만 둥근 돌은 그 유연함으로 어디든 갈 수 있다.

어디서든 승리하는 스타일이 있고 무엇을 해도 실패하고 지는 스타일이 있다. 이 두 가지 스타일을 가만히 들여다보고 분석해보자. 그들이 승리하고 지는 이유에는 여러 가지가 있겠지만 내가 발견한 가장 큰 요인 중 하나는 바로 웃음이다.

웃고 있다는 것, 그것은 사람을 조급하게 만들지 않는다. 조급함은 결국 서두르게 만들고 판단을 흐려지게 해 부정적인 쪽으로 수를 두게 한다. 힘든 상황에 부딪혔을 때 씨익 웃는(비웃음이어도 좋다) 사람과 신경질을 부리고 소리를 지르며 부정적인 반응을 보이는 사람 사이에는 엄청난 차이가 있다. 승리하는 길로 들어서느냐, 패하는 길로 들어서느냐는 그 순간에 결정되기 때문이다.

그렇다면 진정으로 승리한다는 것은 무엇을 이기는 것일까? 패한 사람들이 불행해지고 아픈 것이 아니라 진 사람도 웃고 이긴 사람도 웃는 것, 진 사람도 행복하고 이긴 사람도 행복한 것, 이것이 진정한 승리가 아닐까.

승리하는 스타일의 사람은 어떤 일을 해도 늘 흥얼거린다. 억지로라도 기분을 좋게 만드는 것이다. 그러한 행동은 자신의 마음을 여유롭게 만들 뿐만 아니라 함께 일하는 동료에게도 기분 좋은 에너지를 전달해 일의 능률을 높이는 시너지 효과가 만든다.

공부하기 힘들어도 취직하기 어려워도 흥얼거리자. 흥얼거리며 공부하고,

취직 준비를 하자. 웃음은 결코 돈이 드는 일이 아니다. 원하는 대학에 들어간 사람과 취업에 성공한 사람들을 보면 그렇지 못한 사람에 비해 표정이 밝다는 것을 느낄 수 있다. 그들은 잘돼서 밝은 것이 아니라 밝아서 잘된 것이다. 이것이 바로 인생의 비밀이다. 아주 간단하다.

인간 최대의 욕망은 건강하고 행복한 삶을 사는 것이다. 그리고 사회적 성공을 이루기를 바란다. 하지만 그 방법을 찾는 일은 결코 쉽지 않다. 그러나 동서고금의 지혜와 경험을 통해 우리는 비워야 건강하고, 즐겨야 행복하고, 미쳐야 성공할 수 있다는 것을 알고 있다.

그렇다면 비우고, 즐기고, 미칠 수 있는 방법에는 무엇이 있을까. 바로 웃음을 잃지 않는 것이다. 자신의 인생에서 진정으로 승리하는 스타일이 되는 것이다. 웃는 사람은 자신감이 넘치고 긍정적이며 소통과 몰입에 능하다. 그리고 모든 일에 창의적이고 고정관념을 깨는 일도 잘해 혁신적인 사람으로 거듭난다.

고등학교 시절 퇴학생이었던 나는 대학교의 석좌교수가 되는 인생 역전을 경험했다. 그러나 그 또한 삶에 만족을 주지 못해 고민에 빠졌다. 헛헛한 마음을 채울 수 있는 나만의 삶을 계속해서 찾아 헤맸던 것이다.

나는 과감히 대학 교수를 그만두고 서울역, 숭례문 광장, 남산 공원 등지로 나갔다. 그때 나처럼 그곳을 배회하는 사람들의 표정과 말투를 보며 문득 깨닫게 되었다. '아! 실패와 성공의 열쇠는 바로 웃음이구나. 미소구나.' 이후 나는 내가 해야 하는 일이 무엇인지 찾게 되었다. 그리고 이 사회에 진정 필요한 웃음에 대한 강연을 시작했다.

우리 사회는 긍정을 종용하지만 실제 긍정의 바탕이 되는 웃음을 강조하지는 않는다. 웃음이 건강에 좋고 복이 온다는 이야기들은 많이 듣고 살아왔지만 실제 사람들은 현실 앞에서 쉽게 웃지 못한다. 그래서 늘 지는 것이다. 후회하고 힘들어 하고 인상 쓰며 또 도전해 보지만 여전히 질 수밖에 없다.

나는 사람들에게 승리하는 법을 가르쳐주고 싶었다. 그래서 길거리에서 웃음 강연을 통해 많은 사람들에게 긍정의 힘을 전파하는 웃음전도사가 되었다. 그로 인해 일약 국민 스타강사가 된 것이다.

달콤한 장미꽃 향기, 감미로운 음악 소리, 시원한 바람, 따뜻한 말, 뜨거운 사랑, 긍정적인 상상, 행복한 기분 등 생활에 필요한 모든 긍정의 에너지들은 눈에 보이지 않고, 먹을 수도, 잡을 수도, 가둘 수도 없다. 그러나 우리에게는 이러한 것들이 반드시 존재한다. 그리고 믿는 만큼, 기대한 만큼, 간절한 만큼 이루어지는 힘이 있다고 믿는 것을 로젠탈 효과, 피그말리온(피가마르는, 유머) 효과, 플라시보 효과라고 부른다. 오른손 주먹을 쥐고 레몬이라고 상상해보자. 그리고 한입 베어 먹어 보자. 입에 대자마자 바로 침이 나올 것이다. 자기 주먹으로 머리를 때려 보라. 이것이 바로 골 때리는 유머이다! 언제 어느 때고 자신을 웃게 하는 유머를 잃지 말자.

긍정은 현실의 상상이고, 실천의 기술, 동력의 연료다. 포기를 포기하고, 좌절을 좌절하라! 그리고 성공을 성공하라! 생긴 대로 사는 것은 체념이고 사는 대로 생기는 것이 집념이다. 오늘 비록 새우잠을 잔다 해도 내일은 고래가 되리라!

나는 사회생활을 하는 모든 사람들과 창의적인 삶을 살고자 하는 사람들, 성공하고 행복하고 건강하기를 바라는 모든 이들에게 진정으로 승리하는 스타일이 무엇인지를 알려주고 싶다. 그리고 나 자신을 과감히 비우면서 버리고, 미치고 깨뜨리면서 스스로 새롭게 태어나는 경험을 가슴으로 느끼게 해주고 싶다. 또한 나의 파워풀한 열정과 역전의 경험담을 통해 완성된, 평생 잊히지 않는 감동의 특강을 들려주고 싶다.

어느덧 나는 강단에 등장해 2초 내에 좌중을 흥분하게 만들고 몰입하게 만드는 능력을 갖게 되었다. 웃음의 힘이다. 이 책을 읽는 여러분들이 학교에서, 회사에서, 그리고 친구들과 나 자신에게 어떻게 하는 것이 승리하는 것인지를 배우기를 바란다. 그래서 궁극에는 어떤 상황에서든 승리하는 스타일로 거듭나기를 바란다. 당신이, 언제나 어디에서나 박장대소로 웃고 있는 사람이 되었으면 좋겠다.

1. 바보가 되어라

2500년 전 공자에게 제자들이 물었다.

"스승님 행복하려면 어떻게 해야 합니까?"

공자가 말했다.

"너희들이 행복하고 싶은 만큼만 바보가 되어라."

공자도 스승이 있다고 하는데 그 스승의 이름은 "웃자"이다. 농담이다.

스티브잡스가 죽어서 공자를 만났다.

"공자님 저 잡습니다."

"뭐라고? '잡수?' 하하하하, 이름이 참 재미있구나. 전생에서 뭐하다 왔는고?"

"저는 스마트폰 팔다 왔죠."

"그래. 돈 많이 벌었냐?"

"네 몇 백 조 벌었죠."

"그럼 그 돈은 어디 있느냐?"

"다 놔두고 왔어요. 저는 벌어놓고 쓰지도 못했어요."

"하하하하, 이런 바보 같은 놈, 그래도 잘했다."

이때 공자가 잡스에게 물었다.

"잡스야 행복이 뭔지 아느냐?"

"하하하, 행복이요. 내 전공인데요. 제가 2005년도 미국 스탠퍼드대학교 졸업식 날에 한 연설이 있지요."

"학생들이여 오늘 졸업식을 진심으로 축하한다. 너희들이 성공하고 행복하려면 '스테이 헝그리 스테이 푸울리쉬' 이 말을 꼭 기억해야 한다. 초심을 잃지 말고 배고픔으로 우직하게 전진하라!"

김수환 추기경도 "나는 바보다."라는 말을 남겼고, 반기문 총장도 "바보같이 공부하고 천재같이 꿈을 꾸라."고 했다. 가수 싸이가 성공한 비결은 멋진 비주얼이 아닌 '우스꽝스러움' 이었다.

법정 스님은 바보의 스님이었다. "세상에서 가장 귀한 종교는 기독교, 불교, 천주교가 아니다. 바로 친절이다."라고 했는데, 이 말은 산에 있는 절이 아니라 친절하게 살라는 뜻의 말이다.

법정 스님은 본래 "천화"를 하고 싶었다. 천화란 고승이 임종을 앞두고 홀로 깊은 산속으로 걸어가다가 힘이 없어 어느 지점에서 쓰러지면 주변에 나뭇잎을 주워 모아 그 낙엽으로 자신을 덮어 생을 마감하는 것이다. 즉 깊은 산속에서 아무도 몰래 남에게 부담을 주지 않고 생을 마감하기에 그 흔적을 찾을 수 없다고 한다. 참으로 맑고 향기로운 바보이다.

유언으로 "내가 죽거든 관을 짜지 말고 수의를 입히지 말고 다비식 열지 말고, 내가 쓴 책은 다 절판하고, 절대로 사리를 찾지 말라. 그리고 타고 남은 재도 오솔길에 나눠 주거라."라는 말을 남겼다. 진정 그는 영원한 바보 불멸의 바보이다.

누구나 암에 걸릴 수 있다. 그런데 우리 몸속에서 한군데는 암에 걸리지 않는다. 바로 심장이 그곳이다. 바보같이 평생을 희생하고 다른 장기를 격려하고 도움을 주는 조직이기 때문이다. 심장의 샘물은 아무리 퍼내도 고갈이 없다. 아무리 먹어도 질림이 없다. 아무리 나눠 줘도 모자람이 없는 곳이 심장이다. 가장 부지런하다. 바보 같고 우직하다.

동서고금의 진리가 모두 한 목소리로 말하는 것은 '바보같이 사는 삶'이다. 우리가 승리하려면 바보같이 포기를 포기하고 좌절을 좌절하고 바보같이 성공을 성공시키는 스타일이 되어야 한다. 바보같이 묵묵히 전진할 때 성공, 행복, 건강은 나에게 올 것이다.

2. 비워야 한다

욕심과 부정으로 가득한 우리의 몸과 마음에 깃든 독소를 비워야 한다. 유명한 시인과 소설가들이 도시에서 글을 쓸 때는 시상이 잘 떠오르지 않았지만 자연 속에 안착하니 자연스럽게 시상이 떠올랐다고 한다. 비우면 당연히 또 다른 것이 채워지는 삶의 철학을 알면서도 실행하기 힘든 우리의 욕심을 반성해야 한다.

3. 즐겨야 한다

나는 9년 동안 서울과 성남의 빈민촌에서 '사회복지사'로 일하며 국내 최초의 "사랑의 빵 나누기" 활동을 하였고, 주경야독을 통해 대학교수가 되었다. 5년간 교수 생활을 해보았지만 더 크고 보람 있는 일을 하고자 교수직을 박차고 나와 국민들에게 '캔(can)'의 시대(時代)에서 '펀(fun)'의 시대를 강조하기 위해 〈웃음 치료법〉, 〈펀경영 리더십〉, 〈이기는 펀리더십〉과 같은 책을 내고, 국내 최초로 웃음치료사, 스트레스치료사, 펀리더십지도사, 숲치료사 등의 자격증을 창시하였다.

그리하여 서울역 광장, 남산 꼭대기, 숭례문 광장에서 매주 길거리 특강을 실시하였으며, 곧 유명인사가 되었다. 고등학교 생활기록부에 "이 학생은 친우관계가 좋지 않으며, 수업시간에 매우 못마땅한 표정을 짓고 있음"이라고 적혀 있던 불량학생, 고등학교 재수생, 퇴학생, 무기정학생, 대학 재수생, 학사 경고자의 이력을 갖고 있던 이가 현재는 한국웃음센터의 원장이 되어 직접 3만명의 웃음치료사를 양성하였고, 전국을 순회하면서 700만 명의 국민들에게 웃음특강을 하고 있다는 사실이 아이러니하지 않은가.

그 덕분인지 각 언론사에서 주최한 '2008년 올해를 빛낸 인물 20인'에 선정되었고, 2009년도에는 '대한민국 명강사 대상'에도 선정되었고, 2012년에는 '대한민국 성공대상'을 받았다.

내는 매일같이 특강을 하며 수많은 사람들이 스트레스를 해소하고 싶어하며, 최근의 트렌드에 발맞춰 매력적인 인물이 되고 싶어한다는 사실을 새삼 느끼고 있다. 나의 '웃음특강'을 통해 청강생들 박장대소하며 춤과 노래를 즐기는 모습은 나를 행복하게 만드는 이유이다. 물론 '웃음특강'에 참여하는 이들 역시 그 즐거움을 누리는 특권을 갖게 되었다.

나는 매우 행복하고 즐겁다. 웃음 때문에 교수님이 아닌 교주님(?)으로 인정해주니 얼마나 즐거운 인생인가. 그 덕분에 하루 평균 300km를 이동하는 유명강사가 되었고 최연소로 대학교의 석좌교수가 되었는데, 과거의 스트레스를 극복한 뒤의 웃음 때문에 현재의 영광을 얻게 되었다고 믿는다.

세계 최고의 부자로 선정된 미국의 투자그룹인 버크셔 해서웨이 사의 워런 버핏은 빌게이츠가 설립한 '빌앤멜린다 재단'에 전 재산의 85%인 38조를 기부했다고 한다. 그는 자신이 피땀 흘려 번 돈을 자신의 재단도 아닌 다른 재단에 기부했으며, 56년째 같은 집에서 살면서 오래된 중고 자가용을 기사도 고용하지 않고 직접 운전하며 열정적으로 일하고 있다. 천문학적인 수익을 내는 회사의 CEO이지만 그는 30년 이상 연봉 10만 달러만 고집하고 있으며, 여가 시간에는 탭댄스를 즐긴다. 간혹 경제적으로 성공한 부자들 중에는 결코 행복해보이지 않는 이도 있는데, 워런 버핏은 그들과는 다르다. 그는 행복하게 성공한 매력적인 인물로 꼽히기에 손색이 없다.

4. 다르게 미쳐야 한다

세계 최고의 경영자로 선정된 애플사의 스티브 잡스는 성공의 비결은 '다르게 생각하기'라고 강조한다. 남과 다르게 창조적인 사고를 했다는 것, 즉 고정관념을 깼다는 사실에 주목해야 한다. 스티브 잡스처럼 창조적인 사고를 하기 위해서는 기존의 틀과 사고를 깰 수 있는 용기가 필요하다. 스트레스도 고정관념이기에 이것을 깨는 자신감이 필요하다.
스타크래프트를 창안한 빌 로퍼는 '창조는 미침이다.'라고 했는데, 자기가 하는 일에 즐겁게 몰입하는 사람들, 고정관념을 깨는 일을 두려워하지 않고, 자신의 일에 철저히 미친 사람들은 스트레스에 빠질 시간도 없고, 설령 스트레스가 온다 해도 잘 극복하고야 만다.
즐겁게 일에 몰입하면 스트레스를 잊고 산다. 워런 버핏은 '열정에 따르라.' 고 한다. 즉 열심히 정성을 다하여 자기가 하는 일에 미치고 몰입하라는 것이다. 대부분의 스트레스는 마음에서 비롯된다. 남보다 앞서야 하고 인정받아야 한다는 욕심이 가장 큰 원인이다.

〈개미〉, 〈뇌〉와 같은 작품을 쓴 작가 베르나르 베르베르는 "가장 똑똑한 뇌는 현재 만족하고 있는 뇌"라고 말했다. 과욕보다는 현실을 직시하고 최선을 다하는 자세로 사는 것이 스트레스를 없애는 최선의 방법이다.

5. 웃음으로 자신의 가치를 높여라

내가 30년 전 한국에서 최초로 웃음치료를 만들게 된 계기는 돈 안 들이고 장소나 대상, 도구 등의 물리적인 제한을 받지 않고 실천할 수 있는 방법, 즉 남녀노소 누구나 좋아하고, 병도 치료되는 방법이 없을까 하는 궁리에서였다. 지금 대한민국은 웃음, 웃음치료, 펀리더십, 펀경영 열풍에 빠져 있다. 그야말로 웃음과 펀(fun)이 경영과 리더십에서 메가트렌드가 된 것이다.

웃음은 예산, 도구, 장소 등의 물리적인 조건과 관계없이 그 파급효과가 가장 큰 행동이다. 그러므로 웃음을 통해 직장 내 직원끼리 하나 되는 것은 물론, 고객의 마음까지 사로잡을 수 있다. 다른 무엇보다 따뜻한 마음과 웃는 얼굴이 있기 때문이다. 결국 웃음은 경영진과 직원, 고객을 하나로 묶어주는 가장 효율적인 도구가 되는 셈이다.

6. 웃음도 튀어야 산다

다음은 넌센스 퀴즈이다. 세종대왕의 성은 무엇일까? 이 씨, 남자, 세 씨, 세종, 경복궁, 돈. 모두 정답이 아니다. 바로 '납 씨' 다. "세종대왕 납시오."
나는 사과를 참 좋아한다. 사과를 먹으려는데 쥐가 먼저 파먹었다. 그럼 이 사과의 이름은 뭘까? 쥐 사과, 애플, 쥐가 파먹은 사과. 모두 정답이 아니다.

'파인애플'이다.

최근 전 세계에서 가장 많이 팔린 책은 어떤 책일까? 바로 성경책이다, 다음은 공책이다. 다음은 주책이고, 다음은 페이스북이고, 다음은 쪽팔려, 다음은 노트북이다. 이는 물론 농담이고, 최근 10년간 전 세계에서 베스트셀러가 되며 독자에게 사랑받은 책이 있다. 바로 베르나르 베르베르의 〈개미〉이다. 〈개미〉는 전 세계에서 가장 많이 책이기도 하다. 한국에서 유독 인기가 많은 베르나르 베르베르는 몇 년 전 한국을 찾아 이렇게 말했다.

"가장 똑똑한 사람과 가장 똑똑한 뇌는 Now Here."

현재 여기에 앉아 있어야 한다는 말이다. 지금 이 순간을 피하지 않고 즐기는 이, 결국 즐기는 사람이 가장 똑똑하다는 얘기다. 만약 지금 강의를 듣는 시간에 다리를 꼰 채, 팔짱을 끼고 딴생각을 하는 이는 다른 강의 시간에도, 또 다른 강사의 강의를 들을 때도 똑같이 행동한다. 본질이 바뀌지 않기 때문이다. 이런 사람들은 죽는 순간까지 팔짱을 끼고 있다고 한다. 본질이 바뀌지 않기 때문이다. 아무리 시간과 공간을 초월하고 장소가 바뀌었다고 해도 그 본질은 변하지 않는다. 그러나 우리가 잘 웃는 사람이 되려면 이러한 본질을 버려야 한다.

"Now Here."

지금 이 순간을 피하지 말고 받아들이는 것, 즉 맞짱 뜨는 사람이 가장 똑똑하다는 말이다. 이 순간부터 크게 웃어보자. 손뼉을 치면서 박장대소해보자. 그리고 요절복통, 포복절도하도록 웃어보자. 배가 아프도록 웃어보자.

✳ 웃음의 효능

80세의 인생을 회고해 봤더니 잠자는 데 26년, 일하는 데 21년, 밥 먹는 데 6년, 기다리는 데 6년, 화내는 데 5년, 화장실에서 1년이라는 시간을 보낸다. 그러나 웃는 데 시간을 보낸 것은 겨우 10일이었다.

최근 청년들의 정자 수가 30%가 감소하고, 여성들은 조기 폐경을 한다고 보도된 바 있다. 이것은 환경오염으로 면역체계의 이상 때문에 발생하는 문제이다. 하지만 웃으면 백혈구와 암을 죽이는 NK세포가 증가해 면역력이 올라간다. 히포크라테스는 지구상 최고의 의사와 치료법은 면역이라고 하였다.

희극 배우였던 찰리 채플린은 80세에 아기를 낳았다. 성경에 나오는 아브라함이 100세에 낳은 아이의 이삭이란 이름은 웃음을 뜻한다. 피카소는 80세에도 매일 밤 플라멩코를 즐겨 웃음의 효과를 보았다. 옛날 우리의 임금들은 웃음내시를 두었고, 100년 전에는 새의 깃털로 환자를 간지럼 태워 치료했다.

15초만 박장대소해도 최하 200만원어치의 엔돌핀, 엔케팔린, 도파민, 세로토닌, 옥시토신, 아세티콜린, 다이돌핀 등 21가지의 호르몬이 나오면서 수명이 이틀 더 늘어난다. 성인들은 하루 7번 웃지만 아이들은 400번 웃는다. 그래서 아이들이 오래 사는 것일까? 억지웃음도 90% 효과가 있다.

여럿이 함께 웃으면 33배의 효과가 있다. 잘 웃으면 8년을 더 살 수 있으며, 늘 감사하고 칭찬하고 긍정적으로 살면 6년을 회춘한다고 한다.

박장대소와 요절복통으로 30초만 웃으면 650개 근육, 80개 얼굴근육, 206개 뼈가 움직이면서 에어로빅을 5분 동안 하는 것과 같은 효과가 있다. 웃으면 산소 공급이 2배로 증가해 유산소운동이 된다. 또한 즐겁게 활동하면 기억력이 좋아진다는 임상결과도 있다. 웃으면 자신감이 생기고, 생활에 활력이 솟고, 늘 긍정적인 상상을 지속할 수 있다.

1998년 10월 웃음에 관한 국제학술대회가 스위스 바젤에서 열렸는데, 이 대회에서 독일인 정신과 의사인 미하엘 티체 박사는 웃음이 스트레스를 진정시키고, 혈압을 낮추고, 혈액순환을 개선하고, 면역체계와 소화기관을 안정시킨다고 밝혔다. 그 이유는 웃을 때 통증을 진정시키는 호르몬이 분비되기 때문이라고 한다.

여자가 남자보다 더 오래 사는 이유는 앞서 말했듯, 독해서가 아니라 많이 웃기 때문이다. 얼굴이 굳어있거나 깊은 고민에 자주 빠지는 사람은 수명이 짧다. 서양 속담에 웃음은 "내면의 조깅이다."라는 말이 있다. 이 말처럼 웃음은 동서양을 막론하고 묘약이며 명약이다.

* 비워라 즐겨라 미쳐라

웃을 때는 뜨겁게 온몸으로, 신나게 마음으로 웃어야 한다. 가능한 한 눈웃음을 짓고, 입으로 크게 웃고, 손뼉을 치며, 배를 잡고 웃는 것이 가장 좋다. 즉 박장대소하는 것이다. 웃음은 자기 자신을 위한 무소유의 실천이다. 자신을 버려야 채워지는 진리를 알아야 한다. 스트레스는 만병의 근원이고 이 때문에 직무의 만족도와 흥미를 떨어뜨릴 수 있다.

스트레스가 있는 사람은 매력형 인간이 될 수 없다. 스트레스란 아무리 작더라도 우리의 몸과 마음을 강력하게 지배하기 때문이다. 자신이 아무리 다른 사람에게 웃음을 보이고 여유를 보이려 해도 스트레스가 있는 상태에서는 매우 어렵다.

우리나라에서 많이 사용되는 외래어 중 1위가 '스트레스'라고 한다. 그래서인지 우리나라 직장인들의 직무 스트레스는 세계 1위이다. 이 때문에 우리나라는 일의 흥미도와 만족도가 세계 꼴찌로 조사되었다.

또한 4대 사망원인인 암, 뇌혈관질환, 심혈관질환, 자살의 원인 중 70%가 스트레스라고 한다. 선진국에서는 스트레스 때문에 GNP의 10%가 손실을 입는다는 보고도 있다. 스트레스 때문에 무기력해지고 주의가 산만해져 집중력이 떨어지니 산업재해가 자주 발생하고 불량품 생산량이 늘고, 의료비 지출은 30%나 증가한다는 사실이 밝혀졌다.

사람은 보통 하루에 5만 가지의 생각을 하는데 그중 96%가 쓸데없는 생각이고, 75%가 부정적인 생각이라고 한다. 또한 사람은 누구나 하루 평균 4번씩 거짓말을 한다고 한다. 부정적인 생각과 거짓말은 당연히 불필요한 스트레스를 만들게 된다.

이처럼 부정적인 사고는 고민을 만들고, 고민은 고통을 만들어 스트레스가 되는 것이다. 따라서 스트레스에 빠지면 창조적인 사고를 할 수 없고, 일도 즐겁게 할 수도 없다.

현대인은 매일같이 스트레스를 받으며 살아간다고 해도 과언이 아니다. 어쩌면 스트레스를 받는 것이 당연시되고 있는 실정이기도 하다. 나 자신을 좀먹고, 정신과 육체를 서서히 파괴하는 스트레스는 마치 우리가 매일 들이 마시지만 눈에 보이지 않는 공기와도 같아서 자칫 위험 속에 자신을 방치한 채 살아갈 수도 있다.

스트레스는 단순히 외부에서 주어지는 것이 아니라, 자신과 환경의 상호작용에 의해 만들어진다. 현대인의 성공과 실패, 행복과 불행은 이 스트레스를 얼마나 받는지, 또는 이를 얼마나 잘 극복해 나가는지에 달려 있다고 해도 과언이 아니다. 우리가 느끼는 행복감과 불행감, 슬픔과 고통은 사실 어떤 감정과 대상으로부터 자극을 받아 생기는 육체적인 감각이기 때문이다. 그러므로 인생을 행복하게 살기 위해, 그리고 더욱 큰 성공을 위해 무엇보다 이 자극의 정체를 정확히 안 다음, 효과적으로 스트레스를 없애고 관리해야 하는 것이다.

사회생활을 하다보면 기분 좋은 일보다는 나를 괴롭히고 지치게 만드는 일들이 훨씬 더 많이 일어난다. 무수한 사건과 감정이 얽힌 상태로 치열한 경쟁에 시달리다 보면 지금까지 일도 잘하고 긍정적으로 살던 사람도 어쩔 수 없이 각종 스트레스에 노출되기 마련이다.

'이 일은 반드시 오늘 마쳐야 해' '올해는 꼭 승진해야 해' '이번엔 꼭 누구를 이겨야지!' '내년에는 꼭 집을 마련해야지' 와 같이 강박에 가까운 계획이나 목표는 알게 모르게 우리의 정신과 육체에 스트레스를 준다. 스스로를 옥죄는 이와 같은 강박관념에서 벗어나지 못하면 아무리 노력해도 스트레스에서 벗어날 수가 없다.

따라서 현대인에게는 끈기 있게 자신의 목표를 수행하기 위해 사고와 감정을 조절하는 정신력 강화 기술이 필요하다. 또한 스트레스는 잘 관리하면 건강과 성공을 가져다주는 힘이 되기도 하기 때문에 우리의 삶을 더욱 행복하게 만들 수 있다.

＊ 꿈은 이루어진다

여기서 잠시 나의 이야기로 돌아가 보자. 나의 아버지는 독실한 기독교 신자셨는데, 중학교 졸업 후 방황하던 나에게 교회에 나가면 용돈도 주고 다양한 특혜를 주겠다고 하셔서, 나는 싫은 마음을 억누르고 예배에 참석하게 되었다. 보통 교회를 처음 나가면 중고등부 예배 후 친교시간에 자기소개 시간이 있는데, 그날도 어김없이 친교시간이 돌아왔다. 각자 자신 있게 어느 학교 누굽니다, 취미는 뭐고 특기는 뭐고 하면서 다들 멋지게 자신을 소개했다. 교회는 항상 남학생보다 여학생이 더 많다. 이제 소개하는 순번이 나에게 돌아왔다. '나는 뭐라고 소개하지'라는 고민 때문에 이미 내 얼굴은 빨갛다 못해 시커멓게 타버렸고, 심장은 잠시 멈추었다. 난 할 수 없이 사실대로 소개했다.

"저는 재수생 한광일입니다."

감수성이 가장 예민한 시절이었다. 40년 전 일이지만 지금도 생생하다. 어린 나이였던 나에게 그 순간은 너무나도 가혹했다. 이후 재수해서 고등학교를 졸업하고 교회에 다니지 않고 있던 나에게 아버지는 또 한 번 교회 가기를 부탁하셨다. 간곡한 부탁을 뿌리칠 수 없어서 다시 교회에 갔다. 청년부 예배 후 친교시간이 돌아왔다.

또 다시 각자 자기소개 시간이 돌아왔다. 어느 대학의 누구입니다. 어느 직장에 다니는 누굽니다. 그때, 흔히 말해 가장 좋은 학벌을 가진 이는 연세대 대학원생이었는데, 그 사람이 입은 양복, 착용한 시계, 말솜씨, 인상, 모든 게 나에게는 최고로 보였다. 그가 너무나 부러웠다. 그리고 드디어 나에게도 소개 시간이 다가왔다. 그런데 이미 얼굴이 굳어버렸다.

"저는 재수생 한광일입니다."

나는 4년 전 악몽이 또 다시 나를 찾아왔다고 생각했다. 그리고 스스로 참 운이 없게 느껴졌다. 그렇지만 나는 그러한 상처를 안고 나는 내방식대로 열심히 최선을 다해 살았다. 그런데 우연일지 몰라도, 15년 후 그 시절 도저히 넘어설 수 없는 우상처럼 보였던 대학원생처럼 나도 연세대 대학원생이 되었고, 전 과목 A에 100점 만점으로 성적우수상을 받고 석사 학위를 수료했다. 또 하나, 기적이라고 부를 만한 일이 있었다. 최근 방송에 가장 많이 나왔던 한 대형병원이 있는데 그 병원에는 큰 강당이 없어 직원들의 월례 교육을 예전에 내가 잠시 다녔던 교회에서 하고 있었다. 그런데 그 병원에서 실시한 인기강사 투표에서 내가 1위를 해 특강 강사로 초빙되었다. 27년

만에 컴백해 바로 그 자리에서 그 시절을 추억하며 강연을 하고 왔다.

수십 년 동안 나를 괴롭혀왔던 스트레스도 이젠 하나의 아름다운 추억으로, 강연의 소재로 훌륭하게 활용하고 있다. 이처럼 그동안의 역경은 나의 성공의 작은 씨앗이 되었다.

잠을 자면 꿈을 꿀 수 있지만 긴 잠을 자면 꿈을 이룰 수 없듯이 나는 내 인생의 소중한 꿈을 위해 오늘도 긴 잠을 이루지 않는다.

7. 긍정의 힘을 키워라

고등학교 시절을 불량하게 보냈던 나는 공부를 못해 대학교 입학은 꿈도 꾸지 못했다. 대신 멋진 그룹사운드를 이루고 싶었다. 나와 뜻을 같이 했던 학생 건달 몇 명이 모여 음악가가 되고자 여름방학 때 놀지 말고 학원에서 각자 보컬, 드럼, 키보드, 기타 등을 배워서 다시 만나자는 약속을 하고 헤어졌다. 두 달 후에 친구들이 다시 모였다. 서로 안부를 물으며 확인한 결과 나만 순진하게 기타를 마스터하고 왔다. 당시 나에게 기타를 가르쳐준 선생님은 검지가 없는 선생님이셨는데 신기하게도 기타를 잘 쳤다.

그때 약속을 지켰던 나는 기타 때문에 레크리에이션 강사가 되었고, 레크리에이션 진행 실력 때문에 가장 좋은 직장에 다니게 되었고, 또한 대학교수까지 되었다. 지금은 웃음치료사 창시자까지 되어 모임 때마다 기타를 멋지게 치는 종합 예술인이 되었다. 우리가 작은 약속에도 최선을 다하면 절대 빈손으로 살지 않게 된다는 소중한 교훈을 얻은 계기였다.

우리는 '성공과 실패'라는 양면의 손을 늘 가지고 다닌다. 손의 위쪽은 실패, 불행, 고통, 슬픔이라고 쓰여 있으며, 안쪽에는 성공, 행복, 건강, 기쁨이라고 쓰여 있다. 그런데 우리는 평생 동안 손의 위쪽만을 자주 보고 산다. 즉, 부정적인 면만 바라보고 있다는 사실이다.

사실 일생을 살아가다 보면 고통이 크면 클수록 기쁨 또한 크다는 경험을 하는 경우가 종종 있는데, 이러한 간단한 진리마저 경험 없이 깨닫기란 그리 쉽지 않다. 간단하게 손바닥만 뒤집어 보면 그곳에 행복과 웃음, 기쁨이라고 쓰여 있는데 말이다.

누구나 그렇듯, 우리 가족에게도 어려운 시절이 있었다. 아버지는 생활비가 없어 손목시계를 몇 천 원에 전당포에 저당 잡혀 그 돈으로 쌀을 사온 적이 있으며, 수학여행을 갔던 나는 입장료가 없어 차 안에 그냥 앉아 있었던 적도 있었다. 가족 8명이 월세 1만 원짜리 방 한 칸에서 먹고 자고 하면서 일주일 반찬으로 단무지 하나만 먹던 때도 있었다.

언젠가는 그나마 특식으로 아버지가 나에게 라면을 끓이라고 해서 끓이기는 했는데 어린 나이에 처음 해보는 거라 찬물에 라면을 집어넣어 떡이 되어버렸었던 때의 절망감도 잊지 못한다. 그때 그 참담한 심정은 지금 회상해 보아도 도저히 글로 표현 못할 정도로 가슴이 아프다. 정말로 심장이 끊어지는 줄 알았다. 당시 라면은 너무나도 귀한 음식이었기 때문이다.

난 그래서 지금도 그 시절 어려웠던 생각이 자주 나서 일부러 목욕탕에 가면 반드시 구두를 닦고, 목욕관리사에게 때밀기와 마사지를 받고, 일부러 세탁소에 자주 옷을 맡기고, 택시를 타면 절대로 거스름돈을 받지 않는다.

요즘 우리 사회에서는 팁을 주는 문화가 조금씩 정착되고 있는 것 같다. 내가 이제 조금 살만하니, 이웃과 함께 나누고 싶은 마음에 굳이 팁이라 생각지 않고도 그냥 베풀려는 마음이 절로 생긴다. 어린 시절 어렵고 굶주린 그때보다는 조금 나아졌으니 조금이라도 힘들고 어려운 곳에 나누고 싶은 마음인 것이다. 그렇게 하고 나면 내 기분도 좋아진다. 세상의 어려움은 나누려는 사람이 많으면 많을수록 그 무게가 줄어든다. 이러한 나눔을 실천할 때 나는, 매력 넘치는 나로 변하게 된다.

매력이 넘치는 진주도 조개의 상처를 통해 아름다움이 결정된다. 또 티벳의 성인(聖人) 달라이 라마는 "성공은 보람이지만, 실패는 교훈이다."라고 하지 않았던가. 우리가 바라보는 관점에 따라 운명도 얼마든지 바꿀 수 있는 법이다.

자신이 매력형 인간으로 거듭날 수 있다고 생각한다면 당신은 머지않아 매력형 인간이 될 것이며, 곧 승리의 문으로 들어선 셈이 된 것이다.

그렇게 되면 자신뿐 아니라 다른 사람을 사랑하는 법 또한 알게 된다. 그곳에서 새로운 자신의 이미지가 만들어질 것이며, 그것은 또 다른 장점을 불러온다. 단점과 장애를 문제라고 인식하지 않고, 해결 위주로 받아들일 때, 당신은 매력적으로 바뀌기 시작하는 것이다.

스트레스는 분명히 극복되는 것으로, 치료의 대상이 아니라 관리의 상대이다. 잘 관리하면 우리가 원하는 그 이상의 건강 그리고 성공과 행복을 가져다주는 매개이기 때문이다.

✻ 웃음은 자신감을 갖게 한다

자, 여기 두 사람이 있다고 가정해보자. 한 사람은 늘 웃고 있고 다른 한 사람은 늘 화가 난 표정이다. 당신이 두 사람 중 한 사람에게 말을 걸어야 한다면 과연 누구 앞으로 걸어가겠는가? 당연히 웃고 있는 사람 앞으로 가고 싶을 것이다. 그 이유는 웃음이, 무언 속에서도 의사소통을 가능하게 하는 첨단의 언어이기 때문이다.

우리는 왜 웃을까? 웃는 이유는 무엇일까? 일반적인 관점에서 보면 웃음은 기쁨, 행복감, 자기만족 등에서 비롯된다고 할 수 있다. 하지만 때로는 모멸감, 반항심 등이 느껴질 때도 웃을 수 있다. 물론 이것은 우리가 인간이기 때문에 가능한 일이다.

생리학적인 측면에서 접근한 웃음은 뇌의 특정 부위를 자극하는 데서 비롯되는 것이다. 즉, 웃기는 이야기나 상황으로 자극을 받은 뇌의 복합적인 작용에 의해서 유발되는 것이 바로 웃음이다.

웃는 모습에 따라서도 그 의미와 느낌이 모두 달라진다. 활짝 웃는 것은 만족감을 나타내는 것이고, 입술꼬리가 비틀리며 웃는 것은 마음속에 악의를 품고 있는 것이다. 너무 소리를 내어 깔깔거리는 것은 사람이 가벼워 보이며 호탕하게 웃는 것은 남성미 넘치고 대범하게 느껴진다.

일반적으로 어린 아이의 웃음은 감정에 따라 좌우되는 어른들의 웃음과는 달리 신체적, 감정적 표현이다. 그렇기 때문에 간지럽거나 불편할 때, 대소변을 보는 경우에도 아이들은 웃는다. 이런 시기를 거치고 나면 단순한 웃음에서 벗어나 보다 복잡한 웃음으로 바뀌게 된다. 즉 성장하면서 정신적이고 사회적인 웃음이 더 많아지며, 점차 복잡한 의미를 담은 미소로 자신을 표현하기도 한다. 청년기 이후가 되면 웃음의 단순한 동기나 모습에서 탈피해 그 웃음을 생산하는 주체가 되는데 그 웃음을 통해서 자기를 객관화하고 보다 더 사회 친화적으로 대인관계를 맺으려는 의지를 발전시키기도 한다.

프랑스의 보건전문지 〈상떼(Sante : 건강)〉에서 언젠가 '웃음의 약효'를 주제로 다룬 적이 있다. 그 내용 중에서도 특히 프랑스 의사들이 가장 많이 권하는 '약품' 가운데 하나가 '웃음'이라는 부분이 눈에 띈다. 웃음은 폐와 기도를 확장시켜서 공기의 유입과 배출을 촉진시킬 뿐만 아니라 상부 호흡기를 청소해 호흡을 정상화시켜준다고 한다. 이러한 프랑스의 연구에 반해 영국에서는 '웃음'의 효능을 알아보기 위해 분노부터 연구했다. 즉 화를 내는 것이 인간에게 얼마나 해로운가를 실험한 것이다.

이에 따르면, 화를 낸 사람이 내쉰 숨(날숨)을 액체질소로 급랭시켜본 결과 노란색의 독소액체가 나왔고 이런 날숨 1시간 분량의 독소는 80명의 사람을 죽일 수 있다고 한다. 듣기만 해도 소름끼치는 결과가 아닐 수 없다. 웃음이 정상 상태의 몸에서는 그다지 위력을 발휘하지 못하나 분노, 초조, 불안 등으로 스트레스를 받을 때는 탁월한 '청량제' 역할을 한다는 사실도 밝혀졌다.

아이들은 생후 2~3개월 후부터 웃음의 횟수가 많아져 하루에 400번 이상 웃는다고 한다. 6세의 아이도 하루에 300번 정도는 웃지만 성인이 되면 점점 웃음이 사라져 하루에 100번에서 평균 14번 정도까지 급격히 줄어들게 된다. 심지어는 하루에 단 한 번도 웃지 않고 지내는 사람도 꽤 많다.

웃음을 통해 마음이 유쾌, 상쾌, 통쾌해진다면 세상에 이보다 더 훌륭한 보약은 없을 것이다. 신이 인간에게 내려준 가장 큰 선물은 바로 웃음이다.

물론 이러한 웃음이 인간만의 전유물은 아니다. 미국 불링그린주립대 심리학과 잭 팬셉 교수는 특별히 고안한 기구를 통해 쥐가 웃는다는 사실을 확인했다. 어둠 속에서 쥐를 간질이자 '킥킥킥' 하는 웃음소리를 들을 수 있었다고 한다. 뿐만 아니라 실험 결과, 쥐도 사람처럼 나이가 어릴수록 많이 웃는다는 사실을 알아냈다. 이 과정에서 간질이는 행동과 그에 대한 반응을 단순한 반사 작용으로 볼 것인지, 적극적인 웃음의 의미로 볼 것인지를 규정짓는 것은 단순한 문제가 아니다. 왜냐하면 웃음은 단순한 근육 움직임이 아니라 사회적 언어와 유머를 이해할 수 있는 문화적 표현이기 때문이다.

우리 속담 중에 "웃는 얼굴에 침 못 뱉는다."라는 말이 있다. 이는 아무리 화가 나고 안 좋은 상황에 처해 있더라도 웃음을 단초 삼아 문제를 해결해 나간다면 어려울 것이 없다는 선인들의 지혜가 담긴 말이다. 사람의 눈이 마음의 창이라면 웃음은 마음의 대화라고 생각하면 된다. 대화의 물꼬를 웃음으로 터놓는다면 그다음은 그야말로 물 흐르듯 유연하게 흘러가게 되는 것이다.

어린 아기의 순수하고 깨끗한 웃음을 한번 바라보라. 어디 하나 흠잡을 데 없는 천사의 웃음이다. 웃음은 아기가 세상에 태어나 첫 번째로 자신의 존재감을 확인받는 시도 같은 것이다. 물론 아기가 성장하면서 그 순수한 웃음에도 세상의 여러 괴로움이 자리를 잡게 될 것이다. 그리고 그 세파의 무게를 견디지 못해 점점 순수함도 잃게 될 것이다. 이를 어쩔 수 없는 인생의 과정이라고 할 수도 있다. 하지만 적어도 아기가 웃을 때만큼은 엄마도 아기도 행복감에 젖는다. 왜냐하면 아기의 웃음은 편안함과 건강함 그리고 만족에 대한 표현이기 때문이다.

따라서 웃음은 인간이 갖는 가장 첫 번째 사회활동이라고 말할 수 있다. 앞에서도 말했듯이 웃음 자체가 부드러운 대화요, 호감의 표현이기 때문이다. 그렇다고 우리가 어떤 상황에서든 웃을 수 있는 것은 아니다. 만일 그러한 일이 가능하다면 우리는 천사 혹은 신일 것이다. 하지만 그러한 상황을 많이 만들면 만들수록 우리는 보다 더 성숙해질 수 있다. 이는 울지 말라는 이야기와는 다르다. 웃을 수 없는 사람은 울지도 못한다. 웃음과 울음은 항상 그렇게 함께 하는 것이다.

요즘엔 눈물이 말라버린 사람들이 참 많다. 눈물이 없으므로 울 수가 없다. 그들의 눈엔 깊이가 없고 감정도 없다. 웃을 수 없는 것이 감정의 불구인 것처럼 울 수 없는 것 또한 감정의 불구이다. 웃을 수 있는 사람만이 울 수 있다. 우리가 울 수 있고 웃을 수도 있다는 것은 살아 있다는 증거이다.

웃음은 행복의 첫 단추이므로 행복해지려면 웃으면 된다. 웃음이 있는 곳엔 언제나 즐거움이 있고 생활의 활력이 샘솟는다. 복잡하고 힘든 이 세상에서 웃으며 살아 갈 수 있는 것은 참으로 복된 일이 아닐 수 없다. '웃는 집에 만복이 들어온다(笑門萬福來, 소문만복래)'는 말처럼 웃으며 사는 일은 복을 만드는 것이나 다름없다.

그러니 일부러 시간을 정해놓고서라도 웃어야 한다. 얼굴도 웃고 마음도 웃어야 한다. 표정만 그럴듯한 웃음은 진짜 웃음이 아니다. 그것은 단순한 근육운동에 불과하다. 이왕 웃으려거든 마음속 구겨진 주름까지 펴지게 크게, 활짝, 자지러지게, 소리 내서 웃자.

자, 웃어라! 웃음은 인간이 보유한 최고의 본성이다. 우리에게는 우리의 본성을 최대한 활용해야 할 의무와 책임이 있다. 미국에서 10년간 100세 이상 노인들의 장수비결을 연구한 결과, 3가지 요인을 갖고 있어야 장수할 수 있었다. 그것은 긍정적인 사고, 신앙심, 봉사정신이었다고 한다. 이는 낙천적인 성격이 세상을 살아가는 데 얼마나 중요한 것인가를 잘 말해주고 있다. 결국 긍정적인 사고가 웃음을 불러온다는 결론이다.

알래스카에서 냉장고, 감기약, 수영복을 팔고, 아프리카 원주민에게 양말과 신발을 팔고, 신혼부부에게 납골묘를, 노인에게 인라인스케이트를 팔 수 있다는 자신감을 갖자. 그리고 그 생각에 목표에 대한 강한 의지를 더하자. 그것이 바로 긍정적인 사고이며 웃음의 원천적인 샘이다.

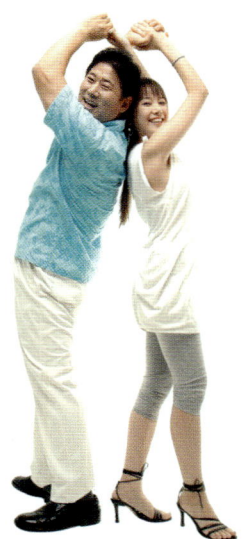
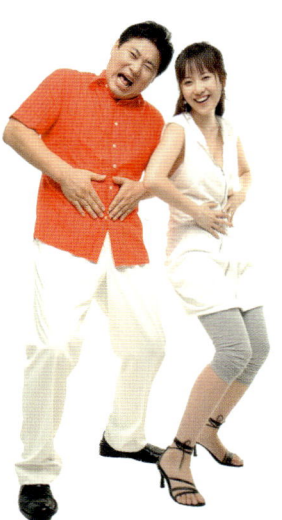
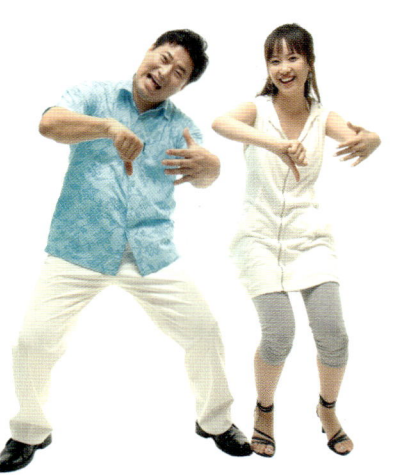

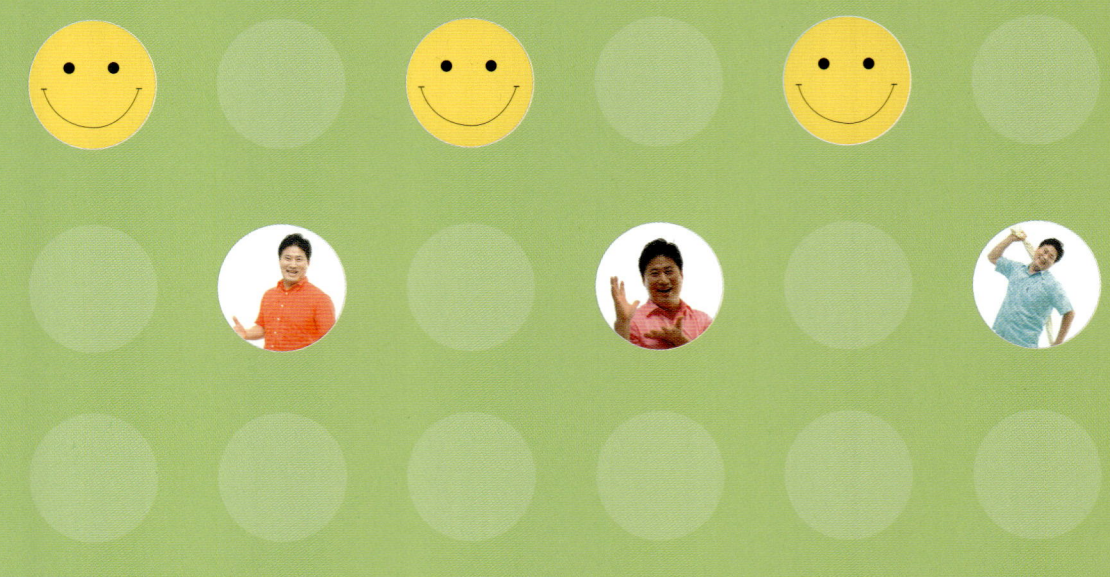

PART 02

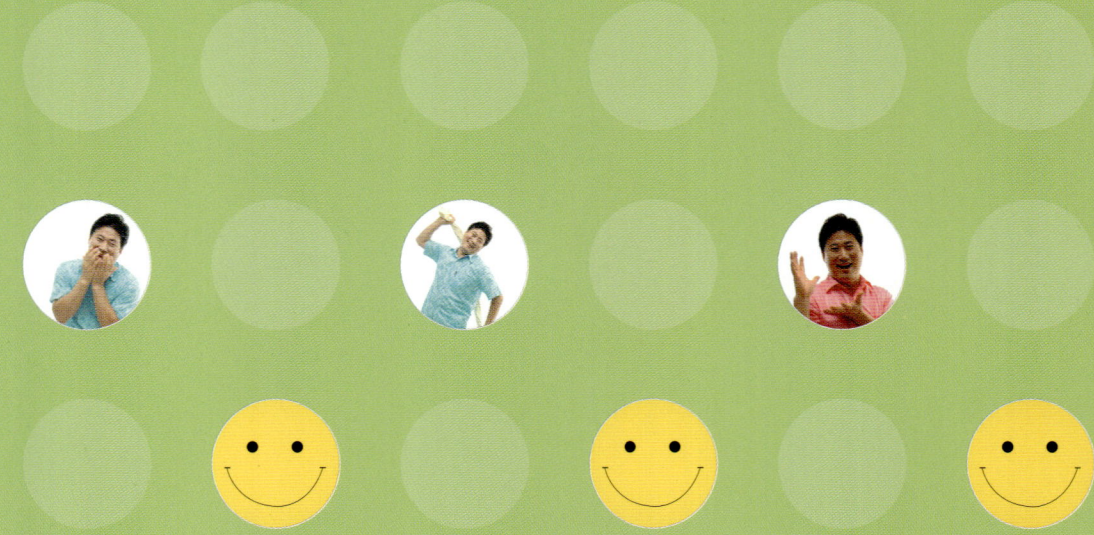

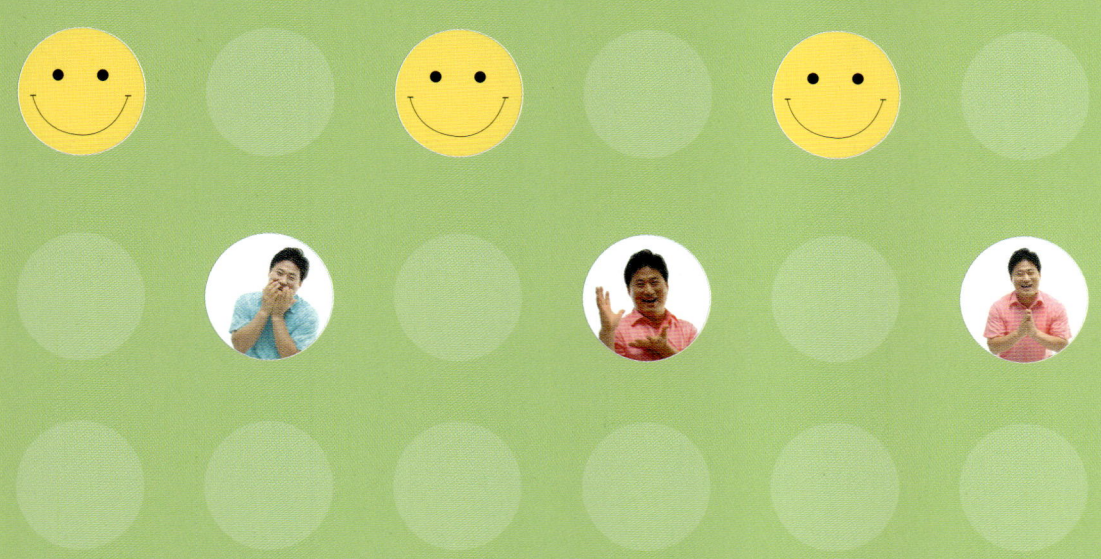

웃음이 면역력을 높인다

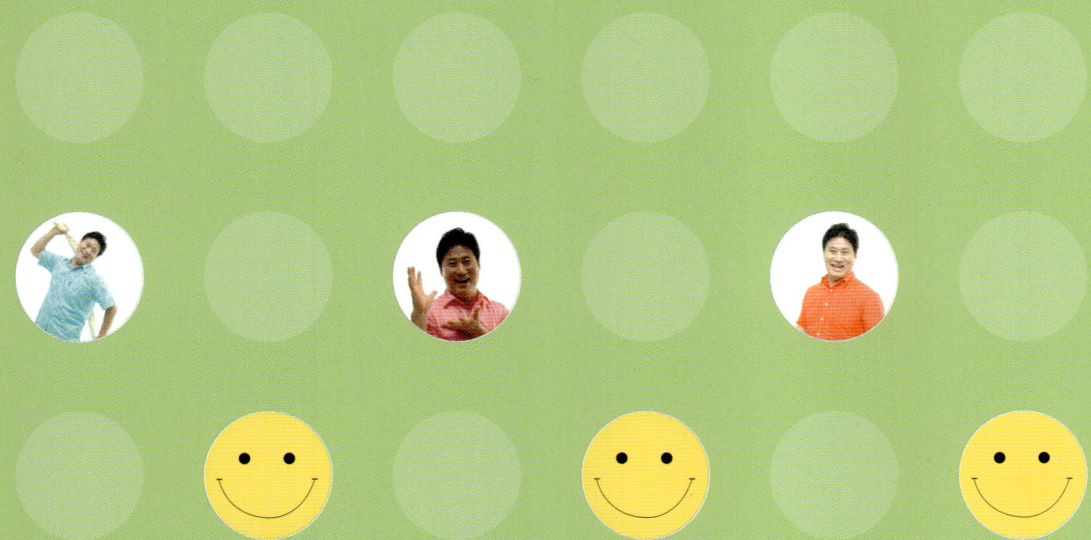

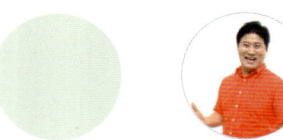

의사들은 '좋은 웃음은 규칙적인 운동만큼 가치가 있다'고 말한다. 한 번 웃는 것을 운동과 비교하면 에어로빅을 5분 동안 하는 효과가 있다고 한다. 실제로 미국의 많은 병원들이 환자를 웃게 하기 위한 유머 프로그램을 시행하고 있는데 미시간대 심리학 교수 로버트 자니언은 '웃을 때 전신이 이완되고 질병을 고치는 화학물질이 혈류로 들어가기 때문에 인체는 자연스러운 균형상태로 돌아가게 된다'고 설명했다.

웃음은 건강뿐 아니라 외모와도 관련이 있다. 여성이 사랑을 하게 되면 예뻐진다는 말이 있는데, 이것은 확실히 근거가 있는 이야기이다. 여성이 남성과 사랑을 나누게 되면 아무래도 자기 자신을 가꾸게 된다. 외모의 청결은 물론 긴장을 하고 신경을 쓰기 때문이다. 게다가 자주 미소를 짓고 표정도 한층

밝아진다. 또 여성의 성 호르몬인 에스트로겐의 분비가 촉진되어 더욱 여성스러워지는 법이다.

그렇다면 웃음은 어떻게 여자를 예뻐지게 하는 걸까? 행복한 순간에 나오는 웃음은 혈압을 상승시켜 혈액순환을 활발하게 하여 얼굴을 발그레 상기시켜 주고, 엔도르핀을 생성하는 카테콜라아민의 분비를 증가시켜 우리 몸에서 스트레스에 관련된 화학물질들 즉 플라스마, 코티솔, 에피네프린과 도팍 등을 감소시켜 최상의 컨디션을 가져다준다. 때문에 가장 행복한 순간, 여성의 아름다움은 최고조에 달하는 것이다. 예뻐지는 비결? 그것은 바로 사랑, 그리고 행복한 웃음이다.

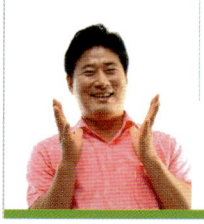

웃음의 운동효과

1. 10초 동안 박장대소를 해보자

신경계통, 호흡계통, 복부, 흉부, 얼굴 근육의 운동효과는 물론이고 심장, 뇌, 신경 등 인체 내 거의 모든 기관을 움직여 활성화시킨다.

2. 느닷없는 폭소를 터트리자

횡격막을 이용한 복식호흡을 하게 됨으로써 가슴과 위, 목, 어깨를 마사지하는 효과가 있다. 그러므로 이왕 웃을 거라면 배꼽을 움켜쥘 정도로 신나게 웃어야 건강에 효과적이다.

3. 온몸을 움직여 웃자

양팔을 어깨너비로 들어 올리고 박수를 치며 머리와 어깨, 몸통, 두 다리를 흔들며 웃자. 웃음은 두뇌의 기민성과 기억력을 높이는 효과가 있다. 뿐만 아니라 뇌에서 베타 엔도르핀의 분비를 촉진시키고 모르핀 분비를 증가시켜 행복감이 느껴지게 한다.

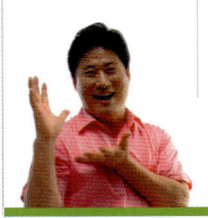

웃음의 치료효과

1. 웃음은 감기예방에 특효약이다

웃음은 감기예방에도 특효약이다. 웃기는 비디오를 본 그룹과 가만히 방에 앉아있는 그룹의 침에서 lgA의 농도를 실험해본 결과, 웃기는 비디오를 본 그룹의 침에서는 lgA의 농도가 증가하고 다른 그룹은 변화가 없었다.

여기서 lgA은 면역 글로불린의 하나로 감기와 같은 바이러스의 감염을 막아주는 역할을 한다. 즉, 각종 면역세포들과 면역글로블린, 사이토카인, 인터페론 등은 증가된 반면 코티솔 등 각종 스트레스 호르몬이 감소되었다는 것이다.

2. 대체의학 치료에 효과가 있다

암을 극복하는 방법 중의 하나로 웃음치료가 활용되고 있다. 서울의 한 암 대체요법클리닉에서는 가족 간의 사랑을 북돋움으로써 체내의 면역력을 강화해 암세포와 싸우는 보완대체의학 방법을 쓰고 있다고 한다.

실제로 의사는 암 환자에게 '웃어라, 크게 웃어라' 는 처방을 하고 있다.

3년 전 간암 4기 진단을 받은 A씨는 이 요법 덕택으로 지금 3년째 정상적인 생활을 하고 있다. 물론 암세포 자체가 없어진 것은 아니다. 담당의사는 '면역력이 강해졌기 때문에 정상 생활이 가능한 것이다' 고 설명했다.

이런 놀라운 치료사례는 A씨만이 아니다. 40대 주부 B씨는 유방의 암세포가 간으로 전이돼 2개월의 시한부인생 선고를 받았다. 그러나 4개월 간의 치료 끝에 정상 생활이 가능할 정도로 증상이 호전됐다. 40대 후반의 전직

교사 C씨는 위암 수술을 끝낸 뒤 구토와 복부 통증 때문에 고통이 컸다. 그러나 2개월 간 치료를 받은 후 역시 일상적인 생활이 가능해졌다고 한다.

물론 대체의학이 만능이라는 얘기는 아니다. 이보다 더 중요한 것은 암을 이길 수 있다는 환자의 의지일 것이다. 거기에 면역력을 증대시키기 위한 방법을 통합적으로 적용해야 한다는 것이다. 결국 암은 면역체계의 기능이 떨어졌기 때문에 발생한 것이니 면역력을 높여주면 좋은 효과를 얻을 것은 명약관화한 일인 것이다.

3. 웃음은 만병통치약이다

강남의 한 초등학교에서는 매일 아침 웃으면서 수업을 시작했더니 학생들의 성적이 눈에 띄게 올라갔다고 한다. 웃음의 놀라운 효과가 아닐 수 없다. 이러한 웃음의 효과는 촉각이 곤두서는 군대에서도 예외가 아니다. 최근에 나는 전방 38철책선에 근무하는 약 250여 명의 헌병들과 그 가족들까지 모인 자리에서 웃음치료를 실시한 적이 있는데 정말 가슴 뿌듯한 자리였다. 장병들의 기가 느껴지는 함성소리도 소리였지만 한창 젊은 나이인 그들의 웃음소리는 그야말로 힘이 넘쳤다.

한동안 군부대 내무반에서 구타사고와 성추행 사건들이 발생했고 GP에서는 총기사고까지 일어났었는데 그런 와중에도 웃음치료를 실시했던 부대는 불미한 사고들이 현저하게 줄었으며, 특히 다른 부대에 비해 웃음치료를 자주하는 부대는 사고율이 거의 전무하다는 이야기를 군부대 관계자로부터 들었다. 뿐만 아니라 그러한 여세를 몰아 군부대 정문구호며 식당, 내무반 구호까지 온통 '웃자, 웃자'로 되어 있었다.

웃음이란 이렇게 사람을 바꾸고 생각을 바꾸며 행동을 바꾸는 신비한 것이다. 그야말로 신이 내린 최고의 선물인 것이다. 그래서 일소일소(一笑一少) 일노일노(一怒一老), 소문만복래(笑門萬福來)라는 말도 있지 않던가.

언젠가 어느 화장실에 들어가 보니 '남자가 흘리지 말아야 할 두 가지란?' 이라는 메모가 있었다. 그 메모 아래, 답이 눈물과 오줌이라고 적혀 있어서 한참 동안 웃었던 적이 있다. 그보다 더 수긍이 갔던 메모는 바로 그 옆 '성공의 지름길 스무 가지' 였는데, 그 첫 번째가 '자주 웃는 일' 이라고 쓰여 있었다. 누구인지는 모르지만 웃음의 놀라운 효과와 결과를 체험해본 사람일 것이다.

레이먼드 히치코크는 '만일 그가 여전히 웃을 수 있다면 그 사람은 가난하지 않다' 라는 명언을 남겼으며 세익스피어는 '그대의 마음을 웃음과 기쁨으로 감싸라. 그러면 1천 가지의 해로움을 막아주고 생명을 연장시켜 줄 것이다' 라고 말했다. 웃기 때문에 부자이고, 웃기 때문에 1천 가지의 병을 막을 수가 있다니, 이렇게 쉬운 진리가 또 어디 있단 말인가?

필자는 대학의 교수직을 훌훌 벗어 던진 후 매주 1회씩 서울역광장, 숭례문 광장 등에서 길거리 무료특강을 하고 매월 2박 3일로 1회씩 웃음치료를 하러 다녔다. 그곳에서 말기 유방암 환우, 폐암이 뇌까지 전이된 환우, 20여 년 된 류머티즘 환우, 우울증, 불면증, 실어증으로 고생한 환우 등을 웃음치료로 낫게 한 경험이 있다.

내가 그들에게 웃음을 전파했다고는 하나 사실 진정한 웃음을 주었던 건 내가 아니라 바로 그들이었다. 그들이 나로 인하여 행복했다고 하지만 나야말로 그들이 있어 행복했었다. 웃음은 늘 그렇게 서로에게 기쁨과 기적을 안겨주는 즐거운 전염인자이다.

4. 웃으면 살이 빠진다

요즘처럼 외모에 신경을 쓰는 시대는 전에 없었던 것 같다. 최근 남녀노소를 불문하고 다이어트를 한번쯤 생각해보지 않은 사람이 없을 정도로 관심이 높아지고 있으며, 얼짱에 몸짱이라는 단어가 최고의 인기 키워드가 된 세상이다.

워싱턴포스트지의 '웃어서 살을 빼라' 라는 기사로 인하여 웃음의 다이어트 효과가 미국 전역에 알려지면서, 전 세계적으로 3,000여 곳의 다이어트 학원이 생겨났다는 보도가 있었다. 최근에는 웃음을 통해 다이어트 효과를 보앉다는 임상결과가 외국은 물론 국내에서도 많이 나오고 있다.

본 센터에서도 웃음치료사 2박 3일 연수를 통하여 자격증 교육과 함께 다양한 병을 치료하고 있는데 웃음치료를 통한 연수 후, 2개월 만에 8kg 이상을 감량한 여성이 있어 한동안 화제였었다. 이 정도의 수치면 기네스북에 올라갈 만하지 않은가, 라는 생각이 들 정도다. 몸매 관리를 위해 20년 이상 큰돈을 투자했어도 살빼기가 어려웠는데 웃음을 통해 이토록 간단히 해결했다니 기적과도 같은 일이다.

그보다 더 주목할 만한 점은 웃음다이어트를 통해 체중만 줄인 것이 아니라 새로운 인생이 시작되었다는 것이다. 그녀는 지금 웃음치료 연수 후 3개월 만에 대학교, 보건소, 병원, 복지시설 등에서 웃음치료 강연을 하고 있다. 웃음이 만병통치약이라고 하는데 과연 다이어트에도 만병통치약이 될 수 있을까? 답은 예스다. 위의 사례처럼, 웃으면 신기하게도 정말 살이 빠진다.

5. 웃으면 장수한다

인간에게 있어서 죽음은 도저히 해결할 수 없는 문제임에 틀림없다. 죽지 않고 영원히 살 수 있는 사람은 하나도 없으니 말이다. 그렇다고 해서 인간이 불로장생하고 싶은 욕구까지 포기할 수는 없는 일이다. 미국 뉴욕대학교 의과대 학장인 로이진 박사는 최근 논문에서 많이 웃으면 8년을 더 장수할 수 있다고 밝힌 바 있는데, 늘 감사하고 긍정적인 삶의 태도를 가진다면 최소한 6년을 회춘할 수 있다고 덧붙였다.

우리에게 웃음의 천재로 널리 알려진 찰리 채플린은 80세에 아이를 낳았고, 성경에 나오는 아브라함은 100세의 나이에 아들 이삭을 낳았다. 이삭이라는 이름의 뜻이 '웃음' 이라고 하니 재미있는 사실이다. 그렇다면 모든 인간의 염원인 장수의 비결은 과연 무엇일까? 그것은 우리 몸의 질병을 다스리는 일에서부터 출발한다. 그럼 질병은 어떻게 다스려야 하는가? 의료 혜택보다 선행되어야 하는 것이 바로 웃는 일이다.

원광대 보건복지학부 김종인 교수팀이 전국의 100세 이상 노인 507명(남

44명, 여 463명)을 대상으로 장수 요인을 조사한 결과, 90%가 화를 내지 않고 스트레스가 없는 낙천적 성격으로 평가됐으며, 이들 중 '매일 웃고 산 다'고 답한 노인이 그렇지 않은 노인에 비해 26배가량 많은 것으로 조사됐다. 긍정적이며 잘 웃는 성격이 장수와 아주 밀접한 관계가 있음을 보여주는 단적인 예라고 할 수 있겠다.

장수 이야기가 나왔으니 좀 더 젊게 사는 방법에 대해 짚고 넘어가려고 한다. 마이클 로이진 교수는 그의 저서 『생체나이 고치기(The Real Age Makeover)』에서 '달력나이'보다 젊어지는 78가지 방법들과 이 방법을 실천했을 때 젊어질 수 있는 연수(年數)를 제시했다.

〈젊게 사는 비법 78가지, 美 로이진 교수가 쓴 『생체나이 고치기』〉

01 35세 이상 남자와 40세 이상 여자는 하루 한 알(325mg)의 아스피린을 복용하라. 아스피린은 피를 묽게 해서 심장병, 뇌졸중 등을 예방하는 효과가 있다(90일 이내에 0.9년 젊어지고, 3년 이내에 2.2년 젊어짐).

02 엽산(Olic acid: 비타민 B복합체의 일종) 보충제를 하루 600~800마이크로그램(μg) 복용하라(1.2년 젊어짐).

03 매일 비타민 B6를 6mg 복용하라(0.4년 젊어짐).

04 매일 비타민 B12 보충제를 25mg 복용하라(0.6년 젊어짐).

05 매일 식품이나 보충제로 칼슘(여자 1200mg, 남자 1000mg)을 복용하라. 60세 이상은 400mg 추가하고, 탄산음료 340g당 20g, 커피 114g당 20mg 추가한다. 그러나 한 번에 600mg 이상 복용하지 말 것(0.5년 젊어짐).

06 매일 비타민 D 400IU(국제단위)를 복용하라. 60세 이상은 600IU 복용해야한다(1.1년 젊어짐).

07 매일 마그네슘 400mg(칼슘 섭취량의 1/3)을 식품이나 보충제로 섭취하라(0.9년 젊어짐).

08 비타민 C, 엽산, 칼슘, 마그네슘 외에 불필요한 비타민과 보충제를 복용하지 말라. 특히 임신여성이 아니면 비타민 A 보충제를 따로 복용하지 말고, 종합비타민제라면 비타민 A가 2500IU 미만으로 들어 있는지 확인하라. 의사 처방 없이는 철을 보충제로 복용하지 말라(불필요한 비타민이나 보충제를 복용

하면 1.7년 늙음).

09 치실 질과 이 닦기를 매일 하라(최고 6.4년 젊어짐).

10 6개월마다 혹은 더 자주 잇몸을 점검하고 관리하라(최고 6.4년 젊어짐).

11 매일 비타민 C와 E를 복용하라. 비타민 C는 하루 3번 총 1200㎎ 복용하는데, 콜레스테롤 강하제(조코, 리피터 등)를 복용한다면 비타민 C는 하루 200㎎, 비타민 E는 하루 100IU만 복용하라(최고 1년 젊어짐).

12 자동차 운전시 안전벨트 착용, 제한속도 준수, 핸드폰 사용금지 등 안전조치를 취하라(현재 나이에 따라 0.6년에서 3.4년까지 젊어짐).

13 자전거를 탈 때 헬멧을 착용하라(한 달에 5회 자전거를 타면 1년 젊어짐).

14 독감, 파상풍, 홍역, 풍진 등 필요한 예방주사를 제때에 맞아라(0.3년 젊어짐).

15 커피가 몸에 맞으면 즐겨라. 그러나 탈지 우유나 설탕은 넣지 말라(0.3년 젊어짐).

16 생체나이 줄이기 계획을 세우고 실천하라(최고 29년 젊어짐).

17 광고만 믿고 호르몬이나 '호르몬 촉진제'를 사용하지 말라(불필요한 호르몬 요법을 피하면 70세에서는 2년 젊어짐).

18 충분한 햇빛을 받되, 지나치게 않게 하라(1.7년 젊어짐).

19 토마토나 스파게티 소스를 먹고 차를 마셔라(남성은 1.9년, 여성은 0.8년 젊어짐).

20 간접흡연을 피하라(하루 4시간 이상 간접흡연을 하면 6.9년 늙음).

21 섹스를 즐겨라(한 파트너와 연간 116회 이상 섹스를 하면 1.6~8년 젊어짐).

22 콘돔 등을 이용해 안전한 섹스를 하라(보호되지 않은 섹스를 하면 5~8년 늙음).

23 술을 적당히 마시되 지나치게 마시지 말라(여성은 0.5~1잔, 남성은 1~2잔 매일 마시면 1.9년 젊어짐).

24 꼭 필요한 모든 약을 올바르게 복용하라(의사 처방대로 정확하게 약을 복용하면 0.9년 젊어짐. 그러나 처방전과 다르게 약을 복용하면 1.6년 늙음).

25 매일 아침 식사를 하라(1.1년 젊어짐).

26 많이 웃어라(1.7~8년 젊어짐).

27 열량은 낮고 영양소는 풍부한 균형 잡힌 식사를 하라(4년 젊어짐).

28 유익한 지방만 먹어라. 열량의 25%를 올리브, 캐놀라유, 아보카도, 아마, 들 깨, 생선, 견과류에 있는 단일(單一) 불포화지방과 다(多) 불포화지방으로 섭 취하라. 불포화지방이란 상온에서 액체상태인 지방으로 혈액 내 콜레스테롤 수치를 낮춰 심장병 등의 발병 위험을 낮춘다(3.4년 젊어짐).

29 포화지방과 트랜스지방을 피하라. 포화지방은 상온에서 고체 또는 반(半)고 체의 지방이며, 트랜스지방은 액체 상태의 식물성 지방을 마가린이나 쇼트닝 등 고체 상태로 만들고 산패(酸敗)를 억제하기 위해 수소를 첨가하는 과정에 서 생성된다. 또 식물성 기름을 튀길 때도 상당량 발생한다. 라면, 도넛, 쿠키, 크래커 등에 트랜스지방이 많다. 포화지방과 트랜스지방은 심혈관질환의 주 범이다(4년 젊어짐).

30 유익한 식품을 즐길 수 있게 입맛을 훈련시켜라. 예를 들어 전지우유보다 저 지방우유 등을 마시도록 한다(3년 이상 젊어짐).

31 유익한 지방(올리브유, 호두, 아몬드, 땅콩 등)을 먼저 먹어라. 포만감을 유도 해 소식할 수 있다(1.8년 젊어짐).

32 부엌과 조리 기구를 생체나이 고치기 계획에 따라 배치 또는 개조하라(최고 4년 젊어짐).

33 매월 새로운 생체나이 고치기 요리법을 배워라(최고 6년 젊어짐).

34 손과 식품을 자주 깨끗이 씻어라(0.4년 젊어짐).

35 식사량을 줄이기 위해 작은 접시를 사용하라(1.3년 젊어짐).

36 하루에 5회 과일을 먹어라(1.4년 젊어짐).

37 맛있는 야채를 매일 4~5회 먹어라(2~5년 젊어짐).

38 튀기지 않은 생선을 1주일에 3회 먹어라(최고 3년 젊어짐).

39 플라보노이드를 즐겨라. 플라보노이드란 식물에 있는 색소로 항균, 항암, 항 바이러스, 항염, 항알레르기 효과가 있다. 양파, 크랜베리, 브로콜리, 토마토, 사과, 양딸기, 귀리, 적포도주, 포도주스 등에 많다(매일 31mg 이상 플라보노 이드를 먹으면 3.2년 젊어짐).

40 정제된 곡물보다 통곡물을 선택하라(남자는 1.2년, 여자는 2.3년 젊어짐).

41 매일 섬유소를 먹어라. 섬유소는 자몽, 포도, 오렌지, 고구마, 완두콩, 통밀빵 등에 많다(0.6년 젊어짐).

42 외식할 때 건강에 좋은 메뉴를 주문하라(얼마나 자주 외식하느냐에 따라

2~14년 젊어짐).

43 식품 라벨을 꼼꼼히 살펴보고, 한 식품의 가장 중요한 5가지 성분에 포화지방, 트랜스지방, 설탕, 정제된 곡물이 하나라도 들어 있으면 피하라(3.6년 젊어짐).

44 조리할 때 유익한 대체식품을 쓰라. 예를 들어 버터 3큰술이 필요하다면 2큰술로 줄이고 기름대체식품(수분을 뺀 사과소스 등)을 1찻술 넣어라(3~12년 젊어짐).

45 일정한 시간에 숙면을 취하라. 수면시간은 여성은 7시간, 남성은 8시간이 좋다(3년 젊어짐).

46 매일 3000㎎의 칼륨을 먹어라. 토마토 페이스트, 말린 복숭아, 구운 감자, 넙치, 연어, 정어리에 많다(2.3년 젊어짐).

47 평생 무엇인가를 배우는 자세를 유지하라(2.5년 젊어짐).

48 사고력을 요구하는 새로운 게임을 배워라(1.3년 젊어짐).

49 당신의 유전적 위험요소를 파악하고, 위험을 감소시키는 전략을 실행하라. 부친이 75세 이상 생존한 경우 2년, 양친이 75세 이상 생존한 경우 4년, 부친이 80세 이상 생존한 경우 3년, 양친이 80세 이상 생존한 경우 5년 젊어진다.

50 나쁜 콜레스테롤(LDL)을 낮추어라. 총 콜레스테롤 200㎎/㎗, LDL 100㎎/㎗ 이하로 유지하라(남자는 3.3년, 여자는 0.6년 젊어짐).

51 좋은 콜레스테롤(HDL)을 높여라. 65㎎/㎗ 이상이 좋고, 어떤 경우에도 45㎎/㎗ 이하로 내려가지 않게 하라(남자는 2.5년, 여자는 4.7년 젊어짐).

52 중성지방을 100㎎/㎗ 이하로 유지하라(1.3년 젊어짐).

53 C-반응성단백질(부상 시 몸이 만들어내는 단백질로 동맥염증의 표시자) 수준을 정상으로 유지하라(4년 젊어짐).

54 규칙적으로 운동하고, 1주일에 3500㎉ 이상의 에너지를 소비하라(3.4년 젊어짐).

55 바벨 같은 체력강화운동을 해서 몸을 강하게 만들어라(1.7년 젊어짐).

56 심장박동수와 산소흡수를 높이는 스태미나 강화운동을 1주일에 3회 이상 하라(최고 6.4년 젊어짐).

57 대기오염과 환경의 독성물질을 피하라(오염물질에 노출되면 2.8년 늙음).

58 대기 중 미세먼지 함량이 낮은 곳에서 살도록 노력하라(2.2년 젊어짐).

59 질병의 조기증상에 경각심을 갖는 등 스스로 자신의 건강을 순찰하라(12년 젊어짐).

60 당뇨, 심혈관질환, 관절염, 수면무호흡증 등 만성질환을 잘 관리하라(질병이 노화에 미치는 영향을 상당히 줄일 수 있다).

61 친구나 친척 등과 사회적 네트워크를 구축하라(2~30년 젊어짐).

62 매일 친구와 전화통화를 하라(8년 젊어짐).

63 스트레스를 받고 있는 친구를 방문해 위로하라. 당신이 스트레스를 받고 있을 때 친구를 피하면 8년 늙어지고, 당신이 스트레스를 받고 있는 친구를 방문해 위로하면 당신이 8년 젊어진다.

64 생산지가 다양한 식품을 먹어라. 식품을 살 때도 한 가게에서만 사지 말고, 외식도 여러 식당에 가서 먹어라(1년 더 젊어짐).

65 당신의 재정을 관리하고 능력 안에서 생활하라(재정적인 곤란이 있으면 8년 더 늙음).

66 혈압을 낮게 유지하라. 혈압이 115/76mmHg이면 10~15년 젊어지고, 140/90mmHg이면 10~15년 늙는다.

67 담배를 끊어라. 하루 1갑 흡연하면 8년 늙는 셈이다. 흡연으로 늙어진 나이는 2개월 금연하면 1년, 5년 금연하면 7년 젊어진다.

68 애완견과 함께 산책을 하라(1년 젊어짐).

69 적정체중을 지속적으로 유지하라. 체질량지수는 23 이하인 것이 좋다. 여자는 18세, 남자는 21세 때 체중으로 돌아가도록 애를 쓰라(6년 젊어짐).

70 스트레스를 줄여라. 큰 스트레스를 받았을 때 해소할 방법이 없으면 30~32년 늙지만, 적절하게 해소하면 2년밖에 늙지 않는다.

71 질질 끌어오던 사소한 문제들을 해결하라(사소한 문제라도 해결하지 않고 방치하면 8년 늙음).

72 스트레스 해소 방법을 두 가지 이상 익혀라(스트레스 해소 능력이 있으면 6년 젊어짐).

73 과음을 피하라(하루 3잔 이상 마시면 3년 늙음).

74 약물중독을 극복하라(약물중독이 있으면 8년 늙음).

75 심한 정신적 충격에서 벗어나라(벗어나지 못했을 때보다 8~16년 젊어짐).

76	감사하고 긍정적인 태도를 가져라(최소 6년 이상 젊어짐).
77	생체나이 계획을 꾸준히 실행하라(최고 29년 젊어짐).
78	생체나이가 젊어질 때마다 성공을 축하하라(지속적으로 생체나이를 젊게 할 수 있다).

6. 웃으면 면역력이 증가한다

18년간 웃음의 의학적 효과를 연구해 온 미국의 리버트 박사는 웃음을 터뜨리는 사람에게서 피를 뽑아 분석해 보았더니, 암을 일으키는 종양세포를 공격하는 '킬러 세포(killer cell)'가 많이 생성돼 있었다는 실험결과를 발표한 바 있다. 결국 웃음이 인체의 면역력을 높여 감기와 같은 감염질환은 물론 암과 성인병을 예방해 준다는 것이다.

그렇다면 웃음은 어떻게 이처럼 면역기능을 높이는 것일까? 웃음은 아드레날린이나 노르아드레날린, 코티솔과 같은 스트레스 호르몬 분비를 감소시키는 역할을 한다. 이것이 가능한 이유는 웃음이 병균을 막는 항체인 '인터페론 감마'의 분비를 증가시켜 바이러스에 대한 저항력을 키워주며, 세포조직의 증식에 큰 도움을 주기 때문인데, 이는 사람이 웃을 때 통증을 진정시키는 '엔도르핀'이라는 호르몬이 분비됨으로써 비롯되는 것이다.

인간의 자율신경은 교감신경과 부교감신경의 길항상태에서 조절되고 있다고 할 수 있다. 교감신경은 사람이 흥분한 상태에서 작용하는 신경이며, 부교감신경은 안정을 담당하는 신경이다. 이 두 신경이 만들어내는 자율신경이 우리 몸에 있는 세포들을 지배하는데 백혈구도 마찬가지다. 교감신경이 우위에 놓이면 백혈구의 과립구가 증가하고, 부교감신경이 우위에 놓이면 백혈구의 림프구가 증가한다. 다시 말해 자율신경과 백혈구 사이에 어떠한 상관관계가 존재한다는 것이다.

이렇듯 우리 몸의 세포와 백혈구가 자율신경의 지배를 받는 것은 보다 좋은 조건과 컨디션을 유지하기 위한 인체의 방어태세라고 보면 된다.

반대로 면역력이 떨어지는 이유는 고령이나 에이즈 바이러스, 항암제 사용, 영양결핍 등 다양한데 그 중에서도 가장 치명적인 것은 마음의 평화가 깨지는 것이다. 인체가 만성적인 스트레스에 시달리게 되면 콩팥 위의 부신(副腎)에서 스트레스를 이겨내기 위해 아드레날린이나 코티솔 같은 호르몬을 분비하기 때문이다.

인간이 일생 동안 화를 한 번도 내지 않고 살 수는 없는 일이다. 신은 인간에게 기쁨과 행복을 주는 만큼 분노와 불행도 함께 배정해 주었기 때문이다. 앞서 말했듯이 웃음은 여러 가지 득을 가져다주지만 이와 반대로 화는 영락없이 해를 가져다준다.

미국의 엘머 게이츠 박사는 오랜 연구 끝에 우울하거나 화를 낼 때 몸 안에서 독소가 만들어진다는 사실을 알아냈으며 화를 내고 있는 사람, 슬픔과 고통에 빠져 있는 사람, 후회로 괴로워하고 있는 사람, 기뻐하는 사람이 토해내는 숨을 각각 채취해 조사한 결과, 기쁠 때 분비되는 각성호르몬과 엔도르핀은 몸의 노화를 방지하고 활력을 준다는 사실을 밝혀냈다.

이밖에도 웃음은 베타 엔도르핀과 같은 진통완화 물질을 분비하는데 이는 기분을 좋게 하며, 긴장감에서 해방시켜주는 기능을 하고 콜레스테롤이나 중성 지방 수치를 떨어뜨린다는 연구 결과도 있다.

건강해지고 싶다면 먼저 마음의 평화부터 얻고, 미친 사람이라고 오해를 받을 정도로 무한정 웃어야 한다.

7. 웃으면 시험관수정 임신도 잘 된다

「더 타임스」 신문은 시험관수정(IVF) 시술을 받는 여성들이 회복 과정에서 웃음치료를 받을 경우 수정 성공률이 거의 두 배 가까이 올라간다는 연구 결과를 보도한 적이 있다.

이스라엘의 아사프 하로페 병원 연구진은 시험관수정 시술을 받는 불임여성 186명을 두 그룹으로 나눈 뒤, 배아를 자궁에 이식한 직후 한 그룹에는 웃음치료를 제공하고 다른 그룹에는 웃음치료를 제공하지 않았다고 한다. 그런데 정말 놀랍게도 전문 웃음치료사의 방문을 받은 불임여성의 시험관수정 성공률이 35.5%에 달한 반면, 웃음치료사의 도움을 받지 못한 불임여성의 수정 성공률은 그 절반 정도인 19.3%에 불과했다.

웃음이 그 고귀한 일에 지대한 역할을 한다니 정말 생명의 신비가 아니고 무엇이겠는가. 웃음의 효과란 실로 무한하고도 대단한 것임에 틀림없다.

8. 웃으면 힘이 세진다

힘이 비슷한 사람끼리 팔씨름을 시켜본다. 그리고 진 사람에게 박장대소와 요절복통으로 웃게 한다. 이때 혼자서 잘하지 않으면 리더를 따라하게 하여 웃게 한다. 그리고 다시 상대방과 팔씨름을 하게 한다. 그러고 나면 쉽게 이길 수 있다. 웃는 강약에 따라 힘이 10~20% 정도 세어지기 때문이다. 특히 복부중심으로 웃게 해야 효과가 커진다.

역설적으로 옛날 우리 군대의 장수들은 적장들과 싸울 때 맨 먼저 사용했던 무기는 호탕한 웃음이었다. '하하하, 가소롭다. 너희들이 우리를 넘봐! 우하하하하' 하며 한바탕 큰 웃음소리로 상대방의 정신을 빼놓고 기선을 잡았다고 한다.

이와 같은 맥락으로 오링실험이 있다. 서로 가위바위보를 하여 진 사람은 엄지와 검지를 사용하여 고리를 만들어 힘차게 손끝에 힘을 주어 고리를 쥔다. 이때 이긴 사람은 그 고리를 자기 손가락으로 풀어본다. 대부분 고리가 쉽게 풀릴 것이다. 간혹 힘이 센 상대방을 만나게 되면 최선을 다하여 그 고리의 느낌만 파악한다. 지금부터는 고리를 한 사람은 리더를 따라 크게 박장대소와 요절복통으로 웃는다. 그리고 바로 상대방에게 고리를 풀어보라고 한다. 대부분이 풀지 못할 것이다. 이유는 힘이 증가했기 때문이다.

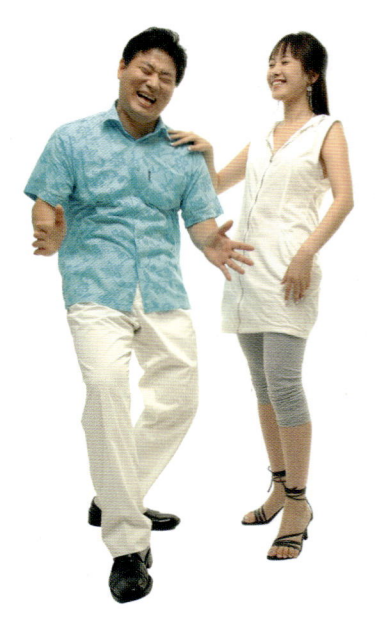

9. 웃음은 뇌의 집중력을 향상시킨다

우리가 하루에 섭취하는 열량의 1/4이 뇌에서 사용된다. 뇌는 몸무게의 2%밖에 차지하지 않지만 뇌가 사용하는 산소의 양은 전체 사용량의 20%이다. 뇌는 우리가 섭취한 음식물의 20%를 소모하고 전체 피의 15%를 사용한다. 보편적으로 어린이는 7분, 중고등학생은 10분, 성인들은 15분 이상 하나의 일에 집중하기가 힘들다고 한다. 그러나 웃음이 개입하면 이야기가 달라진다. 집중력이 높아지고 뇌 속에 알파파가 증가하여 집중력과 기억력, 기민성이 향상되기 때문이다. 또 산소공급이 2배로 증가하여 머리가 좋아지며 자신감이 생겨난다.

10. 웃음은 작업의 능률을 향상시킨다

웃음은 뇌 속의 베타파를 증진시켜 기억력과 집중력을 향상시키고 학습의 이해와 기억력을 높여주는 것은 물론이거니와 직장에서의 작업환경과 작업능률도 향상시킨다.

1996년 캐나다의 캐드릭 펜위크는 웃음이 직장의 작업능률을 향상시켜줄 뿐만 아니라 스트레스 레벨을 줄여주고, 권태와 무력감을 예방한다는 사실을 알아냈다. 또한 사기진작을 시켜주며 생산성을 40% 증가시키고, 구성원간의 의사소통이 원활해지고 창의력이 향상되고 자신감을 증진시켜 준다는 사실을 이론적으로 밝혀낸 바 있다.

11. 웃으면 행복을 보장하고, 웃기면 성공을 보장한다

우리나라 사람 열 명 중 여덟 명(78%)은 우리 민족이 잘 웃지 않는 사람들이라고 생각한다는 조사를 읽은 적이 있다. 정말 우리나라 사람들은 웃는 데 그렇게 인색한 것일까? 하지만 실제로는 그렇지 않았다. 무엇보다 웃는 횟

수 조사에선 한국인이 단연 앞섰다. 우리나라 사람의 절반(50%)이 '하루 열 번 이상 웃는다'고 대답한데 반해 중국은 39%, 베트남은 26%에 그쳤다. 한국인이 잘 웃지 않는 이유에 대해서 여론조사를 실시했더니 '나라 자체가 잘 웃지 않는 분위기 때문'(35%)을 가장 많이 꼽았다고 한다. 이어 직장, 사회생활과 관련된 스트레스(18.4%), 사회가 각박해지고 있어서(15.5%) 등의 순이었다.

하지만 웃지 못하는 이유에 대해서 우울하고 각박한 분위기 탓만 하고 있을 일은 아니다. 주위 환경이 도와주지 않으면 우리 스스로라도 나서서 노력해야 할 일이기 때문이다. 우리나라 국민은 한국, 중국, 베트남 세 나라 중에서 웃으려고 노력하는 부분에 있어서는 꼴찌였다. 거울을 보며 미소 짓는 연습을 한다는 사람이 우리나라에선 열 명 중 세 명(28%)이었지만 중국은 네 명(39%), 베트남은 절반 정도(49%)에 달했다.

최근에는 카메라폰이나 디지털 카메라를 많이 소지하게 되면서 사람들의 미소가 한결 좋아졌다는 생각이 든다. 좋은 현상이다. 사진을 찍기 위해서든 그렇지 않든 얼굴에 웃음을 머금고 있다는 자체는 누가 뭐래도 좋은 모습인 것이다.

얼마 전 국제청소년센터에서 웃음치료사 양성프로그램이 있었는데 수강생들의 웃음소리를 듣고 밖에서는 사이비종교 집회인 줄 알았다고 한다. 그냥 웃는 것도 아니고 손뼉을 치고 양손을 벌린 채 하늘을 향해 박장대소하며 기차 화통을 삶아 먹은 듯이 크하하하거리니 왜 그렇게 생각하지 않았겠는가. 이날 수강생은 모두 40명. 수능시험을 치른 여고생부터 머리 희끗한 일흔 노인까지 지역, 직업, 연령대도 모두 달랐다. 레크리에이션 강사, 모유수유센터 직원, 출장 핑계대고 참가한 사내 입담꾼, 휴가내고 몰래 왔다는 현역 여군, 목사님 손에 이끌려온 우울증 환우, 부산서 차를 몰고 올라온 일가족 등등.

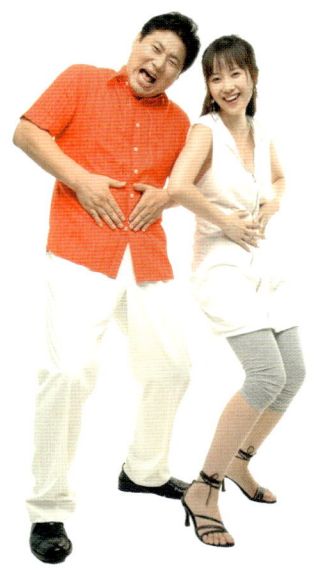

71

이렇게 이유도, 모습도 각양각색인 수강생들이었지만 목적은 오로지 한 가지 무작정 웃는 것이었다. 특히 눈에 띄는 점은 무뚝뚝하기로 소문난 경상도 출신이 수상생의 절반을 차지했다는 점이다.

웃음치료사 커리큘럼은 레크리에이션과 심리치료 등이 적절히 섞여 있는 엔도르핀 스트레칭, 칭찬관계훈련, 긍정감사훈련, 웃음리더십, 포복절도 명상, 크레이지 세라피 등 모두 20여 가지였다.

그렇다면 과연 웃음치료의 효과는 어느 정도일까? 아마 믿기 어려울 것이다. 2박 3일 합숙기간 동안 우울증, 불면증, 만성류머티즘, 허리디스크 등이 낫는가 하면, 이후 체중이 8kg가량 감소되거나 교통사고로 오른팔을 못 쓰는 장애인이 팔을 움직이기도 했다. 이 정도면 만병통치약 수준이다. 두 눈으로 지켜보면서도 믿기지 않을 정도였다.

웃음치료의 목적은 단지 웃는 것에 그치지 않고 웃음을 통해 심연의 분노를 끄집어내는 데 있다. 합숙이 끝날 무렵 엔딩부분에서는 회환과 반성, 열등감이 사라지고 자신감 회복 등으로 수강생 대부분이 눈물을 흘린다. 그리고 모두 입을 모아 '새로 태어나는 느낌'이라고 말한다.

웃음치료는 특히 응어리가 많은 명퇴자들의 심리 치료에 탁월하다. 이것은 만병의 근원인 스트레스를 없애고 면역향상 등 질병치료에 웃음을 접목한 일종의 대안의학이기 때문에 가능한 일이다.

충주에서 올라온 오상두(70대, 임대업)씨는 이번 치료과정이 두 번째다. 사업에서 얻은 스트레스가 우울증으로 번져 오랫동안 정신과 상담과 약에 의존하던 그가 웃음치료를 접한 것이 한 달 전이었는데, 집으로 돌아가 첫 강의에서 배운 대로 억지로라도 웃었다고 한다. 그러면서 점점 얼굴 표정에서 그늘이 사라지고 우울증이 급격히 호전되었다. 물론 무턱대고 웃으면 이상한 사람 취급받을까봐 차 안에서 크게 웃거나 화장실에서 조용히 웃었다고 한다.

내가 웃음바이러스를 전파하면서 가장 보람으로 여기는 일 중에 하나는 김 씨와 같은 사람을 만나는 일이다. 치료효과를 높이려면 김 씨처럼 자신을 버리고 유치하고 과장되게 웃는 게 좋다. 그야말로 웃음에 미쳐야 한다는 말이다. 어떻게 웃어도 상관은 없지만 이왕이면 양팔을 크게 벌리고 얼굴을 움직이면서 배가 아프도록 소리 지르며 온몸으로 웃어야 최고의 보약이 된다.

"여러분, 웃음을 믿습니까?"

"믿습니다. 푸하하하."

"웃음은 만병통치약입니다. 하지만 한국 사람들은 건강에는 애착이 강하면서 웃음에는 인색합니다. 현재 전 세계적으로 웃음치료가 활발히 확산되고 있습니다. 기업에서도 펀마케팅을 추구하는 것은 웃어야 하는 시대가 왔기 때문입니다. 성공의 첫 번째 지름길은 자주 웃는 것입니다. 아하하하~."

항상 나는 내 앞에 서 있는 모든 사람들에게 이렇게 말을 하고 웃음을 전파한다. 그리고 확신한다. 사람들이 웃음치료를 통해 세상 그 누구보다 즐겁고 행복하다는 것을 느끼게 될 것이며 예전에 느끼지 못했던 기쁨과 감동을 얻게 될 것이라고.

우리가 웃지 못하는 것은 마음속에 웃음과 감사함이 없어서 그렇다. 하지만 이제는 웃으니까 감사하고, 감사하니까 웃는 삶을 한번 살아보도록 하자. 정말 거짓말처럼 세상이 바뀔 것이다.

웃음의 종류

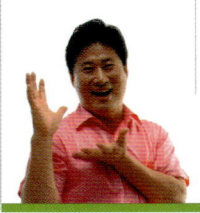

인간에게는 맛을 알아내는 9,000개의 미각이 있다. 혀의 앞쪽은 단맛, 중간 부분은 짠맛, 뒷부분은 쓴맛을 느낀다. 보통 새는 40~60개, 벌새는 1,000개, 박쥐는 800개, 돼지는 15,000개, 토끼는 17,000개, 소는 35,000개의 미각을 가지고 있다고 한다. 이처럼 맛을 보는 미각이 다양하듯이 웃음에도 각양각색의 맛을 볼 수 있는 웃음소리가 있다. 사람의 웃음에는 다음과 같이 웃는 모습과 소리에 따른 종류로 나누어 볼 수 있다.

- 냉소(冷笑) – 차가운 웃음, 상대방을 얕보거나 관심 없을 때 웃는 웃음
- 미소(微笑) – 입으로 소리 내지 않고 빙긋이 살짝 웃는 웃음
- 소읍(笑泣) – 웃음과 울음
- 고소(苦笑) – 맘에 들지 않을 때 웃는 쓴 웃음
- 교소(巧笑) – 아양, 귀여움, 사랑이 넘치는 웃음
- 교소(嬌笑) – 교태, 애교, 요염한 웃음
- 폭소(爆笑) – 한꺼번에 웃음소리가 폭발하듯 웃는 웃음
- 홍소(哄笑) – 큰 소리를 내는 웃음으로 얼굴이 붉어지는 웃음
- 희소(喜笑) – 기뻐서 웃는 웃음
- 실소(失笑) – 실수로 참지 못하고 웃는 웃음
- 조소(嘲笑) – 비아냥거리는 조롱적인 태도로 웃는 웃음
- 쾌소(快笑) – 상쾌하게, 시원하게, 유쾌하게 웃는 웃음
- 대소(大笑) – 크게 웃는 웃음
- 함소(含笑) – 웃음을 가볍게 머금고 있는 웃음

- 치소(痴笑) – 바보 같은 웃음
- 경소(輕笑) – 남을 업신여기는 웃음
- 비소(鼻笑) – 비웃음, 코웃음
- 미소(媚笑) – 교태스럽게 아양 떠는 웃음
- 염소(艶笑) – 요염한 웃음
- 간소(奸笑) – 간사하게 웃는 웃음
- 검소(劍笑) – 마음속에 칼을 품고 웃는 웃음
- 지소(指笑) – 손가락질하며 비웃는 웃는 웃음
- 일소(一笑) – 가볍게, 짧게 업신여기거나 깔보는 웃음
- 담소(談笑) – 편하게 이야기하면서 웃는 웃음
- 언소(言笑) – 이야기하면서 웃는 웃음
- 잠소(潛笑) – 가만히 웃는 웃음
- 일소(一笑) – 한 번만 웃는 웃음, 얕보는 웃음
- 인소(忍笑) – 웃음을 참음
- 절소(絕笑) – 몹시 자지러지게 웃는 웃음
- 습소(濕笑) – 마지못하여 웃는 웃음
- 양소(良笑) – 한참 동안 웃음
- 소쇄(笑殺) – 소리를 크게 내거나 문제 삼지 않고 허허 웃어 넘겨버림
- 함소(含笑) – 웃음을 머금거나 웃는 빛을 띰
- 포복절도(抱腹絕倒) – 배를 안고 넘어질 정도로 크게 웃는 웃음
- 홍연대소(哄然大笑) – 큰 소리로 껄껄 웃음
- 파안대소(破顔大笑) – 얼굴 표정을 한껏 지으며 크게 웃는 웃음
- 가가대소(呵呵大笑) – 껄껄하고 크게 웃는 웃음
- 앙천대소(仰天大笑) – 어이가 없어서 하늘을 쳐다보고 크게 웃음
- 협견첨소(脅肩諂笑) – 몸을 움츠리고 아양을 부려 웃음
- 일빈일소(一嚬一笑) – 근심스러워 찡그리기도 하고 즐거워 웃기도 함
- 미개안소(眉開眼笑) – 웃음이 얼굴에 가득 참
- 일소일소(一笑一少) – 한 번 웃으면 한 번 젊어짐

- 일소천금(一笑千金) – 귀한 미인의 웃음을 얻기가 매우 어려움
- 언소자약(言笑自若) – 평온한 마음으로 웃으며 이야기함
- 소문만복래(笑門萬福來) – 웃으면 집에 복이 온다는 뜻
- 앙천대소(仰天大笑) – 하늘을 쳐다보고 크게 웃음, 어이가 없는 웃음
- 파안일소(破顔一笑) – 즐거운 표정을 지으며 한바탕 웃는 웃음
- 홍연일소(哄然大笑) – 큰 소리로 껄껄 웃는 웃음
- 만당홍소(滿堂哄笑) – 한자리에 모인 사람 모두가 크게 웃음
- 가가대소(呵呵大笑) – 껄껄거리며 한바탕 크게 웃음
- 파안대소(破顔大笑) – 즐거운 표정으로 한바탕 크게 웃는 웃음
- 박장대소(拍掌大笑) – 손뼉을 치며 크게 하하하 웃는 얼굴
- 봉복절도(捧腹絕倒) – 배꼽을 잡고 배가 끊어질 정도로 웃는 웃음
- 허탈웃음 – 기대했던 상황이 이루어지지지 않을 때 허탈감의 웃음
- 놀란웃음 – 놀라거나, 고정관념이 깨질 때 나오는 웃음
- 억지웃음 – 마음에 없는 억지웃음
- 호탕웃음 – 남을 의식하지 않고 호탕하게 크게 웃는 웃음
- 감동웃음 – 감동의 순간에 매우 가슴이 벅찬 웃음
- 함박웃음 – 입을 크게 벌리고 웃는 웃음
- 자지러진 웃음 – 바닥에 떼굴떼굴 구르면서 배를 잡고 웃는 웃음
- 너털웃음 – 소박하게 만족감을 표시하는 웃음

1. 웃음과 사람별 유형

[남자 웃음]

- 킥킥킥 –호기심이 강하며, 변덕이 심한 웃음
- 하하하 – 주변상황에 관계없이 호탕하게 웃는 웃음
- 히히히 – 장난끼가 담겨있고, 비판적이며 냉소적인 웃음
- 킬킬킬 – 싫은 일을 웃음으로 감추고 있으며 자신 없는 웃음
- 우하하 – 활동력은 넘치나 위압감과 지배력이 강한 웃음

- 냐하하 – 자신의 속마음까지 보여주려는 솔직하며 착한 웃음
- 푸하하 – 하하하와 같은 수준의 웃음
- 케케케 – 변태적 기질이 있는 웃음
- 킥킥킥 – 장난꾸러기가 같은 웃음
- 흐흐흐 – 남에게 해를 줄 수 있는 이중인격자의 웃음
- 호호호 – 여성의 정체성이 강한 남자로 주관이 없는 웃음
- 헤헤헤 – 남의 말을 잘들어주는 속이 빈 남자의 웃음

[여자 웃음]

- 하하하 – 과도한 활동력과 자신이 넘치는 남성의 정체성이 보이는 웃음
- 키키키 – 소극적이나 애교 넘치고 귀여운 타입의 웃음
- 호호호 – 여성적이나 내숭쟁이며 불여우라고 할 수 있는 웃음
- 쿠쿠쿠 – 아주 귀엽고 생기발랄하고 활동적인 웃음
- 히히히 – 남자를 약을 올리는 말괄량이 타입의 웃음
- 우하하 – 남자같이 과격하고 정력이 넘치는 웃음

[영어 웃음]

- 인기가수 웃음 – 싱굿 싱굿 Sing good sing good
- 원로가수 웃음 – 생굿 생굿 Sang good sang good
- 남자 댄스 웃음 – 헤벌레 He ballet
- 여자 댄스 웃음 – 허벌레 Her ballet
- 색마 웃음 – 걸걸걸 Girl girl girl
- 살인마 웃음 – 킬킬킬 Kill kill kill
- 요리사 웃음 – 쿡쿡쿡 Cook cook cook
- 남자 바람둥이 웃음 – 허허허 Her her her
- 여자 바람둥이 웃음 – 히히히 He he he
- 축구선수 웃음 – 킥킥킥 Kick kick kick
- 수사반장 웃음 – 후후후 Who who who

- 어린이 웃음 – 키득키득 Kid kid
- 악마 웃음 – 헬헬헬 Hell hell hell
- 화장실 청소부의 비웃음 – 피싯 Pee shit~
- 똥개 웃음 – 풉풉풉 Poop poop poop
- 웃는 얼굴에 침 못 뱉는다 – 스마일 페이스 노 퉤퉤
- 계란값 주세요 – 기분미 에그머니
- 3.1운동 – 쓰리원 스포츠
- 육갑떨고 있네 – 식스식스 바르르
- 신한국 창조 – 뉴코리아 만지작 만지작
- 바늘도둑이 소도둑 된다 – 바늘 슬쩍맨 비컴 응애 슬쩍맨
- 장인, 장모 – 롱맨, 롱마더
- 학교종이 땡땡땡 – 스쿨벨 띠용띠용띠용
- 토함산 – 오바이트 마운틴
- 서당개 삼년이면 풍월을 읊는다 – 스쿨도그 쓰리 이어 풍월 사운드
- 귀신 씨나락 까먹는 소리 – 고스트 씨나락 오픈 짭짭 사운드
- 개천에서 용났다 – 도그 스카이에서 드래곤 응애

웃음을 유발하는 유머기법 3가지

1. 오버하라
똑같은 이야기를 하더라도 더 재미있게 하는 사람이 있다. 그 이유는 조금 과장된 말투와 리얼한 상황묘사를 하기 때문이다. 때에 따라서는 적당히 오버하는 것도 필요하다.

2. 섭렵하라
독서도 좋고 영화나 음악 그 어느 것도 좋으니 많은 정보를 두루 접하라. 그 곳에서 유머의 소스도 찾고 비틀기나 풍자의 법을 터득하라. 그러면 좀 더 현실적이면서 고급스러운 유머를 구사할 수 있게 된다.

3. 무너뜨려라
허를 찌르는 웃음이야말로 정말 통쾌하게 웃을 수 있는 웃음이다. 상대방이 생각하는 개연성과 예측을 무너뜨려라. 그것이 무너진 자리에서 박장대소가 터질 것이다.

2. 웃음과 관련된 우리 몸속 세포들

백혈구 (白血球, leucocyte)

우리 몸의 혈구는 적혈구와 백혈구가 있는데, 적혈구는 헤모글로빈을 함유하고 있으며, 백혈구에는 없다. 적혈구는 모양과 크기가 조금 다르더라도 본질적으로는 한 종류인데 비해 백혈구는 세포의 크기나 핵의 모양, 원형질 내의 과립(顆粒)의 유무, 성질을 따져 몇몇 종류로 구분된다.

백혈구의 수는 사람의 경우, 혈액 1mm³ 중에 평균 7,000개인데, 어린아이에게 많고 신생아 때는 1만 개 이상이나 된다. 백혈구는 이물질을 제거하거나 항체를 형성해서 세균과 싸워 신체를 보호하는 역할을 하는데 백혈구의 수치가 낮아지면 병에 걸리기 쉽고 허약해진다. 웃음은 백혈구의 수명을 연장시켜주는 기능을 한다.

T세포

면역 활동에서 중요한 역할을 담당하는 림프구에는 서로 다른 2개의 그룹이 존재한다. 골수의 간세포가 림프구로 분화하는 경우에는 다음 두 가지가 있다. 흉선(胸腺)의 상피세포에서 특수한 내부 환경과 흉선의 액성인자(液性因子)에 의해 림프구로 분화하는 경우와, 흉선과는 관계없이 골수에서만 림프구로 분화하는 경우이다.

전자를 T세포라 하고, 후자를 B세포라고 한다. T세포에는 집합성 농밀체가 있고 B세포에는 산재성 농밀체가 있다.

기능면에서 보면 B세포는 항체 글로불린의 생성에 관여하고, T세포는 면역에서의 기억 능력을 가지며 B세포에 정보를 제공하여 항체 생성을 도울 뿐만 아니라, 세포의 면역에 주된 역할을 하는 것으로 알려져 있다.

한편, B세포는 림프절의 피질과 림프 난포에만 분포한다. T세포는 면역세포 상호간의 공동 작업에서 제각기 기능을 분담하고 있

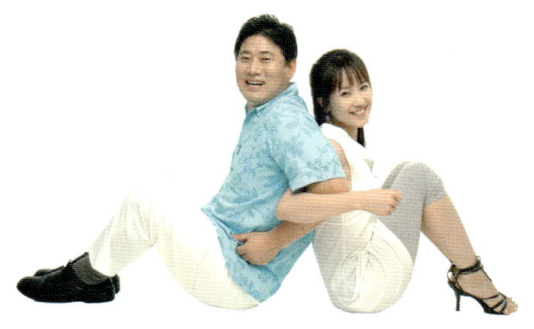

다. 임파구들(T세포, B세포)을 자극하는 인터페론감마가 체내에서 200배나 증가해 면역력을 높여주고 면역글로불린A를 증가시켜 호흡기와 소화기 질환을 예방해 주는 효과도 있다. 뿐만 아니라 모르핀보다 200배나 효과가 강하다는 엔도르핀(생체엔도르핀)도 증가해 통증을 감소시키고 기분을 좋게 만들어 준다.

엔도르핀(endorphin)

엔도르핀이란 동물의 뇌 등에서 추출되는 모르핀과 같은 진통효과를 가지는 물질의 총칭이다. 1976년에 동물 뇌 안의 시상하부 뇌하수체후엽에서 잇달아 추출된 모르핀과 같은 펩티드로서, 모르핀을 대표로 하는 마약성 진통약의 수용체인 오피에이트(아편제) 수용체에 특이하게 결합한다. 이 중 아미노산 5개로 이루어지는 펜타펩티드를 엔케팔린(진통제)이라 하며, 메티오닌 및 류신-엔케팔린이 분리되어 있어 엔도르핀도 $\alpha-$, $\beta-$, $\gamma-$ 등 3종으로 분류된다.

엔도르핀은 뇌하수체에 존재하여 호르몬과 같은 활동을 하고 있는 것으로 여겨지지만, 생리적 의의는 아직 밝혀지지 않고 있다. 뇌 속에서 마약 물질이 생성된다는 것이 처음 발견된 것은 1969년 영국에서였다.

엔도르핀이란 '몸속의 아편' 이란 뜻인데, 그리스 신화에 나오는 꿈의 신 모르페우스에서 따와서 '양귀비 풀의 즙' 을 모르피네로 부른 데서 기인했다. 엔도르핀은 즐거울 때, 열심히 일할 때, 희망을 가질 때, 뇌파가 알파파 상태가 되었을 때 자연발생적으로 생성되어 행복감을 준다.

혈액, 백혈구, NK세포

앞에서도 언급한 바 있듯이 웃음에는 여러 가지 효능들이 있다. 그중에는 혈액순환이 잘되고 혈류량이 2~3배 증가하여 성인병을 예방할 수 있는 아주 중요한 효능도 있다. 이는 백혈구가 증가하여 면역기능이 향상되기 때문이다. 통상적으로 하루에 1천 개의 암세포가 생겨나는데 웃으면 NK세포가 활성화되고 면역기능이 강화된다. NK세포(Natural Killer Cell)란 암세포를 5분 만에 끌어안고 죽는 자연살상세포를 말한다.

우리 몸 안에서 세포끼리 싸우는 장면을 한번 상상해보라. 자연살상세포의 활약상이 눈에 보이는 것처럼 뿌듯하지 않은가. 이런 뿌듯함을 제공해주는 것이 바로 다름 아닌 웃음이다. 하여 이 유쾌하고 고마운 NK세포에 필자는 '논개세포' 라는 별칭을 붙여주었다. 적장을 끌어안고 강물 속으로 뛰어든 용감하고 아름다운 그 논개 말이다. 우리 몸속의 논개세포, NK세포를 위해 열심히 웃어서 스트레스도 날려버리고 암세포도 몰아내 버리자.

3. 푸하하하 웃음 트레이닝

오쇼 라즈니쉬가 '웃음은 무심의 경지로 들어가는 아름다운 문' 이라고 말했듯이 웃는 일은 모든 것을 잊고 깨끗하고 맑은 처음으로 돌아가는 것이다. 웃음은 목과 입으로만 웃는 것이 아니라 온몸으로 웃는 것이어야 한다. 하루에 10분쯤 시간을 내서 처음 5분 동안은 몸을 가볍게 풀고, 나머지 5분 동안은 무념무상으로 큰 소리를 내며 웃는 연습을 하자. 그러고 나면 저절로 기분이 좋아지고 온몸에서 열이 나며 혈액순환이 좋아진다. 칼로리 소모로 인해 체지방 분해 효과까지 얻을 수 있다.

얼굴에는 80개의 근육이 있는데 그 가운데 소근, 구각하제근, 대협골근, 구륜근들이 표정에 직접적으로 관여하는 근육들이다. 이 다섯 근육을 집중 단련시키는 웃음 트레이닝 방법은 거울을 보며 입술꼬리가 올라가도록 활짝 웃는 훈련을 하는 것이다.

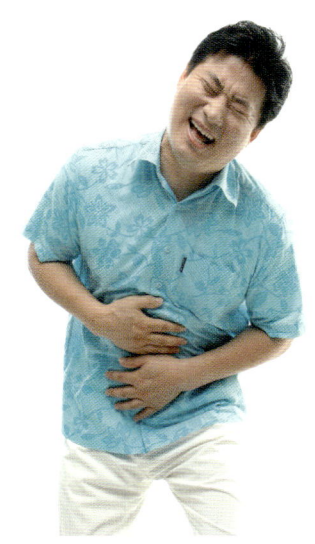

아, 에, 이, 오, 우 소리를 내며 입을 크게 벌리는 연습과 다양한 표정을 규칙적으로 연습하다 보면 차츰 입술꼬리가 예쁘게 올라가는 자신을 발견하게 될 것이다. 이런 연습을 지속적으로 하게 되면 매력적이고 아름다운 웃음을 웃게 되는 것을 물론이고 얼굴 근육에 탄력을 주어 노화방지도 되는 이중의 효과를

누릴 수 있다.

- '아' 소리 내며 웃기
  '아, 아' 하고 소리를 내며 턱이 움직일 정도로 크게 입을 벌려 웃는다.

- '에' 소리 내며 웃기
  '에, 에' 하고 소리를 내며 입술꼬리에 힘을 주며 웃는다.

- '이' 소리 내며 웃기
  '이, 이' 하고 소리를 내며 입술꼬리를 잡아당겨 웃는다.

- '오' 소리 내며 웃기
  '오, 오' 소리를 내며 입술을 내밀고 크게 웃는다.

- '우' 소리 내며 웃기
  '우, 우' 하고 소리를 내며 입술을 살짝 앞으로 내밀고 웃는다. 뽀뽀를 해달라고 할 때처럼 모양을 내면 된다.

4. 매력적인 웃음을 위한 근육운동

사람의 얼굴에는 추미근, 안륜근, 대협골근, 소협골근, 상순거근, 이근, 활경근, 측두근 등 많은 근육이 있는데 이중에서도 구륜근은 웃음과 직결되는 근육이다. 구륜근을 단련시키면 아름다운 미소를 지을 수 있을 뿐만 아니라 웃을 때 생기는 입가 주름도 예방한다. 평소에 집게손가락으로 입술꼬리를 지그시 누르고 웃는 연습을 하면 잔주름과 근육이완을 방지할 수 있다. 그 단계가 자연스럽게 된다면 다음은 두 손을 주먹 쥐고 볼을 마사지한다. 볼에 탄력이 생기면서 보다 멋지게 웃을 수 있을 것이다.

거울 앞에서 서서 자신의 모습을 관찰해가며 웃는 사람은 거의 없을 것이다. 하지만 당장 오늘부터라도 그렇게 해보자. 세상 어떤 일이든 노력과 연습 앞에선 모두 함락당하고 마는 것이다. 이 책의, 이 부분을 읽고 있는 독자들은 지금 당장 거울 앞으로 가자. 모나리자가 아니고 미스코리아가 아니면 어떤가. 그들의 아름다운 웃음을 따라잡는 것은 시간문제다.

이왕 웃을 거라면 적어도 앞 윗니가 다섯 개 이상 보이도록 웃자. 입술꼬리가 살짝 올라가도록 하고 눈웃음도 짓자. 거울 앞에서 입술꼬리를 누르며 근육운동을 열심히 했다면 매력적인 웃음이 당신 얼굴에 번지게 된다. 이른 바 놀라운 웃음의 효력을 느끼게 될 것이다.

사람들의 웃는 모습을 가만히 관찰해보면 비슷하게 웃고 있는 것 같아 보여도 모두 제각각이다. 입을 조금만 벌리고 웃는 사람이 있는가 하면 목젖이 다 보이도록 웃는 사람도 있고, 살인미소라고 불릴 만큼 미소가 아름다운 사람이 있는가 하면 입가에 손을 대고 소심하게 웃는 사람도 있다. 또 같은 사람이라도 누구와 어떤 이야기를 하면서 있느냐에 따라 웃는 모습이 달라지기도 한다. 일반적으로 어려운 상대와 같이 있게 되면 호탕하게 웃는다거나 박장대소를 하는 일은 삼가게 된다. 긴장을 하고 있기 때문인데 이럴 때는 일부러라도 마음을 밝게 갖고 좋은 표정을 지을 수 있도록 노력해보자.

입술꼬리 근육운동과 볼 근육 운동을 열심히 해서 매력적이고 아름다운 웃음을 만들고 난 뒤에는 계속해서 그 웃음을 지속하기 위해 노력하자. 웃는 얼굴 표정 그대로 최소한 10~15초 동안 유지해보자. 얼굴에서, 마음에서, 온몸에서 파워가 느껴질 것이다. 웃는 표정을 오래 간직하면 할수록 그 파워의 정도가 달라진다.

당당하고 자연스럽게 미소 짓는 사람은 누가 보아도 자신 있고 능력 있어 보인다. 그것이 바로 웃음의 능력이고 힘이다. 이런 웃음은 즐거운 마음과 미래에 대한 희망을 품은 상태에서 나오는 웃음으로, 재미있는 얘기를 들을 때 터뜨리는 웃음과는 사뭇 다르다.

1960년대 미국 대통령 선거전에서 항상 미소를 잃지 않은 케네디가 무거운 표정의 닉슨을 압도한 일화는 유명하다. 매력적으로 미소 짓는 사람이 그렇지 않은 사람보다 성공할 확률이 그만큼 높다는 논리를 극명하게 드러낸 예이기도 하다. 이런 효과를 '스마일 파워'라고 한다. 매력적으로 웃는 얼굴은 사람을 따르게 하고 다른 사람에게 행복을 전파하며 곧 자신에게도 좋은 작용으로 되돌아온다는 뜻의 단어이다. 현대사회에서는 개인이 가진 실력이나 지식도 중요하지만 첫 인상으로 인한 대인관계도 무시할 수 없는 중요 요소이기 때문에 이런 말이 나온 것이리라.

우리 몸에는 650여 개의 근육이 있다. 쾌활하게 웃을 때는 얼굴에 있는 80여 개를 포함해서 모두 231개의 근육이 움직인다. 스마일 파워를 키우려면 이러한 근육 훈련을 해야 한다. 나이가 들면서 운동량이 줄어들면 얼굴 근육도 퇴화하기 때문에 훈련을 통해 젊고 탄력 있는 근육을 만들어야 아름다운 미소가 나올 수 있다. 아침에 조깅이나 체조를 하듯이 입술 주변의 근육을 집중적으로 단련하는 훈련이 필요하다. 입을 크게 벌렸다가 오므리는 운동, 거울을 보며 웃는 얼굴을 만드는 연습 등을 꾸준히 하면 도움이 된다. 여기에 긍정적인 사고를 더한다면 금상첨화일 것이다.

긍정적인 사고를 위한 5계명

1. 작은 일에도 감사하자.
2. 사람들에게 친절하자.
3. 지금 힘든 일이 언젠가는 반드시 보상받는다고 생각하자.
4. 꿈꾸던 일이 이루어졌다고 상상하자.
5. 지금 이 순간이 내 생애 최고의 순간이고 마지막 순간이라고 생각하자.

미소 지을 때 벌어지는 입술의 양끝이 위로 올라갈수록 스마일 파워는 커진다. 입술꼬리를 한껏 올려 하얗게 빛나는 건강한 치아와 잇몸을 드러내 보일 때 미소는 가장 큰 힘을 발휘한다. 입술의 두 꼬리가 좌우 눈동자의 폭만큼 벌어지면 더없이 매력적인 웃음이다.

이렇듯 매력적인 웃음이 있는가 하면 호감을 주지 못하는 미소도 있다. 치과적인 문제가 있을 경우가 많은데, 이가 누렇거나 배열이 고르지 못한 경우엔 입술꼬리가 처지게 되며 이가 검은 사람은 입을 벌리지 않으려고 하기 때문에 긴장된 미소를 짓게 된다. 이럴 땐 미용치료를 받는 게 좋다. 물론 이를 치료했다고 해서 저절로 매력적인 웃음과 표정이 만들어지는 것은 아니다. 자신에게 맞는 개성적인 미소를 찾아내 적절한 웃음 훈련을 하는 게 중요하다.

5. 많이 웃으려면 많이 감사하자

필자가 수강생들을 대하면서 항상 느끼는 것은 웃음을 선물 받는 참가자의 반응이 정말 폭발적이라는 것이다. 도대체 저 사람들 어디에 저렇게 호탕하고 기운찬 웃음이 숨어 있다가 나오는 것인지 나 역시도 궁금한 일이다.

강의를 시작할 때는 대부분의 수강생들이 항상 긴장감이 서린 웃음을 짓는다. 웃음이 보약인 줄은 알지만 서먹하고 어색해서 처음엔 분위기 적응이 잘 안 되는 것이다. 그러나 이런 긴장은 1초면 끝이다. 방법은 간단하다. 교육의 제일 좋은 방법은 보여주는 것, 그래서 나는 내가 먼저 오버한다. 내가 먼저 크게 웃고 사람들을 따라하게 만든다. 그러고 나면 언제 그랬냐는 듯 사람들은 웃는 일에 적극적인 태도를 보인다.

얼마 전 보훈병원에서 중증환우를 위한 웃음치료를 한 적이 있는데 그 곳에서 정말 기적 같은 일이 일어났다. 짧은 시간이었지만 말을 못했던 환자가 노래를 따라 부르고, 소아마비 환자가 박자에 맞춰 춤을 춘 것이다. 다시 생각해 봐도 믿기 힘든 일이지만 거기 있던 모든 사람들의 환호와 박수를 받으며 그렇게 웃음의 기적이 일어난 것이다.

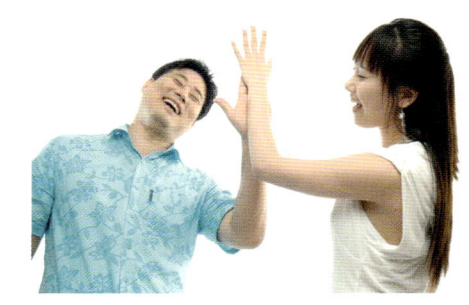

그래서 나는 '웃음치료사 1호'라는 기분 좋은 꼬리표를 사랑한다. 웃음 강연과 지도자 양성으로 주말과 휴일에도 쉴 틈이 없지만 내가 결코 지쳐서도, 지칠 수도 없는 이유는 웃음의 기적을 목격할 수 있기 때문이다. 이는 열정적으로 일할 수 있는 힘의 원동력이기도 하다.

나는 감사하는 마음에서 웃음이 시작된다는 것을 깨달았다. 힘들고 고통스러워도 감사하고, 작은 것에도 감사하는 사람은 큰 것에도 감사할 줄 안다. 누구든지 만나면 웃어주자. 그리고 칭찬해주자. 그러면 행복할 수 있다. 행복은 성취대상이 아니다. 행복은 저 멀리 있는 환상도 아니다. 행복은 지금 우리 마음속에 와 있다. 다만 우리가 깨닫지 못하고 있을 뿐이다. 그것을 깨닫는 순간 비로소 행복이 시작된다.

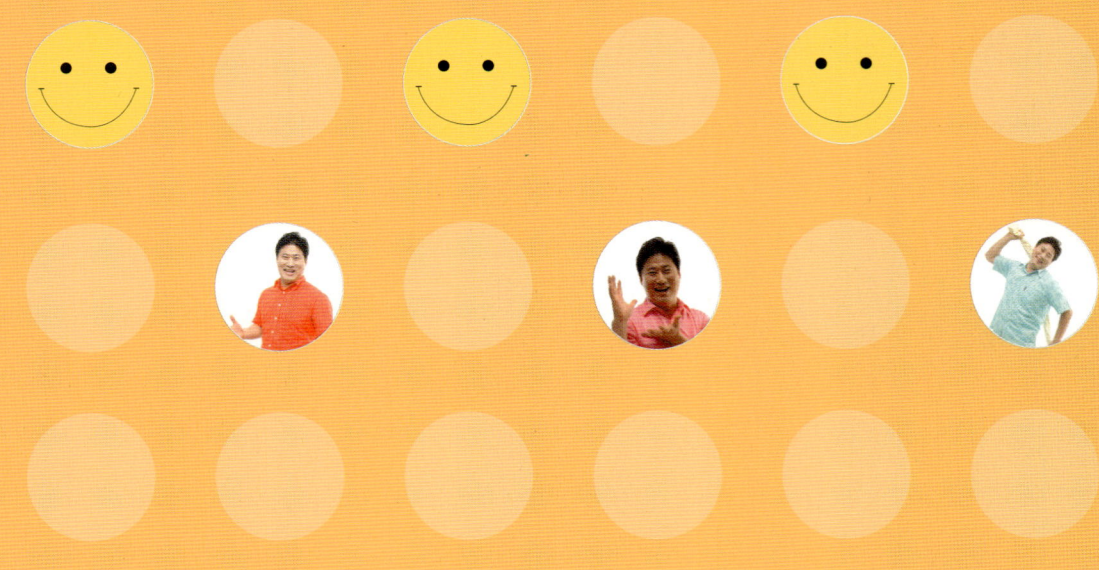

PART 03

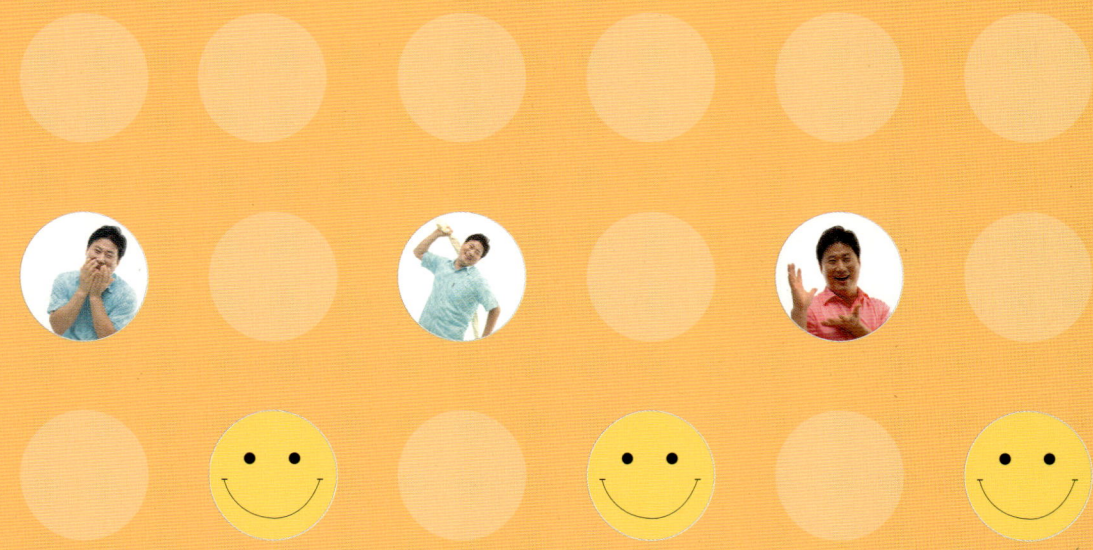

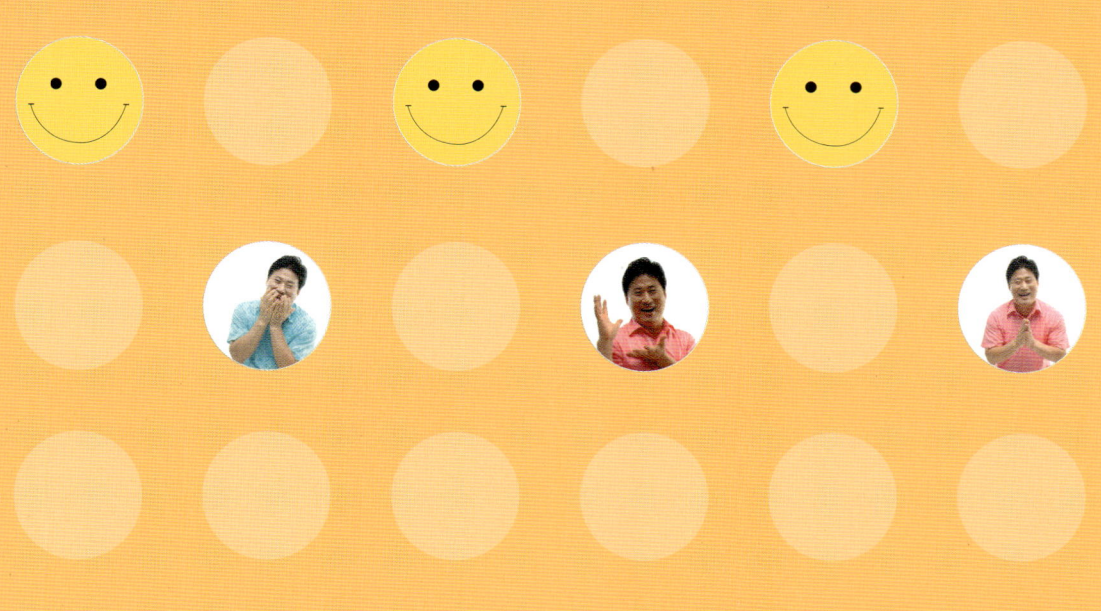

웃음이
돈, 브랜드, 파워다

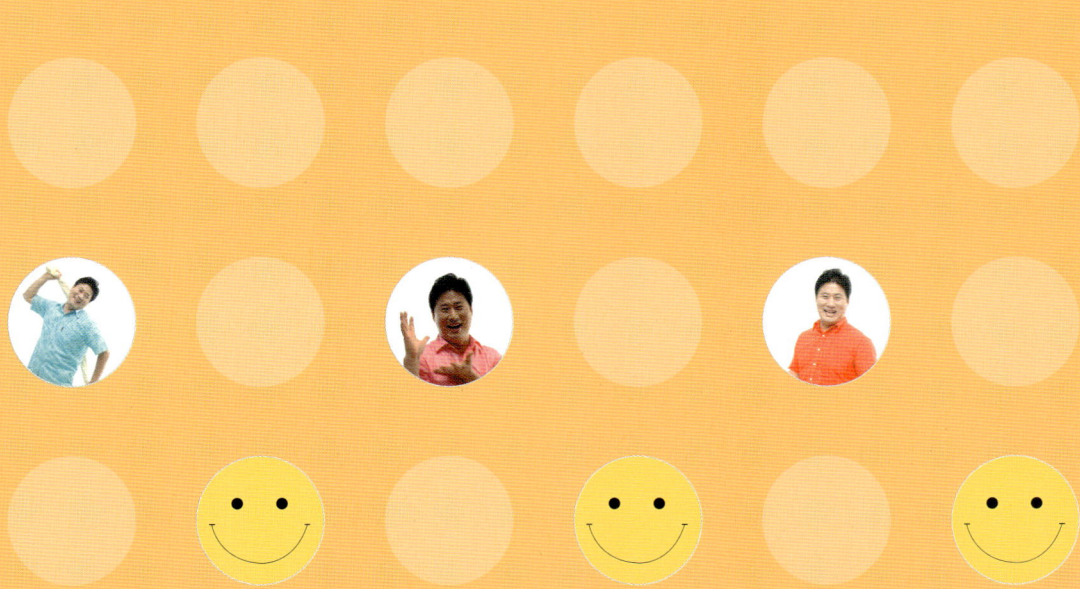

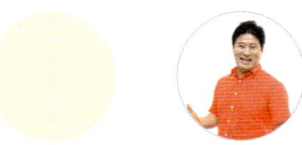

우리는 웃음이 돈이고, 브랜드이며 파워인 시대에 살고 있다. 긍정적인 사고와 부정적인 사고를 가진 사람 중에 누가 더 발전가능성이 있느냐고 묻는다면 너무나 뻔한 대답이 나올 것이다. 사고방식의 차이가 결국엔 먼 훗날의 큰 차이를 만들기 때문이다.

물이 반쯤 담긴 컵을 보고 '물이 반이나 있구나' 하는 사람과 '물이 반밖에 없구나. 이거 큰일 났는데' 하는 사람과의 차이, 알래스카에서 냉장고를 파는 사람과 팔지 못하는 사람과의 차이는 바로 사고의 차이 때문이다. 이러한 사고의 차이는 결국 인생 전반에 걸친 가치관을 바꿔놓기도 하는데 인생이 괴롭고 무의미하다고 생각하면 자신도 모르는 사이에 점점 무의미해지고 비관적인 삶이 되고 만다. 하지만 반대로 인생이 참 즐겁고 재미있다고 생각하면 실제로 즐겁고 낙관적인 삶이 되는 것이다.

자기에게 플러스적으로 해석하는 사람은 현재의 삶을 보다 더 나은 방향으로 개선해 가지만 그렇지 못한 사람은 자기 성장의 기회를 놓쳐버릴지도 모른다. 그러므로 매사에 긍정적으로 사고하는 훈련과 습관을 기르는 노력이 바로 웃음테크이다.

사람이 사람을 좋아하는 이유는 의외로 간단하다. 특히 이성간의 경우는 더더욱 그렇다. 상대방의 부드러운 웃음과 배려와 매너 그리고 상냥한 말씨에 쉽게 끌리는 것이다. 그 중에서도 매력적으로 웃는 얼굴은 이성에게 더없이 강한 마력을 발휘한다. 이는 얼굴이 잘생기고 못생긴 것과는 크게 상관없는 일이다. 얼굴은 평범하게 생겼는데 왠지 웃는 모습이 매력적이고 자꾸 끌리는 사람이 있는 것을 보면 알 수 있다. 이렇듯 웃는 얼굴이 아름다운 사람은 웃음의 효력을 한껏 발휘할 수 있기 때문에 그만큼 인생에서 성공할 가능성도 크다.

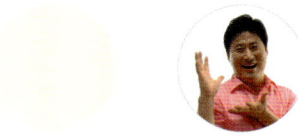    

사람의 얼굴표정은 무려 7천여 가지나 된다고 한다. 얼굴표정은 사람의 내면을 그대로 드러내주는 거울과 같은 것이다. 기쁨, 슬픔, 사랑, 분노, 두려움, 공포 등의 감정을 고스란히 반영하는 것이 바로 얼굴이기 때문이다. 하여 웃는 모습은 가장 편하고 온화하며 충만한 것이어야 한다.

윗니가 살짝 드러나면서 입술 사이가 살짝 벌어지는 스마일 라인이 U자형일 때 가장 아름다운 웃음이 된다. 하지만 안타깝게도 우리나라 사람들은 거의 일자 라인에 가깝다.

사람마다 웃는 모양이 다 다르지만 아름다운 웃음이 좋은 인상과 이미지를 준다는 데는 모두 공통된 의견을 모은다. 이것 역시 노력이 필요한 일이며 그렇게 되기 위해서는 웃음테크닉이 필요하다.

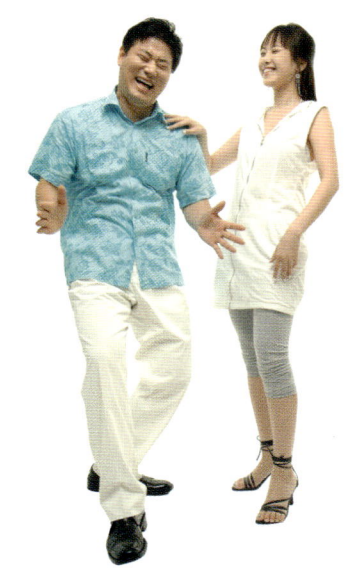

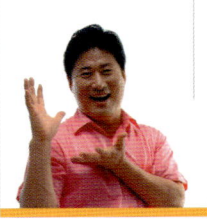

웃음테크의 실천

처음에는 어색하지만 꾸준히 연습을 하다보면 지금까지 굳어있던 '웃는 근육'이 풀리게 되어 자연스럽게 웃을 수 있다. 거울을 보며 자신의 얼굴이 어떤 모습인지를 자세히 살펴보고, 작은 미소부터 시작해 온몸을 흔들며 기절할 정도까지 웃는 연습을 해본다. 처음에는 어색하고 긴장해서 얼굴만 웃다가, 점점 가슴이 웃고, 그러다가 배꼽이 웃고, 나중에는 손가락과 발가락까지 웃게 될 것이다.

의자에 앉아 있을 때도 길을 걸을 때도 거울을 볼 때도 사람을 대할 때도 혼자 있을 때도 혹은 여럿이 있을 때도 마음껏 웃어 보자. 때로는 미친 사람으로 오해를 받아 무안해질망정 그것이 우리네 건강과 삶의 활력을 대신할 만큼 대단치는 않을 것이다.

1. 하루 종일 신나게 웃으며 사는 법

아침은 아침부터 하하하 – 양손을 입가에 꽃처럼 활짝 피우고 웃는다.
점심은 점점 크게 하하하 – 양손을 얼굴앞에서 크게 원을 만들며 웃는다.
저녁은 저절로 하하하 – 양손을 가슴에 X자로 하고 웃는다.

2. 1주일 내내 웃으며 사는 법

월요일은 월래부터 웃고
화요일은 화가 나도, 화장실에서, 화사하게 웃고
수요일은 수수하게, 수려하게, 수줍게 웃고

목요일은 목숨 걸고, 목 터지게, 목젖이 보이게 웃고

금요일은 금방 웃고, 또 웃고

토요일은 토하도록, 토실토실 웃고

일요일은 일없이, 일찍 일어나서, 일부러 웃자.

3. 1주일 내내 웃음과 여가 즐기기

월요일은 달月하여 달밤에 달리기

화요일은 불火하여 불로 찜질하거나, 맨발로 걷거나, 춤추고

수요일은 물水하여 수영하러 가고

목요일은 나무木하여 산림욕, 숲 치료하러 산에 가고

금요일은 쇠金하여 헬스클럽이나, 동네 뒷산에 철봉하러 가고

토요일은 흙土하여 가족과 주말농장에 가고

일요일은 날日하여 하루 종일 일없이 웃자.

4. 1년 내내 웃고 사는 법

1월은 일없이 일삼아 웃고

2월은 이유 없이, 이판사판 맘대로 웃고

3월은 삼삼하게 웃고

4월은 사정없이, 사근사근 웃고

5월은 오부지게, 오붓하게, 오순도순, 오줌 싸며, 오늘만 웃지 말고

6월은 유쾌하게 웃고

7월은 칠칠하게 웃고

8월은 팔팔하게 웃고

9월은 구수하게 웃고

10월은 시끌벅적, 시원하게 웃고

11월은 일일이, 열 번 웃고 한 번 더 웃고, 시비 걸어도 웃고

12월은 십이지장이 끊어지도록 웃자.

5. 4계절 웃음과 즐기기

봄에는 꽃과 함께 웃고
여름에는 물과 함께 웃고
가을에는 열매와 함께 웃고
겨울에는 눈과 함께 웃자.

6. 자연치료 – 숲에서 오감으로 즐기며 웃기

촉각– 스킨십, 댄스, 레크리에이션 치료, 음이온, 흙
시각 – 하늘, 별, 땅, 나무, 꽃, 산, 숲, 명상치료
후각 – 꽃향기, 나무향기, 풀 향기, 약초 향기
청각 – 자연의 물소리, 새소리, 낙엽소리, 바람소리
미각 – 물, 산나물, 약초, 요리치료

7. 1년 내내 웃으며 할 수 있는 운동

1월에는 스키, 빙벽, 눈썰매, 스케이트, 스턴트카이트, 기공체조, 에어로빅
2월에는 온천산행, 스쿼시, 라켓볼, 사냥, 석궁, 수영, 명상, 농구, 택견
3월에는 승마, 기차여행, 실내테니스, 걷기, 줄넘기, 골프, 축구, 배구, 탁구
4월에는 자전거하이킹, 서바이벌게임, 롤러코스터, 레크리에이션, 백패킹
5월에는 패러글라이딩, 클레이사격, 산나물 캐기, 래프팅, 트래킹, 답사여행
6월에는 주말농장, 삼림욕, 탐석여행, 전파탐지, 인라인스케이팅, 삼림욕
7월에는 윈드서핑, 패러세일, 서프제트, 모터보트, 파워보트, 동굴탐험
8월에는 수상스키, 제트스키, 스킨스쿠버다이빙, 카약카누, 스노클링
9월에는 번지점프, 요트, 호버크래프트, 오토캠핑, 천문관측
10월에는 산악사이클링, 산악마라톤, 스카이다이빙, 경비행기, 초경량항공기
11월에는 모형비행기, 행글라이딩, 열기구, 탐조여행, 암벽, 실내스키
12월에는 스키, 당구포켓볼, 볼링, 수영

8. 박장대소 10계명 (가정, 직장, 학교)

1계명 일어나자마자 오늘도 '상쾌하게 하하하하하'

2계명 세수할 때 거울 보며 '예쁘게 하하하하하'

3계명 아침식사할 때 '거뜬하게 하하하하하'

4계명 집을 나설 때 '활기차게 하하하하하'

5계명 직장에서 만나는 사람과 하이파이브 하면서 '신나게 하하하하하'

6계명 점심식사할 때 '맛있게 하하하하하'

7계명 일하면서 아랫배 두들기며 뱃살대소로 '튼튼하게 하하하하하'

8계명 퇴근할 때 박장대소로 '보람차게 하하하하하'

9계명 저녁운동 시작하며 요절복통으로 '건강하게 하하하하하'

10계명 잠자기 전 홍소로 '감사하게 하하하하하'

9. 박장대소 7대 운동 (가정, 직장, 학교)

웃음인사(bow) – 1단계(안녕하세요), 2단계(악수), 3단계(하하하),
　　　　　　　　4단계(칭찬)

웃음라인(line) – 웃음 라인을 지정하여 그 선을 넘거나 밟을 때마다 웃기.

웃음타임(time) – 9시, 12시, 18시 등 특정시간을 정하여 전체가 웃기.

웃음지역(zone) – 웃음지역을 선정, 그 장소에서 머물거나 통과할 때 웃기.

웃음리더(leader) – 가장 많이 웃는 직원에게 펀리더, 킹, 퀸 선정. 왕관 수
　　　　　　　　여하기.

웃음비타민데이(day) – 과일, 유머, 피자, 아이스크림, 사다리타기 등

웃음칭찬메일(mail) – 핸드폰, 이메일, 카드, 칠판, 홈페이지 게시판 등

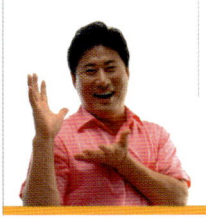

푸하하하 호흡법

1. 아침에 일어나자마자 입을 벌리고 다무는 운동을 10회 이상 실시한다.

밤사이에 굳었던 근육을 풀어주는 운동이다. 입을 최대한 크게 벌려서 한다. 이를 닦기 전 거울을 보면서 하면 더욱 효과적이다.

2. 입 근육이 풀렸으면 '푸하하하' 하고 10회 이상 웃는다.

이때 푸하하하, 하고 웃고 난 다음에 깊은 숨을 내쉰다. 폐 속의 나쁜 공기를 신선한 공기로 바꿔주기 위한 호흡법이다.

3. 2번까지 하고 나서 입술꼬리를 최대한 끌어올려 미소 짓는다.

이 미소가 그날 하루를 결정지을 최초의 미소가 될 것이다. 최대한 밝고 건강하고 아름답게 웃자.

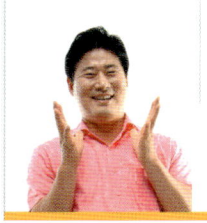

웃음리더십

생각만 해도 기분이 좋아지는 사람이 있다. 나에게도 그런 사람이 한 명 있는데, 그를 만날 때면 왠지 기분이 좋아지고 나까지 활력이 생기는 느낌을 받곤 한다. 그와 그렇게 마주보고 한바탕 웃고 나면 그 만남은 즐거운 기억으로 남게 되고, 결국 그와의 다음 만남을 기다리게 된다. 그 사람에게는 사람을 끌어당기는 묘한 매력이 있기 때문이다.

얼마 전 텔레비전에서 선남선녀가 짝을 이루는 프로그램을 본 적이 있는데, 사회자가 첫 인상을 보고 파트너를 정하라고 하자 여자 출연자들은 하나같이 직업이 평범하더라도 잘생긴 남자를 선택했다. 반면 남자 출연자 중 사법고시를 보고 사법연수원에서 연수 중인 조금 못생긴 법조인은 아무도 선택하지 않았다. 그런데 조금 뒤 2차 선택에서는 의외의 상황이 벌어졌다. 그 인기 없던 법조인이 장기자랑 코너에서 재치 있는 유머감각으로 순식간에 방청객과 여자 출연자들의 마음을 사로잡은 것이다. 결국 2차 선택에서 그는 만장일치로 최고 인기상을 받았고, 최종 선택에서도 여자 출연자 중 가장 어여쁜 파트너와 짝을 이룰 수 있었다. 유머감각이 사람의 마음을 사로잡는 매력이 될 수 있음을 보여준 사례이다.

잘 웃는 사람들에게서는 색다른 느낌을 받을 때가 있다. 우리 직원 중에도 유달리 잘 웃는 직원이 한 명 있는데, 그는 늘 웃어서 그런지 아이디어 회의를 할 때마다 가장 적극적으로 아이디어를 제시하곤 한다. 그를 보면서 나는 웃음이 결국 아이디어를 만들어 내는 제조기가 될 수 있음을 깨닫곤 한다. 웃음은 그렇게 자신의 능력을 초월하는 보이지 않는 힘으로 작용할 수도 있는 것이다.

한편, 삼성경제연구소에서 CEO회원들을 대상으로 실시한 설문조사에서도 비슷한 결과가 나왔다. 회원 80%가 '유머 있는 직원을 우선 채용하고 싶다'고 밝힌 것이다. 이는 '유머감각은 직장 내 인간관계뿐만 아니라 팀 분위기를 이끌어 가는 활력소가 된다'는 사실을 경영자들도 인정하고 있음을 의미하는 것이다. 이처럼 유머감각은 이제 개인적인 특기를 떠나 점차 사회생활의 성공요소로 자리를 잡아가고 있다.

또한 유명 경영자 627명을 대상으로 설문조사한 결과 'CEO라면 마땅히 즐거움을 주는 엔터테이너가 되어야 한다'는 응답이 89%, '개인기를 연마하기 위해 혼자서 연습을 한 적이 있다'는 49.9%, '회사를 위해서라면 철저히 망가질 수 있다'는 응답도 70.2%에 달했다. 과거의 권위적이고 위엄있는 경영자에서 친근하고 펀(fun)한 CEO를 원하는 시대, 우리는 '즐거운 직장이 성공'하는 시대에 살고 있다. 심지어는 의사들의 가운과 머리카락이 컬러풀해지고, 의사들이 유머를 동시에 처방하는 병원이 날로 늘어가고 있다. 병원이름도 00내과에서 '장편한 내과'로, 노래방은 '돼지가 목청 따는 날' 등 웃기는 상호가 인기를 끌고 있다고 한다.

편하게 잘 노는 사람이 일도 잘한다. 아무리 재주가 많은 사람도 노력하는 사람은 이길수 없다. 하지만 제아무리 노력하는 사람도 즐기는 사람 앞에서는 당해낼 재간이 없다. 펀 경영이 힘을 갖는 이유도 이 때문이다.

세계 최고의 경영자라고 찬사를 받아온 잭 웰치의 경영리더십이 경제지 「포춘」의 공격을 받고 있다. 무한공간의 무한경쟁 시대에서는 카리스마 있는 경영자보다는 새로운 시장을 개척하는 용기있는 경영자가 필요하고, 우수한 인재보다는 열정을 가진 인재가 회사에 도움이 된다는 것이다. 이젠 리더십도 세상 환경에 따라 적절히 대응하는 융통성이 필요하다. 최근 우리나라에서도 웃음과 펀 경영이 효과적인 리더십으로 인정을 받고 있다.

취업전문사이트인 '인크루트'에서 구직자를 대상으로 '면접시 적절한 유머가 합격에 도움을 줄 것인가'에 대해 설문조사를 한 결과, 응답자의 74.9%가 '그렇다'고 응답했다고 한다. 또한 대기업 및 중소기업 69개사를 대상으로 한 설문조사에서도 82.6%(57개사)의 기업들이 '면접 시 적절한 유머가 플러스 요인으로 작용한다'고 응답한 것으로 나타났다. 이제 기업에서도 성실, 근면한 태도와 함께 유머감각을 인재채용의 조건으로 고려하고 있음을 알 수 있는 결과들이다.

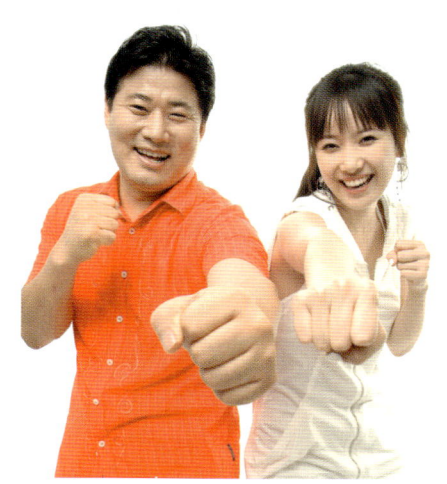

예를 들어 비즈니스 관계로 사람을 만나다고 치자. 만나자마자 곧바로 사업얘기를 하면 서로가 머쓱해질 뿐만 아니라 자기의 주장만을 펼치려고 할 것이다. 그러나 만나서 일이 아닌 다른 일상생활을 얘기하면서 유머를 끄집어내어 서로 웃게 된다면 긴장감은 사라지고 상대에게 마음을 열게 되는 효과를 가져온다. 유머를 동반한 웃음은 비즈니스 상에서의 강점으로 작용하기 때문이다.

나는 웃음이 직업인 나를 부러워하는 사람들을 자주 만난다. 나 또한 이런 내 직업이 '다시 태어나도 난 웃음강사'가 되고 싶을 만큼 좋다. 하지만 내가 웃음강사가 되기까지 결코 평탄했던 것만은 아니다. 어렵게 독학을 하고 사회복지사 일을 하면서 눈물로 보낸 세월도 많았다. 그렇게 해서 힘들게 대학교수직을 얻었지만 나의 삶이 행복하지는 않았다. 그래서 교수라는 안정된 자리를 박차고 나와 웃음을 전파하러 다니기 시작했던 것이다. 나로 인해서 누군가가 웃을 수 있고 기뻐할 수 있다는 자체에 보람을 느꼈고 자원봉사를 통해 환우들의 병을 치료하면서 나 스스로도 행복했었다.

그렇게 웃음을 전파하러 다닌 지 2년째 되는 어느 날, 늘 웃는 나에게 사람들이 몰려들기 시작했고 내 웃음은 나 혼자만 좋아서 웃는다기보다는 다른 사람들에게 힘이 되어 준다는 것을 깨닫게 되었다.

요즈음 나는 "성공해서 웃는 게 아니라 웃다보니 성공하더라"라는 말을 몸소 체험하고 있는 중이다. 웃음은 내가 건강하기 위해서도 필요하지만 내가 웃음으로써 상대방을 더욱 편안하게 해 줄 수 있기 때문에 더 필요한 것이다. 조직의 장이 웃음으로 조직을 이끌어나간다면 조직 내 갈등이 생겨날 수 없다. 그것이 바로 성공을 부르는 첫 번째 조건이고 시작이며 웃음리더십이다.

인간은 평생을 살면서 23년 일하고, 20년 잠자고, 5년을 화내고 3년을 기다리고, 1년을 화장실에서 보낸다고 한다. 결과적으로 웃는 시간은 겨우 10일 정도라고 하니, 우리 인생이 너무나 아깝다는 생각이 든다. 우리가 잠을 자면서 웃을 수는 없을 것이고 화내거나 기다리면서 웃는 사람 또한 없을 것이다. 그러기에 일하면서 웃을 수 있는 시간을 많이 만드는 것이 중요한데, 특히 비즈니스를 하면서 웃을 수 있다면 그야말로 정말 행복한 일일 것이다.

직장에서 펀데이

회의시간 웃기 – 개인기, 퀴즈, 유머하기, 노래하기, 칭찬하기, 10초간 웃기, 10초간 박수치기

맵시데이 – 매월 1일에는 캐주얼 복장, 독특한 복장으로 출근해서 맵시상 주기

호프, 노래방데이 – 매월 말일 경에 부서별로 호프집이나 노래방 가기

칭찬데이 – 칭찬운동으로 칭찬카드, 폰메일 보내기

촌극데이 – 1년 중 창립기념일이나 단합대회 때에 부서별로 촌극 발표하기

프리데이 – 매주 수요일은 결재나 야근이 없고 가정에 봉사하기

문화데이 – 부서별로 영화, 공연, 전시장 찾기

비타민데이, 아이스크림데이 – 과일, 피자, 아이스크림, 드링크 등을 나눠 먹기

사다리데이 – 사다리를 그려 선택하여 걸리면 적절한 것을 한턱 내기

역할바꾸기데이 – 1년에 한 번씩 사장과 직원 간의 역할 바꾸기

스킨십데이 – 오후 나른한 시간에 서로에게 안마해주기

크레이지데이 – 미치는 날을 정하여 노래방, 나이트클럽, 호프집, 산행, 새벽산책, 특별강좌개설 등으로 그 시간만큼은 그 일에 미쳐보기

단합대회 – 연 1회 편경영 워크숍, 운동회, 야유회, 축제, 송년회 개최하기

운동, 경연데이 – 피구, 족구, 배구, 축구, 포켓볼, 온라인게임데이

파이팅데이 – 소리를 지르며 파이팅하는 날로 누군가 선창을 하면 그 동작과 함께 따라하기

예 : 기쁘게, 예쁘게, 우습게, 겁나게, 신나게, 섹시하게, 유쾌하게, 통쾌하게, 상쾌하게, 후끈하게, 화끈하게, 졸나게, 징하게, 넓게, 깊게, 크게, 놀랍게, 아름답게, 시원하게, 웃기게, 두껍게

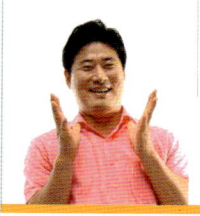

울 줄 알아야 웃을 줄도 안다

웃음은 사람에게 어떤 영향을 미치는 것일까?

사람의 기분은 우리 몸에 직접적이고도 생물학적인 영향을 끼친다. 특히 웃음은 면역에 영향을 주어 백혈구의 생명을 연장시키는 아주 중요한 일을 한다. 면역세포인 백혈구가 없으면 우리는 질병에 쉽게 노출되는데, 이것은 상상 이상으로 위험한 일이다. 예를 들어 후천성 면역결핍증인 에이즈에 걸리면 백혈구가 파괴되어 결국 질병에 대항하지 못하고 죽음에 이르게 되는 것이다.

사람이 호탕하게 웃는 웃음은 한 순간에 불과하지만, 그로 인한 면역효과는 오랫동안 지속된다. 병에 대응하는 항체는 웃고 난 후 증가하여 12시간이 지나도 줄지 않기 때문이다. 웃음은 그렇게 사람의 기분을 바꿔 주고 육체에 낀 불필요한 때를 걷어 주는 목욕 같은 요소이다.

얼마 전 암을 세 번이나 극복한 어느 노교수의 방송을 보았다. 인터뷰에서 그는 "내가 암을 이겨낼 수 있었던 것은 맞춤운동의 효과도 컸지만 울고 싶을 때 크게 소리 내 울었기 때문"이라고 말했다.

다이애나 황태자비가 교통사고로 사망하자 그 슬픔으로 영국인들이 아주 많이 울었다고 한다. 그리고 그렇게 울고 나자 우울증 환자가 평소의 절반 수준으로 떨어졌다. 이를 두고 심리학자들은 울음으로 스트레스를 날려 보냈기 때문으로 풀이하며 '다이애나 효과'라고 명했다.

일본 시사주간지 「아에라(AERA)」는 30~40대 남녀 400명을 대상으로 한 설문조사를 바탕으로 눈물의 효능을 소개한 적이 있는데 눈물이 직장과 일, 부부관계뿐만 아니라 건강을 지키는 데도 큰 도움을 준다고 밝혔다. 눈물에 관한 재미있는 실례가 또 있다. 도쿄의 신생 광고회사 '비루콤' 은 신입사원을 채용할 때 남 앞에서 울 수 있는지를 묻는다고 한다. 다른 사람 앞에서 울 수 있는 사람은 그 어떤 자존심도 버리고 성실하게 일할 수 있다는 얘기다. 눈물은 또 잠자리를 기피하는 섹스리스 부부에게도 효과가 있을 수 있다. 부부끼리 진지하게 울고 난 다음에는 자연스럽게 스킨십으로 연결되는 효과가 있기 때문이다. 실제로 설문조사에서도 여성의 82%, 남성의 58%가 사랑 때문에 울어본 적이 있다고 대답했다.

웃어라, 웃어야 한다고 주장하던 내가 갑자기 울어라, 울어야 한다고 얘기하니 도대체 무슨 말인가 할 것이다. 우는 일은 웃는 일과 같은 선상에 있는 공존의 감정이라고 보면 된다. 그러므로 우는 것은 웃는 것과 같은 효과가 있다. 중증 류머티즘 환자들에게 눈물을 흘리게 한 뒤 면역 기능의 변화를 관찰한 결과, 스트레스 호르몬인 코티솔 수치와 류머티즘을 악화시키는 인타로이킨-6의 수치가 떨어지고 암을 공격하는 내추럴 킬러(NK) 세포가 활성화됐다는 실험결과가 있다.

사람들은 대체로 울음과 웃음이 정반대의 현상이라고 생각한다. 하지만 웃음요법 못지않게 울음요법도 치료효과가 뛰어나다. 울음요법은 잠시 무의식 상태에 빠지는 최면과는 다르다. 자신의 기억 속에 저장된 정신적 충격을 스스로 기억해내고 이를 눈물로 배설하는 과정이다.

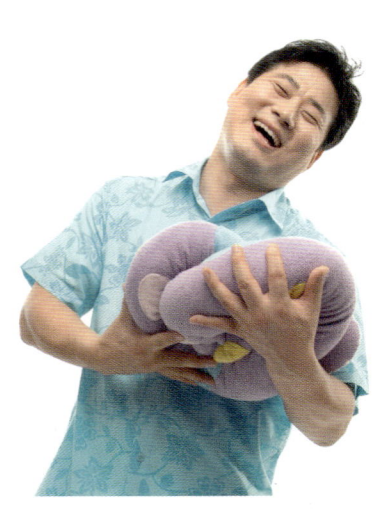

사랑하는 사람이 세상을 떠나고 나서 슬픔에 잠겨 있던 캐럴이라는 미국 여성이 울음요법 치료를 다 마치고 나서 웃음을 되찾은 사례는 유명하다. 그래서 울음은 매우 건강한 행위라고 말할 수 있다. 우는 과정을 통해 심적 고통이 치유되기 때문이다. 과거를 묻어두고는 정상적으로 살아갈 수 없다. 물론 그 울음이 고통과 연결되었을 때 그렇다는 얘기다.

어느 사회에서나 남자의 눈물은 오랫동안 금기시 되어왔다. 우는 것은 남자답지 않다고 생각하기 때문이다. 하지만 울 땐 울어야 한다. 실컷 울고 나면 후련함이 찾아올 것이다. 우는 일을 잘 해야 웃는 일도 잘 할 수 있는 것이다.

울음은 아이들에게도 매우 유용하다. 아이들에게 울음은 의사표현의 중요한 수단이다. 아이들은 특히 병원에서 많이 우는데 그 이유는 공포심을 느끼기 때문이다. 아이러니하게도 실컷 울고 난 아이가 울지 않는 아이보다 오히려 회복이 빠르다고 한다. 울음을 달래는 아이는 회복기에서도 병원에 대한 공포감을 더 오래 간직하고 있다는 것이다. 그래서 아이의 울음을 달래는 것은 좋지 않다는 것이 심리학자 알레타 박사의 주장이다. 아울러 알레타 박사는 원하는 만큼 울며 자란 아이들이 사회생활에도 더 잘 적응한다고 덧붙인다. 사물이나 현실을 왜곡된 시각으로 보지 않게 되기 때문이다.

눈물은 여러 가지 배설 행위 가운데 오랫동안 그 이유가 정확하게 밝혀지지 않은 행위다. 전문가들은 감정적인 눈물이 정신적인 충격을 없애준다는 데 한결같이 동의하고 있다. 눈물은 어떻게 그런 일을 할 수 있는 것일까?

한 실험에서 감동적인 영화를 보면서 흘린 눈물과 양파를 썰면서 흘린 눈물을 비교했다. 같은 집단으로부터 수집된 이 두 가지 눈물의 성분을 분석한 결과, 영화를 보며 흘린 눈물에 훨씬 더 많은 양의 카테쿨라민 특히 스트레스 호르몬인 에프린과 노에프린이 들어 있었다고 한다.

카테쿨라민은 스트레스를 받았을 때 우리 몸을 긴장시키기 위해 분비되는 호르몬이다. 카테쿨라민이 분비되면 혈관은 수축하고 이는 심혈관에 부담을 주게 된다. 이 스트레스 호르몬이 눈물과 함께 몸 밖으로 배출되는 것이다. 즉, 우리 몸의 나쁜 물질을 제거해 주는 것이다.

눈물은 웃음과 함께 신이 인간에게 내려준 가장 큰 선물이자 우리 몸의 자연방어제이다. 웃음이 기분을 바꿔주고 면역력을 높이는 것처럼 울음도 스트레스를 해소시켜 몸과 마음을 건강하게 해준다. 이왕 울고 싶다면 마음껏 울어보자. 소리 높여 엉엉.

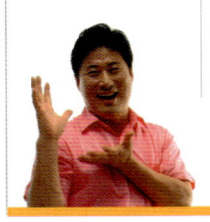

웃음꾼이 되자

1997년 IMF 이후 그나마도 잘 웃지 않던 우리 국민은 더욱 더 웃지 않게 되었다. 하여 왜 그렇게 웃지 않느냐고 물으면 대다수의 사람들은 웃을 일이 있어야 웃지 않느냐, 정치도 경제도 모두 울 일뿐이니 억지웃음도 하루 이틀이지 않느냐고 반문한다. 이보다 좀 나은 경우가 얼굴은 웃고 있어도 마음은 울고 있는 사람들이다.

대규모 정리해고를 앞두고 있는 J씨는 소화가 안 되고 이유 없이 몸무게가 빠져 병원을 전전하기 시작했다. 하지만 진단결과는 특별한 이상이 없다는 것이었다. 그 후로도 여기저기 병원을 전전하다가 겨우 알게 된 병명은 스마일마스크 증후군이었다. 증상은 식욕이나 성욕이 떨어지고 복통이나 두통을 동반하며 정신적으로 심하게 위축되는 것이다. 이보다 더 위험한 것은 우울증이 수위를 높여가면서 느끼게 되는 자살충동이었다.

우울증이 자살충동으로까지 이어지는 것은 참으로 위험한 상황이다. 실제로 자살로 이어지기 쉽기 때문이다. 이러한 위험한 상황까지 가지 않기 위해서는 철저한 예방법이 필요하다. 예방법이라고 해서 거창하거나 어려운 일이 아니니 다함께 실행해보도록 하자.

'한 번 웃으면 한 번 젊어진다(一笑一少)', '웃는 문으로 만복이 들어온다(笑門萬福來)' 라는 말처럼 웃음은 건강과 동시에 복을 가져다주는 행복메신저이다. 그렇게 훌륭한 명약을 우리 몸에 지니고 다니면서도 묵혀두기만 한다는 것은 바보스러운 짓이 아닐 수 없다. 웃음은 신이 사람에게만 내려준 축복이다. 신이 내린 그런 축복을 어떻게 활용하느냐가 자신의 건강은 물론 성공 여부를 결정하는 중요한 척도이다.

웃음꾼의 '무조건 5계명'

첫째, 무조건 웃자. 손가락질 당할 염려는 말라. 그것과 당신의 건강을 맞바꿀 생각이 없다면!

둘째, 무조건 잘 먹자. 살찌는 걱정은 말라. 잘 웃는 사람은 아무리 먹어도 살이 찌지 않는다.

셋째, 무조건 잘 자자. 잘 자면 피로가 풀리고 피로가 풀리면 아침이 상쾌해진다. 상쾌한 아침에 웃는 웃음은 천금을 주고도 사지 못한다.

넷째, 무조건 유머는 외우자. 남들을 웃길 수 있는 자료를 충분히 보유하고 있자. 모두 재산이다.

다섯째, 무조건 외운 유머는 반드시 써먹자. 사람들을 앉혀놓고 웃겨 보라. 사람들이 웃지 않는다고 해서 긴장하거나 당황하지 말라. 웃음을 만드는 일도 훈련이 되면 노하우가 생긴다.

이처럼 웃음이 인체의 활력소임에도 불구하고 우리나라 사람들은 여전히 울거나 웃지 않으려는 습성이 있다. '남자는 평생 세 번만 울어야 된다' 느니 '여자가 웃음이 헤프면 복이 달아난다' 느니 하는 유교적 영향 때문이다. 하지만 이제는 시대가 바뀌었다. 울 줄 아는 남자의 가슴이 진정 웃을 줄도 아는 것이며 여자가 웃으면 그 여자의 주변이 덩달아 밝아지는 게 현실이다.

웃음도 연습이 필요하다. 억지로라도 웃는 연습을 자주 하다보면 어느새 찡그린 표정은 사라지고 점차 얼굴이 밝아진다. 웃음이 그 효과를 발휘하기 시작하는 것이다. 웃음의 효과는 이미 현대의학을 통해 과학적으로 증명된 바 있다. 이제는 우리가 그 효과를 어떻게 활용할 것인지가 문제일 뿐이다. 활용하는 방법과 장소, 상황에 따라 웃음은 여러 가지로 작용할 수 있다.

취직을 위한 면접에서도 유머감각은 이제 필수조건이 되었다. 그 실례로 기업 인사담당자 10명 중 8명은 적절한 유머가 면접 때 도움이 된다고 생각하는 것으로 조사됐다. '인크루트' 가 기업 27개, 중소기업 42개 등 69개사 인사담당자를 대상으로 조사한 결과, '면접 시 적절한 유머가 플러스 요인이

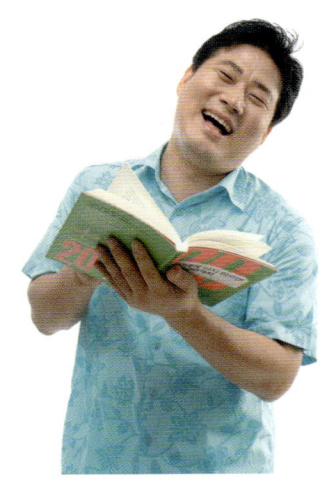

된다'고 답한 사람이 전체의 82.6%인 57명에 달했으며, 구직자들의 74.9%가 '면접시 적절한 유머가 합격에 도움을 줄 수 있다'고 답했다고 한다.

하지만 이러한 통계적인 수치와 조사에도 불구하고 유머를 너무 남용한다거나 상황에 맞지 않게 유행어를 구사하는 일은 오히려 감점요인이 될 수 있으니 주의해야 한다.

유머를 자연스럽게 구사하려면 상황과 듣는 이의 수준에 맞추려는 노력이 필요하다. 아무리 재미있는 얘기라고 하더라도 해도 되는 자리가 있고 안 되는 자리가 있는 법이다. 남을 억지로 웃기려고 한다거나 고급 유머라도 알아듣지 못하는 사람이 있다면 무용지물인 것이다. 나름대로는 유머랍시고 했는데 사람들이 웃지 않으면 아무 일 없었다는 듯 살짝 넘어가는 요령도 필요하다.

그래서 남을 웃길 때도 주의사항이 있다. 반드시 예의를 지켜야한다는 것이다. 불쾌감을 주거나 수치심을 유발하는 유머는 금물이다. 제스처와 표정, 사투리 등을 적절히 활용하는 것도 좋은 방법이다. 유머의 효과를 배가시키기 때문이다. 유머가 너무 길면 지루하기 때문에 적당히 조절하는 테크닉도 필요하다. 결정적인 말을 들려주기 직전에 약간 뜸을 들인다든가, 이야기를 하는 도중 어느 한 대목에서 강조점을 두어야 한다.

또한 유머를 들려줄 대상이나 시간, 상황을 충분히 고려하는 지혜도 있어야 한다. 가령 신체적인 장애를 가진 사람 앞에서 신체적 핸디캡에 얽힌 유머를 하는 일 등은 피해야 한다. 그리고 유머를 말하기 전 머릿속으로 한번 정리해보는 것도 필요하다. 아무리 외우고 있던 유머라도 중간에 빠지는 내용이 생긴다면 매끄러운 이야기가 되지 않기 때문이다. 또 이른 아침부터 야한 유머를 아무렇지도 않게 하는 것도 예의에 벗어날 수 있으니 조심해야 한다.

사람의 집중력은 아무리 길어봤자 성인의 경우 15분을 넘지 못한다. 나이가 어릴수록 집중시간은 더 짧아진다. 이렇게 집중력이 떨어질 즈음, 산뜻한 유머 한 마디가 기분을 환기시켜 준다는 것은 한번쯤 경험해 본 사람이라면 다 알 것이다. 유머는 그래서 경제적이고 효율적인 생산방법이다.

적절한 유머는 기업의 프리젠테이션에서도 빛을 발한다. 맛깔난 양념처럼 유머가 보태진다면 설득력과 호소력에 더 큰 효과를 발휘하게 되는 것이다. 이때 유머의 소재는 가능하면 발표할 내용과 연관되는 것이 좋다. 무엇보다 딱딱한 발표 분위기 속에서 원할한 흐름을 이어갈 수 있다는 장점이 있다. 이렇게 되면 듣는 대상으로 하여금 내용을 보다 정확하고 확실하게 각인시키는 효과를 얻을 수 있다.

이러한 효과를 위해서는 주제가 선명하게 드러나는 유머를 구사해야 한다. 또한 다른 사람들한테 한 적이 있는, 그래서 그들로부터 좋은 반응을 얻었던 유머를 구사하면 좋다. 실패할 확률이 훨씬 낮아지기 때문이다. 때에 따라 자신의 약점이나 허점을 이용해서 유머를 구사하는 것도 좋다. 이런 경우 친근감이 더욱 두터워진다.

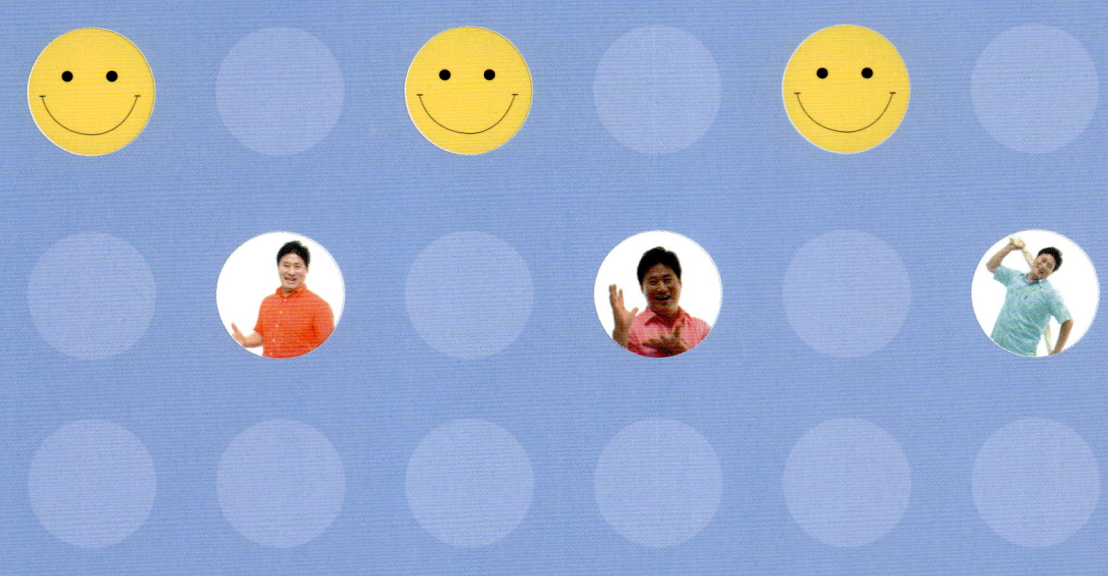

PART 04

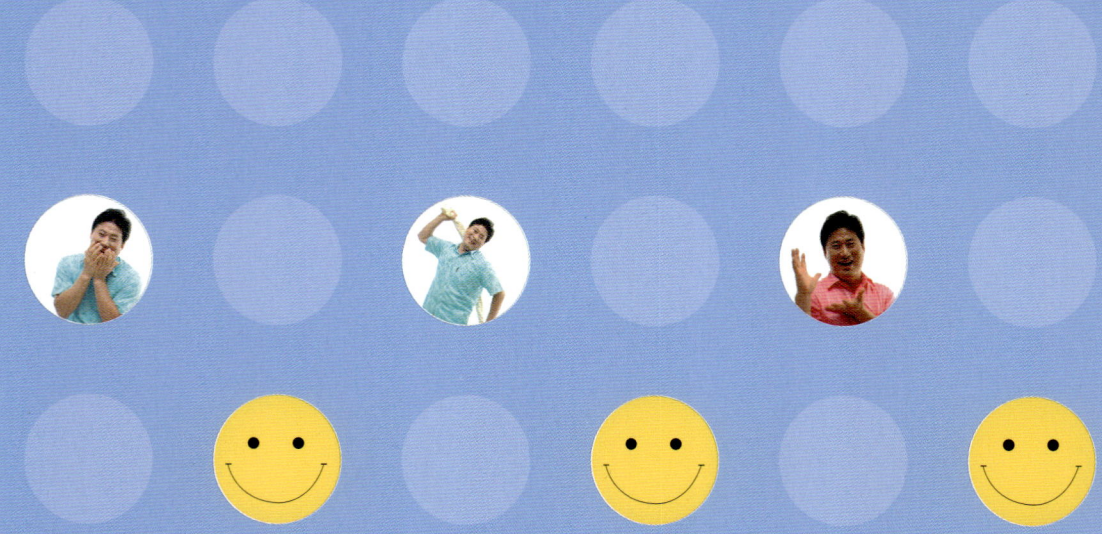

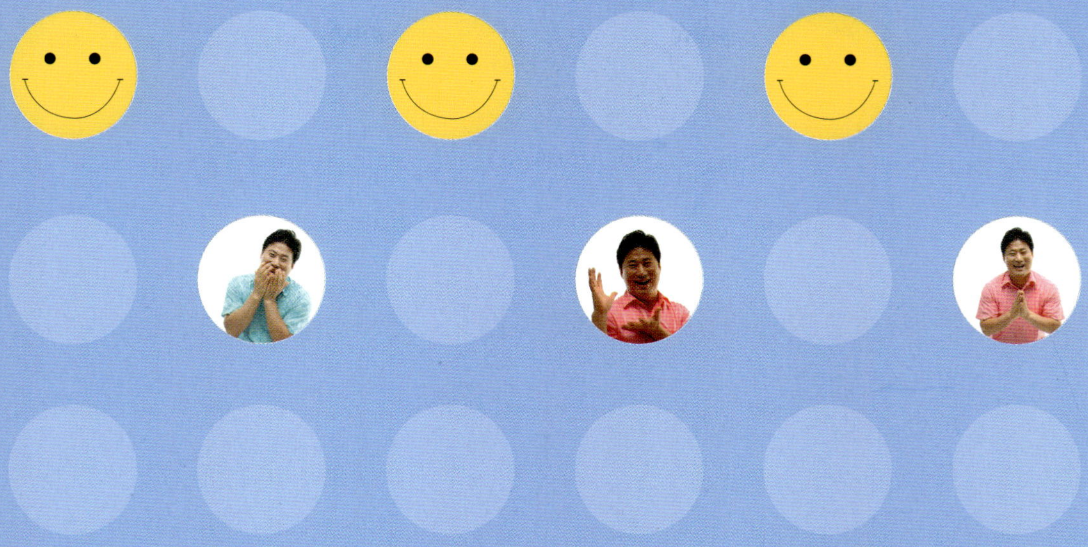

웃음치료가
내 몸을 고친다

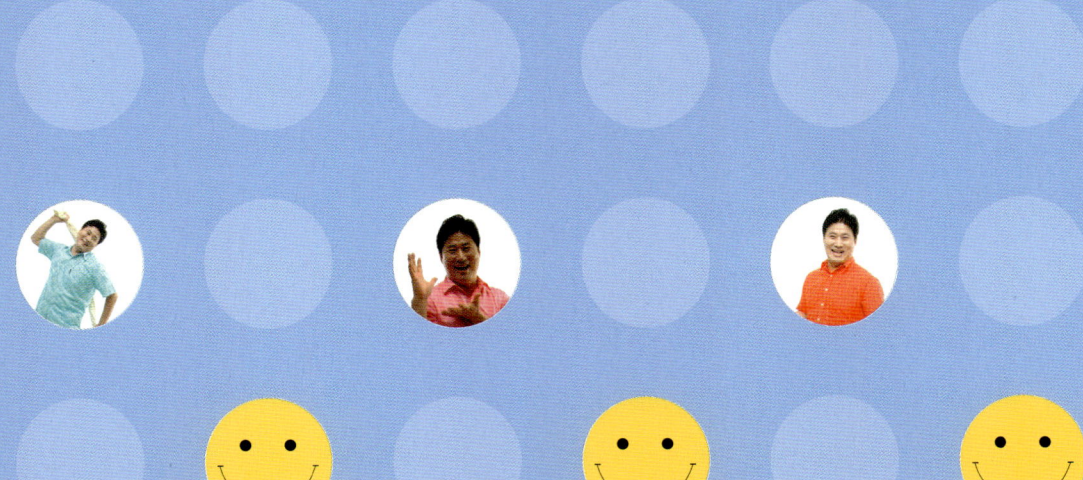

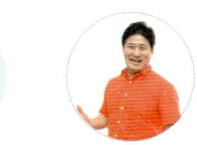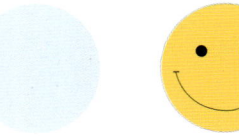

18세기 영국에서는 '유머리스트'라는 말이 기지와 위트를 갖춘 감각의 소유자라는 칭찬이었다고 한다. 하지만 우리 사회에는 남을 잘 웃기는 사람은 미덥지 않거나 싱거운 사람이라는 선입견이 존재한다.

그러나 이제 세상도 바뀌고 문화도 바뀌었으며 무엇보다 웃음에 대한 인식이 달라졌다. 이제 어느 자리, 어느 사람들과 어울려 있어도 잘 웃기는 사람으로 인식되면 영웅이 되는 세상이다. 진정한 웃음꾼 말이다.

인간의 뇌는 격렬한 통증이나 심한 스트레스에 직면하면 방어기제가 작용하여 일종의 마약과 같은 호르몬을 분비하는 기능이 있다. 엔케팔린과 엔도르핀같이 뇌하수체에서 나오는 물질이 그 예로, 이러한 호르몬은 고통과 스트레스를 완화하는 역할을 한다.

예를 들어 출산하는 여자의 엔도르핀은 평소의 6배가 넘는 농도로 분비된다. 이렇게 분비된 엔도르핀이 출산의 고통을 저하시키는 것이다. 이처럼 엔케팔린과 엔도르핀은 일종의 마약과 비슷한 기능을 하기도 하는데, 마라톤과 조깅에 맛을 들인 사람이 좀처럼 그만두지 못하는 이유 역시 뇌가 마약성 물질에 흥분을 느껴 그 쾌감을 잊지 못하기 때문이라는 설이 있다.

외국의 경우, 이런 점을 이용해 웬만한 병원에서는 유머도서실, 유머이동문고, 코미디 치료단까지 운영한다. 뿐만 아니라 IBM 같은 첨단 기업에서도 연찬회에 유머 컨설턴트를 초빙해서 조직의 활력과 창의력을 촉발하는 데 웃음을 이용한다.

그럼에도 불구하고 우리나라에서는 아직도 웃음을 폄하하는 의식이 남아 있어 안타깝다. 조직에서의 치열한 경쟁을 치르느라 웃음은커녕 짜증과 걱정이 앞서는 사회라서 그럴지도 모른다. 하지만 그럴수록 더 웃어야 하고, 그래야 스트레스도 풀리는 것이다. 상대의 경계나 공격을 피할 수 있는 가장 확실한 무기도 역시 웃음이다.

한 아이가 태어나면 세상 속에서 많은 경쟁을 치르며 어른이 되어 간다. 이 과정에서 천사처럼 마냥 웃기만 하던 아이는 자라면서 점점 웃음을 잃게 된다. 즉, 엔도르핀 대신 놀 아드레날린이 발동하게 되는 것이다. 그렇게 되면 온몸은 공격, 방어 체제를 갖추게 되고 만병의 근원인 스트레스가 쌓이게 된다.

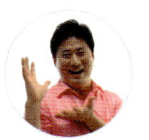 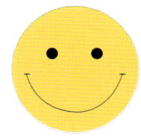 

T세포, B세포, NK세포 등의 정체가 하나 둘씩 밝혀지면서 이 세포들이 면역기능을 강화시킨다는 수많은 증거도 함께 드러나고 있다. 이런 기적의 세포에 못지 않은 치유효과를 가진 것이 바로 웃음이다. 웃음은 암을 예방할 뿐 아니라 자연치유력을 증가시켜 별다른 약을 쓰지 않아도 웬만한 병을 낫게 한다. 의사들의 비밀 중 하나는 '그냥 두면 자연히 낫는다' 는 사실을 환자에게 설명해 주지 않는다는 것이다. 그러니까 즐겁게 웃고 사는 사람에게는 병원이 필요 없다. 실제로 장수하는 사람의 특징은 잘 웃는 것이다. 결국 의사란 자연의 힘으로 고쳐질 때까지 환자의 마음을 밝게 해주는 사람이라고 보면 된다. 그런 까닭에서라도 하루 빨리 우리나라 병원에도 '웃음치료팀' 이 생겨나야 한다.

미국 캘리포니아대학의 통증클리닉에서는 거울 앞에서 웃는 표정을 지으라는 처방을 낸다. 아파 죽겠다는 사람에게 거울 앞에서 웃으라니, 그 말을 곧이곧대로 믿고 따라 할 환자가 과연 몇이나 될까 궁금하다. 하지만 그 효과는 놀라울 정도라고 한다. 이렇게 웃음으로 득을 보는 일이 어디 질병뿐이겠는가? 마음속의 적대감과 분노도 눈 녹듯이 풀린다. 웃음에는 강력한 전파력이 있어서 앙금을 풀고 화해의 계기를 만들기도 한다.

이게 웃음의 마력이다. 자, 이제부터라도 웃자. 그러면 주위에 저절로 사람이 모인다. 그뿐만이 아니다. 그 사람들에게 마력이 전염되어 그들 또한 웃게 만든다. 우리 생활 속 건강 대비책은 바로 '미소 짓는 습관' 이다.

짜증스러울 때 조용히 미소를 지어 보라. 짜증이 날아가고 즐거워진다. 일부러라도 웃자. 그래도 찡그리고 살겠다면 그거야 자유지만, 문제는 당신이 받아야 할 불이익이다. 그것까지 감수하고 싶진 않을 것이다. 웃자, 웃어서 손해 보는 일은 없다.

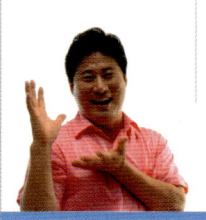

웃음치료란 무엇인가?

우리가 세상을 살아가는 동안 항상 웃을 일만 생긴다면 얼마나 좋을까. 하지만 세상은 그렇게 녹록하지 않다. 분노와 화가 치밀어 건강을 해치기도 하고 때로는 불행한 일이 일어날 때도 있다. 그렇게 해서 생긴 마음의 병과 육체의 질병을 치료하고자 하는 것이 바로 웃음치료이다. 즉, 우리의 몸과 마음, 정신과 환경의 역기능을 웃음으로 치료하는 것을 말한다.

신체적, 정서적, 정신적, 사회적, 문화적으로 불리한 상황을 웃음으로 예방, 재활, 치료하는 이 과정을 통해 우리의 오감을 자극하여 최대한의 효과를 꾀할 수 있다. 치료과정도 아주 단순하다. 웃음을 유발할 수 있는 맛, 소리, 그림, 글, 공연, 관람, 상상, 체험, 댄스, 노래, 관광, 레포츠, 레크리에이션, 유머, 퀴즈, 억지웃음 등을 통하여 치료하기 때문에 특별한 도구나 의료장비를 필요로 하지 않는다.

뿐만 아니라 치료 대상과 장소도 까다롭지 않다. 개인, 집단, 조직, 가족, 사회, 국가 모두가 해당될 수 있으며 생활이 가능한 모든 장소에서 가능한 일이 바로 이 웃음치료이다.

유머에 대한 감각을 기르고 생활화하는 데에는 운전을 배우는 것과 마찬가지로 계획과 노력이 있어야 한다.

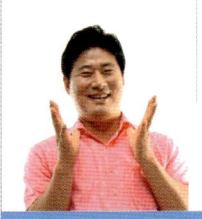

웃음치료사의 역할

웃음치료사란 개인에게는 몸과 마음, 정신, 환경의 역기능을 웃음으로 치료하고, 사회적으로는 사회병리현상을 해결하고, 가족과 종교에는 행복과 평안을 주며, 학교에는 수업집중력 향상과 편교육 실천을 도모하며, 기업에는 편경영으로 직원들의 사기를 15% 올리면 생산성이 40% 향상된다는 원칙을 전수하고, 병원과 복지시설에는 예방과 치료사로서 여러 가지 활동을 하는 전문가를 말한다.

웃음치료 전문가들은 지성, 덕성, 순발력 등의 총체적인 자격요건을 갖추고 프로그램의 철저한 준비와 진행에 융통성을 갖춘 사람이어야 한다. 또한 너무 권위적이거나 방임적이지 않은 합리적인 자세로 치료에 임해야 한다. 웃음치료사는 모든 프로그램에 있어서 과업(task)도 중요하지만 '어떠한 내용과 방법, 기술로 진행하는가' 라는 것과 '참가자들이 즐거운 마음과 성실한 태도, 정열을 가지고 참여하고 있는가' 를 파악하는 것이 훨씬 더 중요하다. 또한 이런 프로그램이 '집단의 목표(objective)에 따라 진행되고 있는가' 하는 문제도 주의 깊게 체크하면서 진행해야 한다.

1. 웃음치료 프로그램의 예시

일시	2006. 0. 0. 14:00~16:00
장소	교정기관, 연수원, 교실, 병원, 야외 등 모두 가능
대상	교정대상자, 학생, 성인, 노인, 가족, 기업, 발달장애인, 학부모
내용	웃음치료 강의와 실기 – 아래의 내용을 대상, 장소, 시간, 인원에 따라 선택적으로 실시한다.
목적	심신의 역기능을 치료한다. 사회성과 행복감을 향상시킨다. 자신감과 신뢰를 회복한다. 자존감을 높이고 감사함을 깨닫게 한다. 편교도소, 편교사, 편매장, 편경영을 실천한다.

[진행 요령]

구분	시간	내용	준비물
준비		웃음치료 도구준비, 좌석배열	도구
엔돌핀 나누기		진행자 덕담인사, 박장대소	음악
		나 이뻐 웃음인사	
		가위바위보 전체 칭찬인사(5~10명씩)	
		무아지경 천진난만 : 전체 웃음인사 나누기(5~10명씩)	
		노래하며 안마하기	
		노래하며 손뼉치기 123, 노래하며 반대동작	
		가라사대, 미꾸라지잡기, 상하좌우손뼉치기	
스트레칭		얼굴근육풀기, 엔케팔린 스트레칭 10종	음악
메시지		웃음의 효과, 임상결과, 뇌와 면역	빔 프로젝터
엔케팔린 나누기		웃기: 박장대소, 홍소, 폭소, 바꿔웃음, 최고 소원성취	기타, 노래방
		웃음노래: 앞으로, 서울구경, 웃어요, 하하하 송	
		전체 자유롭게 한 가지씩 퀴즈, 유머, 게임, 코미디 등 보여주기	
메세지		감사, 긍정훈련과 성공사고	
팀빌딩 네트워크		동물농장	음악
		세계의 여행	
		이웃을 사랑하세요	
		짜릿짜릿짜르르	
		참 만나서 반가워요, 댄스하며 친구 만나기	
		칭찬친구 만들기, 세계로 출발	
		마주보고 윤회폭소악수(전체), 축복 안아주고 악수	

약속다짐	자존감 높이기: 나는 누구인가 30가지, 열등감 삭제하기	필기도구
	칭찬하기 감탄사: 사랑해요, 고마워요, 오! 예! 짱! 10가지	
	10년 후 자화상 그리기	
메세지	웃음은 만병통치약이다	
준비	박장대소 웃음 파이팅, 1분 마음웃기	

2. 웃음치료의 목표

개인	웰빙, 창의력, 사회성, 유연성, 긍정적, 자신감, 표현력, 성취감
집단	친밀감, 팀빌딩, 네트워킹
가족	평안하고 행복한 삶
기관	편경영, 커뮤니케이션
종교	심신과 영혼의 안녕
국가	건전한 문화 창조, 창달

3. 웃음치료의 대상

웃음치료의 대상은 남녀노소 일반인이나 장애인, 모든 사람이 대상이 된다. 인격적으로나 신체적으로 완벽한 사람은 없다. 어느 정신분석연구소의 말을 빌리자면 누구나에게 어느 정도의 정신질환이 있다고 한다.

세상이 꼭 완벽한 인간을 요구하는 것은 아니지만 바람직한 인간을 요구하는 것은 사실이다. 다시 말해 인격적으로 성숙하고 신체적으로 건강한 사람을 필요로 하고 있다는 말이다. 이러한 조건에 맞추려는 모든 사람이 웃음치료의 대상이 된다. 그 대상을 구체적으로 나열하면 다음과 같다.

1) 신경증환자, 정신질환자, 정신박약자
2) 사회적, 정서적, 문화적 부적응자
3) 신체장애인-지체부자유인, 언어장애인, 시각장애인, 청각장애인
4) 질병환자-당뇨, 비만, 거식증 등

5) 특수대상자–약물중독자, 알콜중독환자, 마약중독환자, 폭력범, 도범, 부랑인

6) 지능적 장애인

7) 심리적 장애인–소심한 성격, 자신감 부족, 책임감 결여, 불안, 공포, 편견, 고집

8) 가정적, 일상생활, 행동규범 부적응자

9) 정년퇴직자, 퇴직자, 노인

10) 각종 스트레스를 갖고 있는 자

4. 웃음치료 장소

치료 장소는 따로 정해진 곳이 없다. 웃음치료 전문가가 있는 곳이면 바로 그곳이 치료 장소이기 때문이다. 그렇지만 환자의 상태에 따른 시설, 치료 도구의 세팅, 팀치료사 등의 조건을 갖춘 장소라면 더 효과적일 수 있다.

병원	일반병원, 정신병원, 군병원, 종합병원, 국립병원, 시립병원, 기업병원 등
사회복지시설	장애인시설, 요양원, 양로원, 복지관 등
물리치료시설	재활시설 등
특수시설	교정기관, 부랑시설, 알코올 치료시설, 주간보호시설 등
공공시설	국립, 시립, 구립, 군립지원 특수시설 등
사회교육시설	캠프장, 수영장, 헬스클럽, 에어로빅센터, 문화센터, 어린이집, 유치원, 학교, 사회교육 서비스 시설 등
개인 클리닉	관련 연구소, 관련 협회, 관련 상담소 등

5. 웃음치료사의 자격요건

- 뚜렷한 목적의식
- 탁월한 감각과 순발력
- 긍정적인 사고와 미래관
- 원만한 성격
- 합리적이고 객관적 사고
- 시사상식의 응용력
- 소수의 의견도 경청하는 자세
- 심신의 건전함과 건강함
- 지도력을 분산시키려는 노력
- 참여자들의 흥미와 욕구 측정능력
- 책임감과 성실
- 겸손과 예절

- 통찰력과 결단력
- 조직력과 자원 동원력, 섭외력
- 세밀한 기획 및 연출력
- 광고 준비와 효과적 홍보전략
- 응급처치방법 숙지
- 응용력과 융통성
- 창의력
- 결과에 대한 분석 및 평가
- 자료수집 연구
- 각 연령기의 인간발달과 심리 이해
- 위기 상황에 흔들리지 않음
- 관련 프로그램에 대한 지식과 기능 숙지

6. 진행 준비와 요령

[진행 준비]

- 참가자에 대한 사전 정보 파악

  −집단모임, 목적, 욕구, 인원수, 교육 수준, 성비율, 지역문화, 환경 등

- 장소의 사전답사 및 각종 시설의 유무 확인

  −교통편, 전기, 앰프, 운동장, 강당, 그늘, 화장실, 식수대 등

- 참가자들의 연령과 적응력 고려
- 참가자 모두가 참여할 수 있는 프로그램 준비
- 접촉(스킨십)을 많이 할 수 있는 프로그램 준비
- 프로그램의 여유 있는 준비
- 진행과정을 위한 치밀한 기획
- 새롭고 창조적인 프로그램 개발
- 진행할 때에 협조인 및 보조 진행자와 원만한 협력
- 게임도구 준비, 음향, 조명, 무대장치

- 명찰준비
- 잘 보이고 전달하기 쉬운 지도자의 위치 선정
- 30분 전에 모든 준비 완료

[진행 요령]

- 첫 모습이나 인상에 있어서 신비감과 친밀감을 보여준다.
  -10초 내에 기선을 잡는다. 등장 시 모습, 인상, 느낌, 멘트, 의상, 스폿게임, 악수, 가위바위보, 칭찬, 인사말, 매직, 가장 잘하는 특기 등을 보여준다.
- 진행하면서 참가자 모두와 눈을 마주치고, 되도록 모든 사람들의 이름을 불러주며, 성의 있는 칭찬과 자연스러운 스킨십이 이루어지도록 노력한다. 친밀감을 유도하면 참가자들이 지도자에게 몰입하게 되므로 진행이 훨씬 수월해진다.
- 진행표나 메모지를 미리 만들어 참고한다.
- 첫 인사 할 때 표정, 몸짓, 시선, 목소리, 의상 등 자신감 보여준다.
- 모임의 목적과 프로그램의 가치에 대해 짧은 시간 내에 설명한다.
- 맨 처음 무대에 등단해서는 분위기조성 게임으로 관심을 집중시킨다.
- 맨 처음 시작하는 게임은 자연스럽게 서로 접촉할 수 있는 노래게임으로 하는 것이 좋다.
- 전체가 명찰을 달게 하고 이름을 자주 불러 준다.
- 모임의 임원소개 및 전체참가자 소개시간을 갖는다.
- 시간(시작과 마무리)을 엄수한다.
- 장소, 대상과 분위기에 맞는 의상과 액세서리를 착용한다.
- 가능한 남녀노소 구별을 하지 않는다.
- 게임의 방법과 규칙에 대하여 친절하게 설명하고, 시범을 보인다.
- 판정은 공정하게 한다.
- 확신과 열정, 자신감을 갖고 진행한다.
- 융통성 있는 프로그램으로 공백이 없는 진행을 한다.
- 재치 있는 유머감각과 매끈한 전달력이 중요하다.
- 벌칙은 금물이다.

- 적절하고 의도적인 칭찬을 한다.
- 대화가 정체될 때는 활달한 사람부터 시작한다.
- 구령은 부드럽고 힘차게 한다.
- 소외되는 사람과 하위집단(서브그룹)을 파악하여 참여를 유도한다.
- 흥미진진하기 위해서는 홀짝으로 조를 나누어 선의의 경쟁을 유발한다.
- 장시간 진행될 때에는 지도자의 서있는 위치를 바꿔준다.
- 프로그램의 순서와 대형을 바꿀 때에는 다음 순서와의 연결이 끊어지지 않도록 한다.
- 간단한 상품을 준비하여 분위기를 고조시킨다.
- 클라이맥스 포착을 잘해야 한다.
- 마무리 때는 모두 일어서서 원을 만들어 양손을 잡게 하거나 어깨동무를 하게 하여 의미 있는 노래를 부르도록 유도한다.
- 마지막 전체 작별인사는 '석별의 정'이나 '만남'을 같이 부르거나 블루투스로 배경음악을 틀어놓고, 지도자는 임의의 한 사람을 불러 안쪽 원으로 돌아서게 하여 왼쪽으로 계속 악수와 인사를 나누며 원점까지 돌게한다. 이때 옆 사람도 차례대로 줄줄이 따라 돌게 한다(행운을 빌어 주는 인사 나누기).
- 지도자의 마무리 인사와 의미 있는 코멘트는 참가자들로 하여금 의미 있는 노래를 하게 하되 1절은 가사로, 2절은 허밍으로 하게 하여 허밍을 하는 도중에 실행하면 효과적이며 멋도 더 있다.
- 프로그램의 시작과 마무리 때에 적절한 멘트를 활용한다.
  예) *시작(프로그램의 목적, 기능, 중요성 등 설명, 노래시작) 멘트
    - 덴마크 속담에 '혼자 있을 땐 책을 읽고 둘이 있을 땐 대화하고, 셋이 있을 땐 즐겁게 노래하자'라고 했습니다. 이 시간 다함께 한마음 한목소리로 '사랑해' 노래를 불러봅시다.
  *마무리(새로운 인생의 설계, 다짐, 출발 등 조언) 멘트
    - 20세기의 최고의 성자 슈바이처박사는 이런 말을 했습니다. '이 세상 최대의 이단은 교리상의 문제가 아니라 바로 사랑하지 않는 것이다'라고 말입니다. 플라톤은 '사랑을 하고 있을 때는 누구나 시인이 된다'고 말했습니다. 믿음, 소망, 사랑 중에 '사랑'이 최고입니다. 이제 이러한 사랑을 새롭게 출발합시다.

■ 집단지도에 있어서 프로그램의 목적은 참가자들의 바람직한 변화를 꾀하는 것이기 때문에 유능한 지도자는 그 집단의 주연배우가 되는 것이 아니라 중간에 서서 조역자 역할을 할 뿐이다. 그러므로 참가자들 모두가 주연배우가 될 수 있도록 '보이지 않는 힘'으로 지도해야 한다.

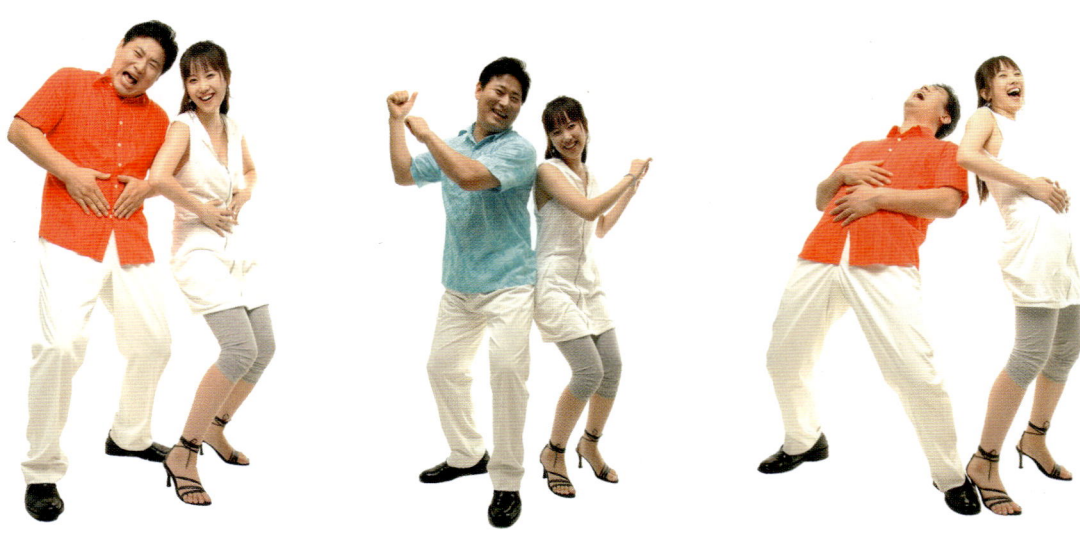

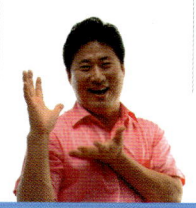

웃음치료를 위한 레크리에이션 40선

1. 노래하며 안마하며

대형 앉거나 일어서서

효과 긴장풀기, 집중력, 기억력, 사회성, 순발력, 협응력, 근력

1 먼저 간단한 스트레칭으로 손깍지를 끼게 하여 손목과 손가락을 돌려 근육을 풀어주고, 양팔을 뒤로 길게 펴서 기지개를 켜게 한다.

2 그 다음 오른쪽으로 전체가 돌아서 앉게 한 후, 빠른 노래를 하며 안마를 하게 한다. 안마는 오른쪽, 왼쪽, 앞 사람 두드리기, 주무르기, 꼬집기, 허리 만지기, 간지럼 태우기 등을 즐겁게 하도록 주문한다.

3 이와 같은 동작들이 익숙해지면 이번에는 리더의 '하나, 둘, 셋, 넷'의 구령에 따라 아래와 같이 활동을 하게 한다(이때는 빠른 박자의 노래를 부르며 한다).

> 하나 – 오른쪽 사람의 어깨를 안마한다.
> 둘 – 왼쪽 사람의 어깨를 안마한다.
> 셋 – 엉덩이를 들썩거리며 손뼉친다.
> 넷 – 옆 사람 간지럼 태우기를 한다.
> 다섯 – 일어서서 춤을 춘다.
> 여섯 – 손잡고 오른쪽으로 8스텝 한다.
> 일곱 – 손잡고 왼쪽으로 8스텝 한다.
> 여덟 – 손을 위로 잡고 가운데로 모인다(8스텝).
>   (아니면 서로의 어깨를 잡은 상태에서 오른쪽 다리를 위로 찬다.)
> 아홉 – 손을 아래로 내리면서 뒤로 간다(8스텝).
>   (아니면 서로의 어깨를 잡은 상태에서 왼쪽 다리를 위로 찬다.)
> 열 – 세 사람 이상을 찾아가서 배꼽을 찔러준다.
> 열하나 – 하던 동작을 멈춘다.

하나에서 다섯까지는 앉아서 하는 것이 적당하고, 여섯부터 열하나까지는 큰 공간에서 일어서서 하면 재미있게 진행할 수 있다.

2. 따라 비벼 발라 세워

대형 앉아서

효과 집중력, 순발력, 분별력, 자신감, 시공간 인지능력

1 리더가 헤어크림 병을 들어 따르는 동작을 한다. 즉, 왼손바닥의 안쪽이 하늘로 향하게 하고 오른손 엄지는 따르는 동작을 취한다. 그 다음은 양 손바닥끼리 비비는 동작을 하고 양손을 머리에 대고 바르는 동작이다.

2 참가자들은 리더가 말한 대로 그 말과 행동을 따라서 해야 한다. 요령은 리더가 '따라, 비벼, 발라'의 순서를 바꿔면서 동작과 말을 다르게 하는 것이다.

> 예) '따라, 비벼, 발라'에서 사회자는 말로 '비벼'하면서 '바르는' 동작을 취한다. 그러면 참가자들은 '비비는' 동작을 해야 하는데, 대부분 '바르는' 동작을 취하고 만다.

3 이 게임은 말과 행동이 틀리도록 유도하는 활동으로 매우 재미있다.

4 위 세 가지 행동이 숙달되면 '세워'(양손을 머리위로 세우는 모습)를 넣어 네 가지 주문을 해본다. 그러면 더욱 혼동되어 재미있다.

3. 큰 빵 작은 빵, 긴 떡 짧은 떡

대형 앉아서

효과 집중력, 협응력, 분별력, 기억력, 자신감, 표현력, 언어능력

1 리더가 양손을 가지고 좌우로 넓게 벌렸다가 다시 가운데로 좁히며 동시에 '큰 빵, 작은 빵'이라고 크게 말한다. 그리고 다시 양손을 상하로 크게 벌리고 좁혀 '긴 떡, 짧은 떡'이라고 크게 말한다. 이때 참가자들로 하여금 리더의 말과 행동을 따라서 하도록 연습을 시킨다.

2 이번에는 리더가 한 말과 행동에 대하여 반대말과 동작을 하도록 한다. 즉, 리더가 동작과 함께 '큰 빵, 작은 빵'이라고 하면 참가자들은 이어서 동작과 함께 '작은 빵, 큰 빵'이라고 하도록 한다.

3 차츰 익숙해지면 빠르게 하면서 복잡하게 섞어서 진행을 한다. 이렇게 하면 대부분의 참가자들은 말과 양손을 얼버무려 자연스레 폭소가 터지고 만다.

4 참가자들은 항상 리더의 말과 행동에 반드시 반대로 해야 한다.

예) 큰 빵 ➡ 작은 빵

　　작은 빵 ➡ 큰 빵

　　큰 빵, 작은 빵 ➡ 작은 빵, 큰 빵

　　긴 떡, 짧은 떡 ➡ 짧은 떡, 긴 떡

　　긴 떡, 큰 빵 ➡ 짧은 떡, 작은 빵

　　큰 빵, 작은 빵, 긴 떡, 짧은 떡 ➡ 작은 빵, 큰 빵, 짧은 떡, 긴 떡

　　짧은 떡, 큰 빵, 긴 떡, 큰 빵, 작은 빵 ➡ 긴 떡, 작은 빵, 짧은 떡, 작은 빵, 큰 빵

4. 말 수에 따라 박수치기

대형 앉아서

효과 집중력, 순발력, 협응력, 분별력, 기억력, 자신감, 표현력

1 리더의 말 수에 따라 전체 참가자들이 박수를 치기도 하고, 퀴즈를 내어 이것을 맞힌 두 사람을 앞으로 나오게 하여 리더가 익살스런 질문을 할 때 그 말 수에 따라 두 사람이 박수를 치기도 한다.

5. 땅 따당

대형 앉아서

효과 순발력, 집중력, 기억력, 자신감, 표현력, 언어능력

1 리더가 '땅' 하면 참가자들은 '따당' 해야 한다. 그리고 '따당' 하면 '땅' 해야 하는 것이다. 아래와 같이 자주 바꿔서 하면 재미있다.

그 외 소재 : 큰 얼굴, 작은 얼굴, 긴 장대, 짧은 장대, 큰 호박, 작은 호박, 긴 호박, 짧은 호박 등

예) 땅 ➡ 따당

　　따당 ➡ 땅

　　땅, 땅 ➡ 따당, 따당

　　따당, 따당 ➡ 땅, 땅

　　땅, 따당 ➡ 따당, 땅

　　따당, 땅, 땅 ➡ 땅, 따당, 따당

2 분위기에 익숙해지면 빠른 속도로 총을 쏘고 참가자들이 대답을 하도록 한다. 총은 오른손 주먹을 가볍게 쥐고 집게손가락을 펴서 하면 '주먹총'이 된다.

3 '땅' 외에도 짠−짠짠, 뻔−데기, 쿵−짝짝, 칙칙−폭폭 등이 있다.

6. 모델과 모델

대형 일어서서

효과 사회성, 친밀감, 집중력, 협응력, 분별력, 기억력, 표현력

준비 눈가리개 5개

1 각 조별로 두 사람씩 앞으로 나오게 하여 한 사람은 눈가리개로 눈을 가리고 한 사람은 눈가리개를 하지 않고 괴상한 자세를 취한다(양팔, 다리, 허리 이용).

2 눈을 가린 사람은 괴상한 포즈를 취한 자기 짝의 몸을 더듬어 자기도 이와 똑같은 포즈를 취한다. 여기서 가장 비슷하게 한 팀이 승리하게 된다.

3 눈을 가리고 여기저기 더듬을 땐 장내에 폭소가 터지고 만다.

7. 집어! 놔!

대형 앉아서

효과 순발력, 집중력, 협응력, 분별력, 시공간 능력

준비 손수건, 사탕, 바둑알 등

1 서로 맞대고 앉아 손수건을 바닥이나 무릎 위에 놓고 리더가 '집어' 하면 빨리 집고 '놔' 하면 놔야 한다. 이와 반대로도 구령하는데 이때 '집어' 하면 '놔' 야 하고 '놔' 하면 집어야 한다.

8. 위로 아래로 꽝!

대형 앉아서

효과 균형력, 집중력, 협응력, 분별력, 자신감, 시공간 인지능력

1 두 사람이 주먹을 쥐고 서로 하나씩 엇갈리게 4층으로 쌓아올린다. 그리고 리더의 구령에 따라 '위로', '올려', 'UP' 하면 맨 아래에 있는 주먹을 맨 위로 올리고, '내려', '아래로', 'Down' 등을 하다가 갑자기 '꽝' 한다. 구령의 반대로 하면 더욱 재미있다.

2 리더의 '꽝' 하는 구령이 나오면 맨 아래에 있는 주먹이 맨 위의 주먹을 칠 수 있는 게임이다.

9. 우리 팀의 IQ

대형 일어서서

효과 기억력, 집중력, 자신감, 표현력, 수리력

준비 긴 작문이나 노래가사 카드, 볼펜 5자루, 종이 5장

1 각 팀별로 종대로 길게 서게 한 후 각 팀 5명의 대표 주자를 15미터 정도 목표물이 있는 앞으로 나오게 한다. 리더는 미리 작성해 놓은 긴 작문의 카드를 보여 주고 이것을 1분 동안 외우라고 한다.

2 1분이 지나면 리더는 이 작문 카드를 주머니에 넣는다. 그리고 각 대표주자끼리 간격을 3미터 정도 거리를 두고 서있게 한다. 이어서 그 다음 주자들이 리더의 구령소리에 따라 각 팀 대표주자들에게 달려가 그 작문의 내용을 구두로만 전달받는다.

3 이때 대표주자들의 전송이 끝나면 다른 한 곳에 모이도록 한다.

4 이러한 방식으로 계속 한사람씩 나와서 릴레이하는데, 이렇게 하여 제일 마지막 주자는 리더가 준비해둔 볼펜과 종이를 받아 앞 주자로부터 전달받은 긴 작문을 기억하여 종이에 써내려간다.

5 리더는 이것을 모두 수거하여 다시 다 모인 자리에서 먼저 원래의 긴 작문을 읽어 주고 나서, 이어서 각 팀별로 전송한 작문을 읽어 본다.

6 그런데 작문의 내용이 앞뒤가 맞지 않고 상이하게 되어 있어 참가자들이 폭소를 터트리고 만다.

10. 기수 서수 대기

대형   일어서서

효과   기억력, 집중력, 분별력, 자신감, 성취감

1 전체적으로 순서를 정하고 홀수 번호에 해당되는 사람은 기수로, 짝수 번호의 사람들은 서수로 말한다.

2 이 게임에 익숙해지면 반대로 해도 된다. 홀수는 영어로, 짝수는 서수로 바꿔 할 수도 있다.

11. 하나 둘 셋

대형   일어서서

효과   균형감각, 집중력, 순발력, 지구력, 협응력, 분별력, 시공간 인지능력

준비   분필, 색테이프

1 이 게임은 운동을 겸할 수 있는 매우 즐거운 활동으로 남녀 구분하여 시합을 하거나 남녀 혼합하여 동시에 시합을 하는 것도 재미있다. 이 활동은 어느 정도 크기의 공간(가로 10미터, 세로10미터)이 필요하다.

2 리더는 아래의 그림과 같이 분필로 2개의 라인을 그려놓고 각 지점의 번호를 참가자들에게 알려준다.

3 참가자들은 '하나' 라인에 서 있다가 리더가 '둘' 하면 '둘' 지역으로 뛰어가야 한다. 이때 가장 늦게 뛰어간 사람은 탈락이다.

4 또한 리더가 '셋' 하면 '셋' 지역으로 뛰어가야 한다. 이때에도 가장 늦게 도착하면 탈락이다.

5 리더는 '하나, 둘, 셋'을 그대로 하지 말고 '하나' 하다가 '셋', '둘', '셋' 등의 방법으로 참가자들로 하여금 정신을 헷갈리게 한다. 예를 들어 '하나', '하나' 하게 되면 대부분의 참가자들이 '둘' 지역을 예상하고 뛰어가려다 '둘' 지역을 밟고 만다. 이때 '둘' 지역에 발이 옮겨 있으면 탈락이다.

12. 야채장수

대형 앉아서

효과 기억력, 집중력, 순발력, 분별력, 자신감

1 리더는 야채장수가 팔고 있는 물건들을 한 가지씩 말할 때 참가자들은 손뼉을 한 번씩 세게 치고 그 외의 것을 말할 때(멸치, 된장, 고추장, 딸기잼 등)는 손뼉을 치지 않는 게임이다.

2 야채장수 외에 생선장수, 과일장수로 바꿔 해도 된다.

13. 빙고

대형 앉아서

효과 기억력, 집중력, 성취감

준비 메모지, 볼펜

1 가로 세로 20칸씩 그려진 메모장을 만들어 나눠주고 본인이 알고 있는 나라 이름을 메모장에 기록하게 한다. 그리고 사회자가 한 국가씩 이름을 불러주면 동그라미로 표시를 하게 한다. 이때 동그라미가 가장 많은 사람이 승리하게 된다. 나라 이름 외에도 꽃, 강, 나무, 음식, 사람 이름 등을 말해도 된다.

14. 목록 말하기

대형 앉아서

효과 기억력, 집중력, 성취감, 상상력

준비 메모지, 볼펜

1 빙 둘러 앉아 리더가 '나무' 하면 나무의 이름을 한 가지씩 말하도록 하고 '꽃' 하면 꽃 이름을 말하도록 한다.
   예) 열매, 국가, 산, 강, 웃기는 이름, 생선, 동물, 새 등

15. 노래박사

대형 앉아서

효과 기억력, 동심 향수, 집중력, 언어능력

1 리더가 어떤 조를 지적하여 "무슨 노래?"라고 하면 그 조는 그 노래를 해야 한다. 이렇게 하여 조를 자주 바꾸어 지적하면 노래를 많이 하는 조가 승리하게 된다.

2 처음에는 쉬운 동요만 하다가 차츰 분위기에 익숙해지면 동요, 옛날 노래, 가요, 계절 노래 등으로 섞어가며 지적한다.
예) 몇 조 동요를, 몇 조 가곡을, 몇 조 옛날 노래를

3 한 번 불렀던 노래는 다시 하면 안 되며, 리더는 가능하면 노래를 끝까지 다 부르지 않고 앞부분만 간단히 하게 하고 이어서 다른 조를 지정한다. 동시에 모두 지적해도 재미있다.

16. 노래하며 반대동작

대형 앉아서

효과 집중력, 순발력, 분별력

1 다함께 노래하는 도중 리더가 어떤 율동을 하게 되면 참가자들은 반대로 따라해야 한다. 즉, 노래에 맞추어 리더가 손을 올리면 반대로 손을 내리는 동작을 하면 된다. 이외에도 상하, 좌우 동작 등 양손을 가지고 하면 재미있다.

17. 나는 네로황제

대형 앉거나 일어서서

효과 자신감, 표현력, 잠재력

준비 댄스음악, 상품

1 리더는 네로황제가 되고 참가자들은 신하가 되어 황제가 신하들에게 여러 가지로 명령을 내린다.

황제 :	(당당하게)나는 성질 더러운 황제다.
신하들 :	예으이(두 손바닥을 펴서 비비며 고개를 숙인다).
황제 :	만약, 나의 명령을 듣지 않으면 손톱(발톱, 머리카락 등)을 뽑겠느니라. 알겠느냐?
신하들 :	살려만 주십시오. 무엇이든지 하겠습니다(고개를 숙이고 손바닥을 비빈다).
황제 :	좋다. 너희들이 분명히 내 말을 듣겠다고 하였다.
신하들 :	예으이.
황제 :	너, 너, 너, 앞으로 나와!(조별로 1사람씩 뽑는다.) 지금부터 자기 조의 명예를 걸고 음악에 맞춰 춤을 정신없이 춰야 한다. 알겠느냐?(댄스음악을 틀어준다). 춤추기 외에도 노래 부르기, 동물 흉내내기, 기타 장기자랑을 해도 재미있다. 황제는 가장 잘하는 사람에게 상을 내린다.

18. 노래하며 치면서 문지르기

`대형`   앉아서

`효과`   협응력, 균형감각력

1 왼손으로 가볍게 주먹을 쥐어 자기의 왼쪽 어깨를 쳐주고 오른손은 납작하게 펴서 자기의 배를 상하로 문지른다. 이러한 두 가지 동작을 동시에 노래에 맞춰 하면 무척 재미있다. 리더는 노래하는 중간에 '손 바꿔'나 '헤이'로 신호를 해 동시에 손동작을 바꾸도록 주문한다.

19. 끝말 이어가기

`대형`   앉아서

`효과`   기억력, 집중력, 창의력, 상상력, 언어능력

1 끝말 이어가기 : 사장–장기–기술

2 세글자의 중간단어 이어가기 : 지중해–중국어–국사봉–사나이–나이테

3 연상단어 이어가기 : 길다–바나나–원숭이–장난꾸러기–개그맨–방송국

4 고사성어 말하기 : 사필구정–이구동성–우이독경

20. 함정 노래

대형 앉아서

효과 집중력, 순발력, 언어능력

1 가사가 반복되는 노래를 선정하여 반복되는 가사는 빼고 노래하는 게임이다.

> 예) 아버지는 나귀 타고 장에 가시고
>   나의 살던 고향은 꽃피는 산골
>   산 위에서 부는 바람 시원한 바람
>   아름다운 노래 정든 그 노래가
>   토요일 밤 토요일 밤에 나 그대를 만나리
>   저 논 속에 맹꽁이가 울어 제끼네

21. 이구동성

대형 앉아서

효과 집중력, 협동심, 분별력, 성취감, 언어능력

준비 낱말을 쓴 메모지 5~6장

1 4명을 앞으로 나오게 하여 낱말을 한 자씩 알려주고 리더의 신호소리와 함께 한 자씩 큰 소리로 동시에 말하도록 한다. 예를 들어 '남행열차'라고 가정하면 4명이 동시에 소리를 외치기 때문에 참가자들은 무슨 소리인지 모른다.

2 이 게임은 낱말을 맞추는 팀이 승리하게 되는데 정답을 한 번에 맞힐 수 없으므로 리더는 여러 번 구령을 해주고 또 소리를 외치는 사람은 혀를 굴리면서 짧게 말하면 맞히기가 힘들 것이다.

3 노래제목 외에 다른 낱말도 가능하다.

> 예) 노발대발, 대한민국, 신혼여행, 왁자지껄, 개똥벌레, 우거지국, 세종대왕,
>   헐레벌떡, 내발산동, 과수원길, 곰발바닥, 징검다리 등

22. 그대여!

대형 앉아서

효과 심폐지구력, 자신감, 스트레스 해소

준비 마이크 세트

1 5사람 정도 앞으로 나오게 하여 '선생님'이나 '누구 씨'라는 말 중에 하나를 선택해서 이것을 가장 길게 빼는 사람이 승리하게 한다.

2 일렬횡대로 서게 한 다음, 리더의 신호에 따라 동시에 큰 소리로 애절하게 부르도록 한다. 이때 리더가 마이크로 여기저기에 대보면 그야말로 기이한 소리가 들린다.
예) 순자씨~씨이이이

23. 물종이 연지곤지

대형 앉거나 일어서서

효과 얼굴마사지, 지구력, 성취감

준비 작게 조각낸 신문지(가로 3센티) 30개, 물이 든 종이컵

1 각 팀에서 2명씩 앞으로 나오게 하여 물 먹인 종이를 이마와 양볼에 하나씩 붙여 준다. 리더의 신호소리와 함께 이것을 가장 빨리 하는 사람이 승리하게 되는데 이때 손으로 떼거나 머리를 흔들면 반칙이다.

2 물 종이를 떼기 위해서는 얼굴을 찌푸려야 하고 기괴한 표정들을 지을 수밖에 없는데, 이것을 보는 관중들은 너무나 재미있어 한다. 춤을 추면서 떨어뜨려도 재미있다.

24. 솜 떨어뜨리기

대형 일어서서

효과 사회성, 자신감, 성취감

준비 솜, 댄스음악

1 리더는 각 팀에서 1사람씩 앞으로 나오게 하여 조각난 솜을 옷에 5개씩 붙여준다. 그리고 댄스음악에 맞추어 춤을 추며 빨리 솜을 떨어뜨리도록 한다.

25. 천생연분

대형   일어서서

효과   사회성, 긍정성, 자발성, 표현력, 성취감

1 전체 참가자 중 노래하다가 리더가 '준비하시고 쏘시오'라고 하면 재빨리 이성끼리 마음에 든 사람에게 찾아가 뒤로 등을 기대고 선다.

2 이때 리더가 '하나, 둘, 셋' 구령을 하면 동시에 돌리고 싶은 방향으로 얼굴을 돌리라고 한다.

3 이때 만약 고개가 서로 마주치면 '천생연분' 하고 소리친다.

4 서로 맞지 않으면 될 때까지 해본다. 이와 같이 계속 다른 커플도 해본다.

26. 훌랄라 가위바위보

대형   앉아서

효과   사회성, 협응성, 순발력

1 2명이 짝이 되어 양손으로 무릎 1번, 자기 손뼉 1번, 짝과 오른손끼리 1번, 왼손끼리 1번 손뼉치기를 한다.

2 자기 손뼉 2번치고 자기 손깍지 끼고 뒤로 뒤집어 짝과 부딪치게 한다.

3 왼손끼리 잡고 오른손으로 가위바위보 승부를 낸다.

> – 노래와 손뼉을 치고 가위바위보를 하여 이긴 사람은 진 사람의 이마에 꿀밤을 한 대씩 주는 게임이다.
> – 이 외에도 리더의 주문에 따라 다양한 벌칙을 줄 수도 있다.

27. 고향의 봄 가위바위보

대형 앉아서

효과 사회성, 협응성, 순발력, 지구력

1 무릎 1번, 손뼉 1번, 짝과 오른손 손뼉 1번, 왼손 손뼉 1번 치기를 한다.

2 가위바위보를 해서 이긴 사람이 진 사람에게 빨리 꿀밤을 먹인다.

> – '고향의 봄' 노래에 맞추어 손뼉치며 가위바위보를 하는 게임으로 이기더라
> 도 빠른 순발력이 있어야 꿀밤을 줄 수 있다.
> – 꿀밤을 늦게 주면 손뼉 박자가 맞지 않게 된다. 익숙해지면 노래를 빠르게 부
> 르면서 하면 더욱 재미있다. 이 게임은 4/4박자 노래이면 모두 가능하다.

28. 도깨비 잡는 가위바위보

대형 앉아서

효과 사회성, 협응성, 순발력, 지구력, 표현력, 기억력

1 '고기를 잡으러 바다로 갈까요…' 라는 노래를 '도깨비 잡으러…' 란 노래로 개
사한 곡으로 율동과 가위바위보를 하는 게임이다.

율동 ① 도깨비 – 양손 주먹을 관자놀이에 대고 검지만 세운다.
잡으러 – 양팔을 가슴에 X자로 댄다.
산으로 – 양손을 머리위로 하여 산 모양을 한다.
갈까요 – 제자리에 서서 걸어가는 제스처를 한다.

② 도깨비 – 다시 양손 주먹을 관자놀이에 대고 검지만 세운다.
잡았는데 – 오른손으로 물음표를 크게 그린다.
할까요 – 점을 찍어준다(점찍는 대신 옆 사람 배꼽을 찔러주면 더욱 재미있다).

③ 비빌까 – 왼손은 아래, 오른손은 위로 하여 비빈다.
밟을까 – 춤을 추며 발로 비비는 제스처를 한다.
헤딩으로 하자 – 이마로 박치기하는 제스처를 한다.

④ 랄랄랄라 랄랄랄라 – 노래 박자에 맞춰 연속으로 손뼉을 친다.
가위바위보 – 가위바위보 승부를 낸다. 그리고 승부에 따라 리더가 아래와 같이
명령한 대로 해야 한다.

29. 양손 가위바위보

대형 앉아서

효과 사회성, 성취감, 순발력, 집중력, 분별력, 시공간능력

1 커플끼리 서로 마주앉아 양손을 가지고 가위바위보를 하는데 양손 중에 어느 쪽이라도 지는 손은 뒤로 빨리 빼고, 이기는 손만 내놓는다. 그리고 이기는 사람은 재빨리 진 사람의 이마에 꿀밤을 한 대 주는 게임이다.

30. 온몸에 사랑이

대형 일어서서

효과 사회성, 성취감, 균형성, 지구력

준비 풍선, 사과, 배

1 남녀 1쌍이 서로 가까이 마주보고 붙어 서 있는다. 이때 리더는 1쌍의 발목에 풍선을 끼워준다. 남녀는 온몸을 활용해 풍선을 땅에 떨어뜨리지 않고 무릎 → 배 → 가슴 → 입 → 이마까지 옮긴다.

2 리더는 여러 커플을 동시에 시켜 보며 가장 빨리 옮긴 커플을 승리하게 한다.

31. 상하좌우 손뼉치기

대형 앉아서

효과 사회성, 성취감, 순발력, 집중력, 협동심, 분별력, 시공간 인지능력

1 커플끼리 서로 마주앉아 노래를 부르면서 손뼉을 치는 게임이다. 남자는 상하로, 여자는 좌우로 번갈아가며 연속해서 치는데 서로 부딪치지 않게 박자에 맞춰 잘 쳐야 한다.

2 리더는 중간에 '바꿔'를 자주하여 서로의 방향에 혼란을 준다. 그러면 대부분의 참가자들이 혼란스러워 서로의 손을 치고 만다.

3 매우 재미있는 게임으로 '바꿔'를 '헤이'로 해도 된다.

132

32. 상하좌우 전자 손뼉치기

대형 앉아서

효과 순발력, 집중력, 사회성, 성취감

1 커플끼리 또는 2사람씩 짝을 지어 오른쪽에 앉아 있는 사람은 좌우로 손뼉 칠 준비를 하고 왼쪽에 있는 사람은 상하로 손뼉 칠 준비를 한다.

2 준비가 됐으면 리더가 '하나, 둘, 셋' 이라는 구호를 하는데 '셋' 이라고 할 때 재빨리 자기 손뼉을 친다. 여기서 먼저 친 사람이 승리하는 것이다.

3 3판 2승제로 시합을 해도 되며 진행을 재미있게 하기 위해서는 리더가 번호를 뒤바꿔서 순간순간 재치 있게 불러주어야 한다.

33. 텔레파시

대형 앉아서

효과 사회성, 성취감, 협동심, 상상력, 집중력, 기억력

준비 메모지 4~5장, 볼펜 4~5자루, 점수판

1 조를 나누어 먼저 조장을 선출한다. 그리고 각 조장에게 종이와 볼펜을 나누어 주고 종이를 8등분하여 접으라고 한다. 이때 각 조원들은 둥그렇게 무릎을 맞대고 앉는다.

2 리더는 각 조원들에게 16절지 왼쪽 첫째 칸에 서로 협의하여 생선 이름 3가지를 기록하도록 한다. 이때 각 조원들은 진행하는 리더나 다른 조원들에게 들리지 않도록 떠들지 말고 기록해야 한다.

3 왼쪽 첫째 칸에 생선 이름 3가지를 다 기록하였으면 둘째 칸에는 산 이름 3가지, 셋째 칸에는 20대가 가장 좋아하는 노래 3곡, 넷째 칸에는 우리나라 여자 이름 중 가장 흔한 이름이나 시골스러운 이름 3가지, 가정집에 사는 해충, 벌레 3종류 등을 기록하도록 한다.

4 기록이 다 끝났으면 다시 한 번 확인하게 하고, 리더는 각 조원들에게 자기 조가 기록한 32개의 이름을 1분 안에 암기하도록 한다. 암기가 끝났으면 리더는 각 조장을 통해 기록한 용지를 다 회수한다.

5 그리고 리더는 이렇게 말한다. 지금부터 이 용지를 보지 않고 순서대로 이름 1가지 리더 맘대로 부르는데, 이때 자기 조원들이 기록한 이름과 같을 경우 양팔

을 들고 일어서며 최대한 소리를 지르도록 한다. 이때 소리는 '오예!'로 한다. 소리를 잘 지르는 팀은 보너스 점수를 주도록 하며 이와 반대로 소리가 작을 때는 점수를 깎도록 한다.

6 리더는 각 제목의 이름을 4~5개 정도만 불러주고 특이한 이름을 불러줄 때는 점수를 많이 걸어놓고 한다(예: 꽃– 며느리밥풀꽃, 개불알꽃 / 벌레– 바퀴벌레, 돈벌레 / 시골스러운 여자 이름– 영순, 순자 등)

7 점수는 보통 100점, 특별점수 300점, 500점을 걸어 놓고 하는데 이렇게 되면 역전의 기회가 주어지게 되어 게임 진행이 더욱 흥미진진해진다.

34. 불러라

대형 앉거나 일어서서

효과 사회성, 성취감, 자신감, 협동심, 표현력, 상상력, 언어능력

1 각 팀별로 '노래 불러라'의 노래에 맞춰 게임을 하는 것으로 리더가 임의의 술래 A팀을 정하여 '울어라'라고 한다.

2 그러면 이때 A팀을 제외한 모든 팀들은 '불러라'의 노래를 '울어라'로 가사를 바꾸어 불러준다. 즉, '울어라 울어라 엉엉 울어라…'라고 노래를 불러주고 A팀은 실제로 우는 표정과 몸짓을 해야 한다.

3 '울어라'의 노래가 끝나면 A팀의 팀장은 다른 팀을 손짓으로 '울어라', '돌아라', '맞아라', '양말 벗어라' 등의 말을 하나씩만 만들어 지적하면 된다. 이와 같은 식으로 지적당한 팀이 제스처를 하고 또 다른 팀을 지적하는 방법으로 하면 된다.

35. 제스처 릴레이

대형 앉거나 일어서서

효과 협동심, 사회성, 성취감, 표현력, 집중력, 기억력

준비 속담이나 노래 제목이 적혀있는 카드 5장

1 1팀씩 앞으로 나오게 하여 종대로 서게 한다. 리더는 속담이 써있는 카드를 맨 앞에 서있는 사람에게만 보여주고, 이것을 본 첫 주자는 입으로는 말하지 않고 몸과 표정으로만 제스처를 하여 뒤로 전달한다.

2 이와 같이 계속하여 맨 마지막 사람은 이 제스처가 뜻하는 속담을 리더와 전체 참가자들에게 큰소리로 말한다.

> 예) 낫 놓고 기역자도 모른다.
> 까마귀 날자 배 떨어진다.
> 지렁이도 밟으면 꿈틀거린다.
> 바늘도둑이 소도둑 된다.

36. 패션대회

대형 앉거나 일어서서

효과 집중력, 상상력, 자신감, 표현력, 잠재력, 사회성, 성취감, 지구력

준비 신문지, 풀, 스테이플러, 테이프, 색종이, 댄스음악

1 각 팀에서 늘씬한 한 사람을 모델로 선정하여 여러 가지 액세서리와 신문지 등을 가지고 예쁘고 우아한 옷을 만들어 입히는 게임이다.

2 리더는 가능하면 유행하는 옷보다는 미래지향적이고 창의성이 많이 연출된 작품에 후한 점수를 준다. 옷이 다 완성되면 댄스음악에 맞추어 행진을 하도록 하며, 이 작품을 만든 역할을 한 디자이너를 앞으로 나오게 하여 작품에 대한 설명을 들어보는 것도 재미있다.

37. 미스 미스터 선발대회

대형 앉거나 일어서서

효과 집중력, 상상력, 자신감, 표현력, 잠재력, 사회성, 성취감

준비 화장품, 액세서리, 댄스음악

1 참가자 전체가 최고의 미스와 미스터를 선발하는데 각 팀에서 남자는 여자로 여자는 남자로 분장시켜 출전시킨다.

2 남자는 핸드백, 하이힐 구두, 스카프, 귀걸이, 브래지어, 액세서리를 잘 이용하면 좋은 점수를 받을 수 있고, 여자는 수염을 그리거나 건달 같은 표정과 몸짓을 하면 더 흥미로워진다.

3 분장이 끝나면 입장을 하는데 댄스음악에 맞추어 개별적으로 무대 행진을 하게 한다. 그리고 리더는 출전한 사람마다 익살스럽고 약간 짓궂은 인터뷰를 유도해서 분위기를 한층 더 고조시킨다.

4 가능하면 미스 코리아, 미스터 코리아상 외에 섹시상, 분장상, 스텝상 등으로 출전 선수들 모두에게 골고루 상을 주도록 한다. 그러면 모두에게 기쁨과 위로가 될 것이다.

38. 번호 댄스

대형 일어서서

효과 자신감, 표현력, 잠재력, 사회성, 성취감, 지구력, 근력, 균형성

준비 댄스음악

1 모든 프로그램의 마지막 부분, 즉 '석별의 정을 나누는 외식' 바로 전에 이와 같은 프로그램을 진행시키면 아주 재미있다. 당일 프로그램이든 2박 3일 프로그램이든 활동의 마무리쯤에서는 클라이맥스에 도달하는데 이때 진행하면 더 효과적이다. 조명시설이 없고 활동장이 환하면 몇 사람을 제외하고는 대부분 춤을 추지 않으려고 하기 때문에 이럴 때 적절히 사용하는 진행하는 방법으로, 번호댄스를 하면 분위기는 자연스럽게 춤을 추는 분위기로 변하게 된다.

2 예를 들어 참가자들이 50명이라고 가정한다면 5개조로 나누면 된다. 그리고 각 조끼리 양손을 잡고 원형으로 서게 한다. 리더는 담임선생이나 활동장을 골고루 배치하여야 한다.

3 이제는 각 조의 담임선생이나 활동장이 1번이 되는 것이고 그 바로 오른쪽부터 2번, 3번, 5번, 10번 등의 번호로 정한다. 이렇게 되면 각 조별로 1번이 5명 2, 3, 4, 5번 등 모두가 5명씩이 되는 것이다.

4 이렇게 순번 정하기가 완료되었으면 리더는 댄스음악을 틀어준다. 그리고 리더는 1번이라고 소리친다.

5 그러면 1번은 자기 조원들 가운데로 나와서 신나게 춤을 춰야한다. 춤을 추기 시작하면 그 조원들은 자기 조 1번이 하는 춤을 그대로 따라 춰야 되는 것이다.

6 번호 댄스의 장점은 내성적인 선생이라도 '몸소 실천'을 보여 주어야만 자기 조원들이 춤을 추기 때문에 선생들이 열심히 출 수밖에 없고 또 실제 이러한 분위기가 되면 스스로도 즐겁게 춘다.

39. 칭찬 만들기, 칭찬 보내기

대형 일어서서

효과 자신감, 표현력, 사회성, 지구력, 근력, 균형성, 신체적 재활

1 참가자 전원이 1열로 둥그렇게 원을 만들어 서서 양손을 잡는다. 그리고 리더의 노래 선창과 함께 다 같이 노래하며 노래박자에 맞춰서 오른쪽, 왼쪽, 가운데로, 뒤로 8스텝을 반복한다.

2 노래하며 도는 도중 리더는 '2사람', '5사람', '남녀 1명씩', '같은 성씨끼리' 등으로 참가자들에게 주문한다. 이때 짝을 만들지 못한 사람은 탈락이다.

3 이번에는 쫓아내기를 하여 보내는데 먼저 조를 나누어야 한다.

4 예를 들어 전체가 40명이면 리더는 '10명씩' 하면 자연스럽게 4개의 조가 만들어지게 된다. 그리하여 자기 조끼리 손을 잡고 돌 때 리더가 아래와 같은 코믹한 주문을 하여 본다.

> 예) 제일 '성격이 좋게 생긴 사람'을 다른 조로 보내세요.
> 제일 '얼굴이 하얀 사람'을 다른 조로 보내세요.
> 제일 '키가 큰 사람'을 다른 조로 보내세요.
> 제일 '나이가 어린 사람'을 다른 조로 보내세요.
> 제일 '엉덩이가 큰 사람'을 다른 조로 보내세요.
> 제일 '뻔뻔하게 생긴 사람'을 다른 조로 보내세요.
> 제일 '잘 생긴 사람'을 다른 조로 보내세요.
> 제일 '코가 예쁜 사람'을 다른 조로 보내세요.
> 제일 '입술이 예쁜 사람'을 다른 조로 보내세요.
> 제일 '가장 화끈한 사람'을 다른 조로 보내세요.

5 이때 자기 조에서 쫓겨난 사람은 자기 조 이외의 다른 조로 들어가는 데 "나는 잘 생겨서 쫓겨났습니다. 그렇지만 저를 사랑해 주시기 바랍니다"라고 하며 각 조에 1명씩 들어간다.

6 그리고 리더는 맨 마지막으로 '가장 잘생기거나 화끈한 사람'이라고 외친다. 그러면 대부분 서로 나가려고 하는데 이런 사람들은 각 조로 들어 가지 않고 무대로 나오게 하여 댄스 경연을 시켜보는 것도 재미있다.

40. 세계의 인사

대형 일어서서

효과 표현력, 사회성, 성취감, 근력, 균형성, 신체적 재활, 언어능력

1 안쪽과 바깥쪽으로 서로 마주보며 큰 원을 만들어 선다. 그리고 서로 악수하며 왼쪽으로 돈다.

2 '원 리틀'이라는 노래와 박자에 맞추어 악수를 하도록 하는데 '쓰리 리틀인디언', '식스 리틀인디언', '나인 리틀인디언'을 할 때는 서로 악수하고 인사도 나눈다. '텐 리틀인디언'을 할 때는 악수와 인사를 나누고 서로 어깨를 살짝 끌어 안는다.

3 '원 리틀인디언'을 '한 꼬마친~구'로 개사하여 부르면 더 친근한 활동이 된다.

4 그리고 리더는 주문에 따라 자기이름, 학교, 좋아하는 음식이름, 별명, 특기, 취미 등을 서로 말한다.

각 나라 인사

1. 하와이 – '알로하 알로하' 하며 끌어 안고 양쪽 볼을 대며 인사한다.
2. 이스라엘 – '샬롬 샬롬' 하며 서로 상대방의 어깨를 주물러 준다.
3. 중국 – '쎄쎄 니하우마' 하며 자기의 두팔을 들어 팔목을 잡고 허리를 굽혀 정중히 인사한다.
4. 스페인 – '브아레스 디아스' 하며 서로 끌어안아 한바퀴 돈다.
5. 알라스카 – '브덴니 음음' 하며 두주먹을 코에 붙여 서로 끌어 비빈다.
6. 인도– '외 살로모어' 하며 양손을 입에다 붙였다 떼면서 나아가 '외 살로모어' 하면서 서로 끌어안는다.
7. 네팔 – '나마스테(3회)' 하며 양손을 머리에 얹고 허리를 90도 굽혀 인사한다.
8. 한국 – '복 많이 받으세요' 하며 서로 맞절하며 춤춘다.(노래방기기 1번 틀고)

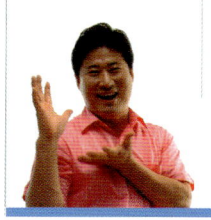

웃음치료와 통합의학

1. 통합의학이란?

서양의학의 한계를 보완하기 위한 치료법이다. 주로 화학적인 의약품보다 자연에서 만들어진 것들을 사용한다. 대형병원처럼 장비나 도구를 이용해 의료수가에 부담을 주는 것이 아니고, 손을 이용한 수기치료나 뜸과 침, 부항 같은 지극히 간단한 장비를 이용해 저비용으로 양질의 치료효과를 꾀하는 방법이다. 웃음치료는 가장 효과적인 통합의학 중 하나이다.

2. 통합의학의 종류

- 심상항상성을 조화(공감각)– 웃음치료
- 자세의 균형(척추 균형)– 카이로프라틱
- 냄새 이용(후각)– 아로마테라피
- 소리 이용(청각)– 음악치료, 자연의 소리
- 시각 이용(시각)– 색채치료, 미술치료, 칼라치료
- 미각 이용(미각)– 식이치료, 채식, 영양요법
- 촉각 이용(촉각)– 스웨덴식 마사지, 핀란드식 마사지
- 압박 이용(압박)– 일본식 마사지
- 기의 순환을 이용(자극)– 침구치료, 부항, 추나, 괄사요법, 발통점 치료
- 인체의 균형(인체 발란스)– 테이핑요법

1. 웃음치료	16. 환경치료	31. 자연치료
2. 운동치료	17. 효소치료	32. 신경치료
3. 향기치료	18. 단식치료	33. 신경-언어치료
4. 아유르베다	19. 꽃치료	34. 영양치료
5. 바이오피트백	20. 이미지치료	35. 정분자치료
6. 치아교정	21. 약초치료	36. 정골치료
7. 지압치료	22. 동종치료	37. 산소치료
8. 세포치료	23. 물치료	38. 기공치료
9. 킬레이션치료	24. 고열치료	39. 재생치료
10. 카이로프랙틱	25. 최면치료	40. 소리치료
11. 장청소	26. 녹즙치료	41. 한의학
12. 두개골치료	27. 빛치료	42. 수의치료
13. 체내독소제거	28. 자석치료	43. 요가치료
14. 식이치료	29. 명상치료	44. 침치료
15. 기치료	30. 심신치료	

3. 통합의학으로서 웃음치료란?

현대사회에 있어서 만병의 근원은 바로 스트레스라고 해도 과언이 아니다. 'strain(변형시키다, 뒤틀다)+press(누르는 것)' 이라는 어원에서도 알 수 있듯이, 스트레스는 정상적인 육체와 정신을 비정상적인 상태로 돌변시키는 악성요인이다. 스트레스가 과중되면 맥박이 불규칙해지고 혈압이 상승하며 불면증 등의 증상을 유발하기도 하는데, 특히 화를 습관적으로 잘 내는 사람은 성인병을 유발시키는 나쁜 체질로 변하게 된다.

동양의학에서는 스트레스의 감정을 오장육부와 관련지어 치료에 도움을 얻기도 한다. 크게 웃으면 오장육부가 자극되어 기 순환이 활성화되고, 오행의 균형을 찾아주어 스트레스를 해소할 수 있다.

이처럼 웃음은 만병의 근원인 스트레스를 해소하는 가장 손쉬운 방법이다. 특별한 약물이나 도구 없이 기분을 전환시키고 엔도르핀의 분비를 증가시키며, 기의 흐름을 원활하게 해 스트레스를 풀어주는 데 도움이 된다.

[인체의 오장육부와 감정의 상관관계]

오행	목(木)	화(火)	토(土)	금(金)	수(水)	
오장	간	심	비	폐	신	음장기
육부	담	소장	위	대장	방광	양장기
칠정	분노	기쁨(희)	생각(사)	슬픔(비)	두려움(공)	내적요인
육음	바람(풍)	더위(화)	습기(습)	건조(조)	추위(한)	외적요인
오미	시면	쓰면	달면	매우면	짜면	
내열	간열	심열	비열	폐열	신열	음식
오색	청	적	황	백	흑	색깔
오향	누린내	타는 내	향기	비린내	썩는 내	냄새
오지	화를 잘냄	싱글벙글	우물주물	슬픔	겁이 많음	분류
오근	눈	혀의 백태	입술	코	귀	오관
오성	큰 소리	웃는 소리	군소리	슬픈 소리	조용한 소리	목소리
오액	눈물	땀	군침	슬픈 눈물+콧물	가래침	분비물

4. 건강을 유지하는 다섯 가지 법칙

1. 즐거운 마음으로 웃으며, 음식을 맛있게 먹는다.
2. 규칙적인 운동과 배변을 위해 노력한다.
3. 잠자리에서 만큼은 잡념을 버리고 편안하게 숙면을 취한다.
4. 아침에 일어나서 제일 먼저 '푸하하하' 하고 웃는다.
5. 뇌도 마음도 팔다리도 기계가 아니다. 일한 만큼 쉬어준다.

5. 크레이지 세라피

크레이지 세라피(Crazy Therapy)는 말 그대로 미치듯이 열광하여 치료한다는 뜻이다. 이른바 몰입치료(Flow Therapy)로서 체면에 상관없이 최선을 다한다는 뜻도 담겨 있다. 보다 구체적인 내용으로는 웃음, 막춤 추기, 노래 부르기, 명상, 숲 치료, 터치 세라피, 만들기, 자존감 높이기, 소리 지르기, 어릴 적 소박한 꿈 회상, 갯벌에서, 역할바꾸기 촌극, 헌종이 찢기, 고정관념 삭제하기, 접시 깨뜨리기 등이 있다.

1997년 『몰입의 즐거움』이란 책을 낸 미국 시카고대학교 심리학과 교수인 미하이 칙센트미하이는 성공적인 삶을 위해서는 자기가 정한 한 가지 일에 깊이 빠져드는 '몰입'이 필요하다고 말했다.

몰입하지 않고 맛보는 행복은 외부적인 상황에 대한 의존도가 높은 반면, 스스로의 몰입을 통해 찾아온 행복은 훨씬 더 값지다는 것이다. 몰입이란 어떤 행동에 전념하는 것으로써 황홀경, 혼연일체, 물아일체, 무아지경 등의 상태와 비슷하다고 할 수 있다. 이 말은 결국 자기가 좋아하는 일에 미쳐야 한다는 것이다. 일에 미칠수록 자기만족과 자아실현이 높아지고 행복해질 수 있기 때문이다.

요즘 나는 전국 방방곡곡을 돌아다니며 '웃음치료 행복시작'이란 실기강연을 한다. 하루에도 몇 군데씩 강의일정이 잡혀있기 때문에 몸도 마음도 많이 지쳐있지만 강연시간만 되면 쌓였던 피로가 온데간데없이 사라진다. 웃음치료사라는 직업만큼 신나는 일은 이 지구상에 아마도 없을 것이라는 생각이 들 정도다. 아마도 난 이 일에 완전히 미쳐있는 것 같다. 얼마나 행복한 일인지 모른다. 미친다는 것은……

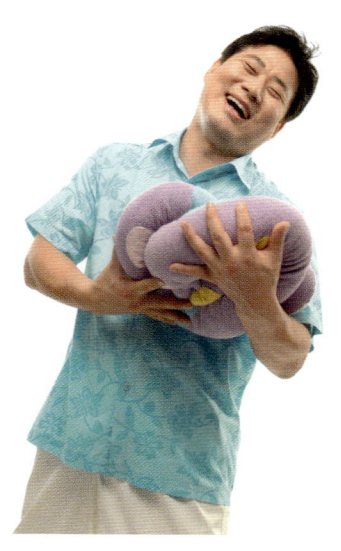

'미치려면 미쳐야 한다. 미친 만큼 성공한다. 미친 만큼 행복하다.' 이렇게 말하면 사람들은 눈을 동그랗게 뜨고 나를 쳐다본다. 미치라니, 미쳐야한다니? 하지만 '미친다는 것'은 어떤 일에 온힘을 기울여 집중한다는 의미로, 이런 '미침'은 인생에 있어서 꼭 필요한 일이다. 왜냐하면 자신이 정한 목표를 달성하느냐 그렇지 못하느냐는 그 일에 얼마나 몰두하고 몰입했느냐 하는 문제와 아주 밀접한 관련이 있기 때문이다.

인생에 있어서 성공은 대단히 중요하다. 매슬로우가 주창한대로 인간에게는 생리적, 안전적,

사회적, 자존적, 자아실현 등 다양한 욕구가 존재한다. 그 가운데서도 우선적으로 추구하는 이상향이 모두 다르기 때문에 성공과 행복의 가치기준도 다르다. 자신만의 행복에 보다 구체적으로 다가갈 수 있는 방법이 바로 웃음치료이며 크레이지 세라피이다. 크레이지 세라피를 위해서는 다양한 방법을 시도해 볼 수 있다. 막춤, 노래, 자연소리, 명상, 숲 치료, 레크리에이션 등을 혼합하여 사용하는 것이다.

이 치료법은 남녀노소의 행복과 성공을 위한 훈련이고 습관이다. 무의식과 에고(자아)를 자유롭게 넘나들며, 체면 따위를 생각하지 않고 정형화되지 않은 콘셉트로 미친 듯이 신나게, 격식 없이 놀며 빠지며 치료하며 극대의 생산성 향상을 지향하는 작업이다.

세계 최초가 될 이 크레이지 세라피요법을 한국적으로 표현하면 열정(熱情), 열광(熱光)요법이라고 할 수 있을 것이다. 열정으로 온몸에 열을 내며, 온 마음에 열과 빛을 낸다는 뜻이다.

나는 매일 각양각색의 사람들, 단체와 만나고 있다. 부랑인들, 유방암 환우, 시각장애우, 뇌졸중 환우, 의사모임, 의과대학교 학생들, 방송국 PD, 자활센터 여성들, 류머티즘 환우, 치매 환우, 기업 워크숍, CEO모임, 백화점 직원들, 카이스트 학생들, 정훈장교들, 은행원들, 사회복지사들, 교육청, 시청, 구청, 보건소, 치유상담대학원생들, 민방위교육장 대원들, 종교모임 등 1년이면 수십 만 명을 만나게 되는데, 그들에게 한결같이 '미친' 강의를 한다. 그들은 이런 나의 미친 강의에 기꺼이 기립박수를 쳐준다. 계층과 나이, 성별을 불문하고 모두들 열정과 몰입, 그리고 웃음에 목말라 있었던 것이다. 크레이지 세라피는 이런 모든 사람들에게 '가슴 뛰는 삶'을 되찾아 주는 역할을 할 것이다.

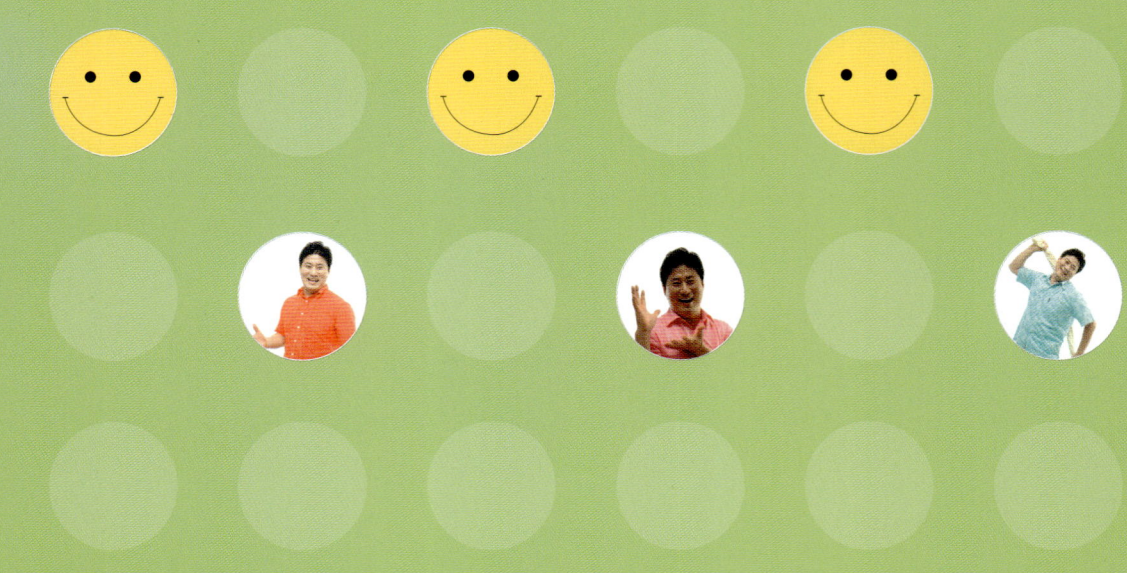

PART 05

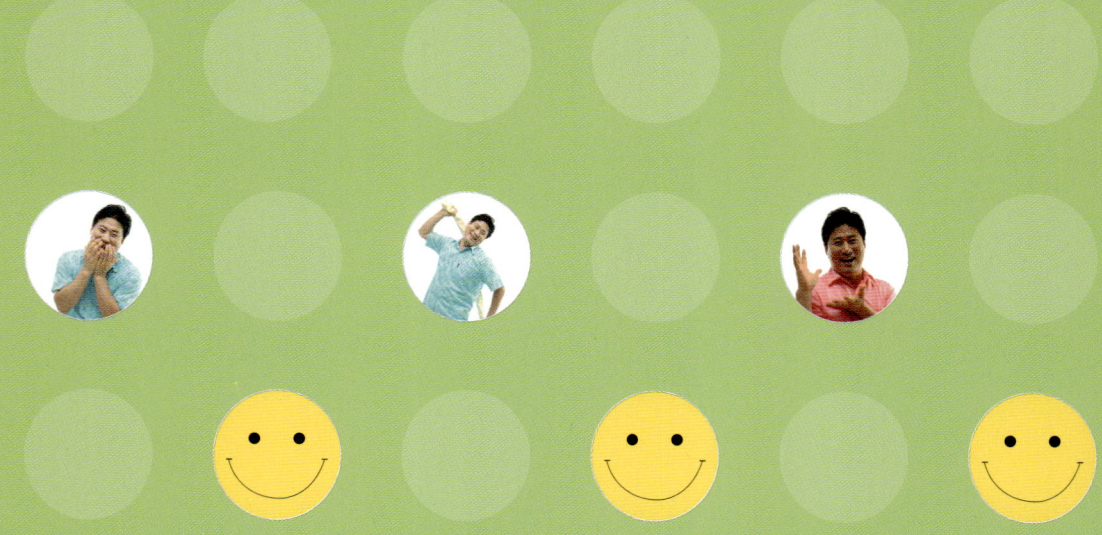

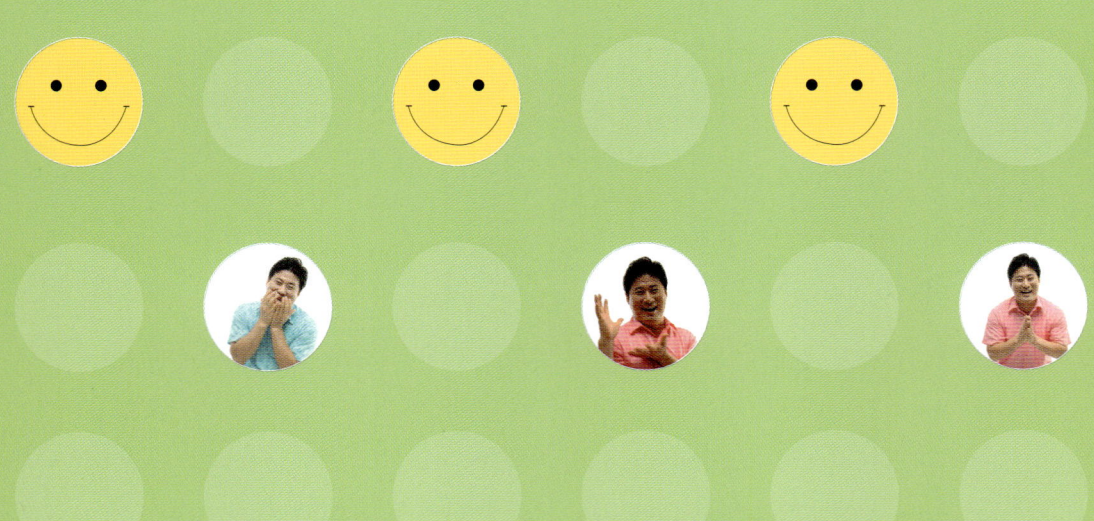

웃음치료를 위한
다양한 운동법

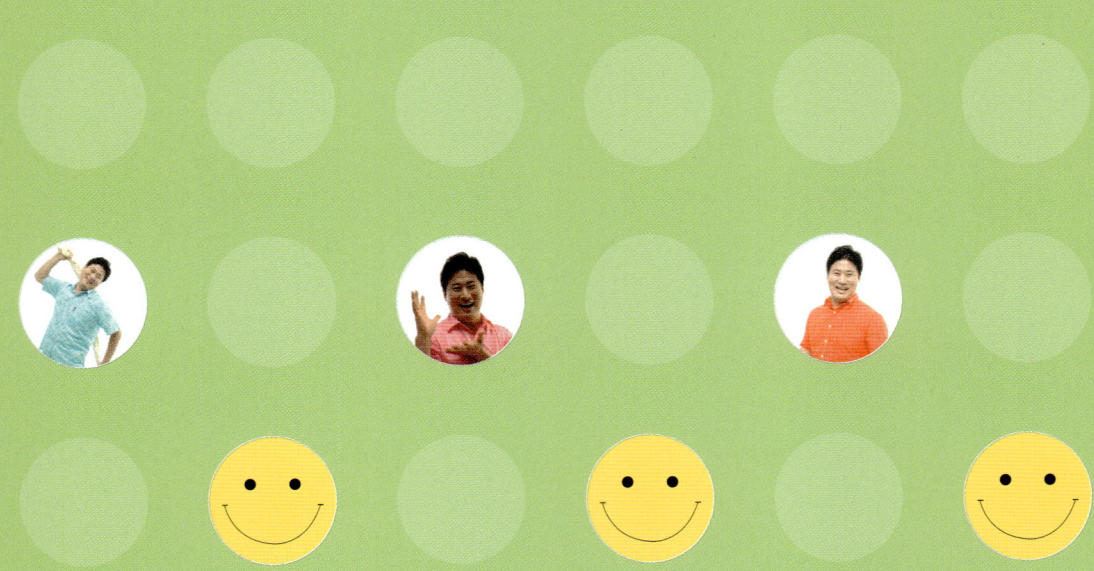

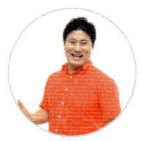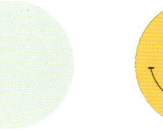

다양한 '게' 운동 표현

웃음도 미쳐야 한다. 미친 만큼 행복해지는 것이다. 웃는 방법도 다양하지만 생각을 하면서 웃어야 하고 온몸으로 표현하며 웃어야 한다. 우리가 자주 사용하는 욕 중에 '개00'라는 욕이 있는데, 이제부터는 '개'를 '게'로 바꿔보자. 그리고 단어 뒤로 하여보자.

소리를 크게 지르면서 해야 재미있고 최대한 온몸으로 표현하면서 한다. 표현할 때 잠재되어있던 에너지가 많이 나온다.

신나게 하하하 ~ 양팔을 크게 벌리며 크게 하하하

미치게 하하하 ~ 춤을 추면서 하하하

멋있게 ~ 양손을 허리춤에 놓고 귀엽게 하하하

기쁘게 ~ 양손을 입가에 놓고 하하하

놀라게 ~ 양손을 뒤집어 가슴 앞에서 올리며 하하하

예쁘게 ~ 양손을 얼굴 양쪽 옆에 두고 하하하

향기나게 ~ 양손을 코에 대고 하하하

대단하게 ~ 양손을 양쪽 팔과 어깨를 두들기며

크게 ~ 양손을 얼굴과 가슴 앞에서 크게 원을 만들며

깊게 ~ 양손을 크게 아래로 벌리면서 파는 모습으로 하하하

길게 ~ 양손을 앞으로 쭉 펴면서 하하하

두껍게 ~ 양손을 상하좌우로 두껍다는 흉내를 내면서 하하하

높게 ~ 양손을 높게 만세하면서 하하하

빠르게 ~ 빨리 달리는 모습으로 하하하

넓게 ~ 양팔을 크게 벌리며 하하하

시원하게 ~ 얼굴과 눈을 크게 하는 표정을 하면서 하하하

화끈하게 ~ 어깨를 들썩이며 하하하

후련하게 ~ 가슴을 치면서 하하하

상쾌하게 ~ 양팔을 벌리며 입을 크게 벌리며 하하하

가쁘하게 ~ 누군가를 안아서 드는 모습으로 하하하

우습게 ~ 오른손 집게손가락으로 상대방을 지적하며 하하하

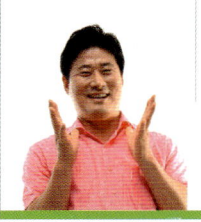

웃음치료 기초운동

최고야 하하하/반말타임

좌우안마웃음

하하손벽치기(한번빼기)

손비비기(냄새)/손바닥 배치기/어깨쭉~ 하~

가위바위보 칭찬 3가지

나이뻐웃음

양손동시손바닥치기웃음(1, 2, 3, 4, 5, 6회)

양손엇갈리게치기웃음

양손바닥밀면서웃음(눈, 코, 입, 가슴, 배 등 보면서)

양주먹양보웃음

상하좌우손뼉치기웃음

양손바닥세워앞으로뒤로치기웃음(엇갈리게)

야구공웃음

양손피스톤웃음

양손자전거웃음(자전거, 오빠달려)

양손깍지끼고 지구돌리기웃음

양손깍지끼고 바깥쪽 손 돌리고, 안쪽 돌리고, 양손돌리기웃음

양손엇갈리게 악수어깨당기기웃음

양손엇갈리게 악수어깨풀기웃음

서로끌어안고비비기웃음

기체조 웃음, 바꿔웃음, 나는 꽃이야

아에이오우웃음

속도웃음

전기웃음(고통웃음)

양손주먹올리기웃음

가위바위보웃음총(대포)

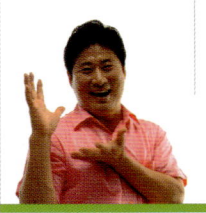

웃음 호흡 스트레칭 6선

세상에서 건강에 제일 좋은 것은 운동이다. 웃으면서 운동하면 그 효과는 금상첨화가 된다. 최근 미국에서는 관련 학원이 1,000여 개가 생길 정도로 웃음다이어트의 인기가 높다고 하는데, 아마도 이러한 트렌드를 반영한 결과일 것이다. 웃으면서 운동을 하면 사람의 얼굴 근육 80개, 몸 근육 650개, 뼈 206개, 오장육부가 웃음의 강도와 방법에 따라 다 움직일 수 있다. 그래서 웃음은 곧 운동이다. 15초만 크게 웃어도 12칼로리가 소모되고 3분간만 웃어도 윗몸일으키기를 25번 한 것과 똑같은 효과가 있는데, 이 정도의 운동이 되려면 웃음호흡부터 시작하여 웃음 스트레칭까지 배워야 한다.

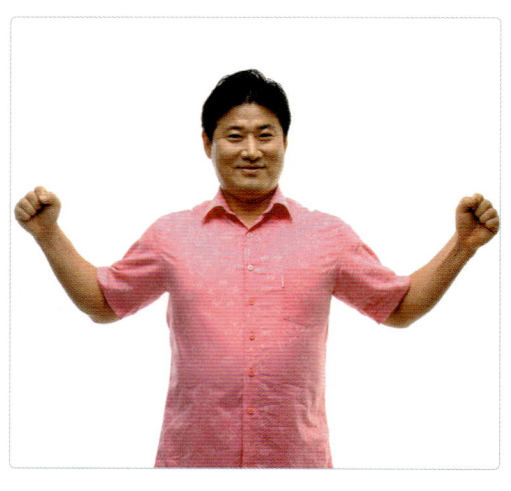 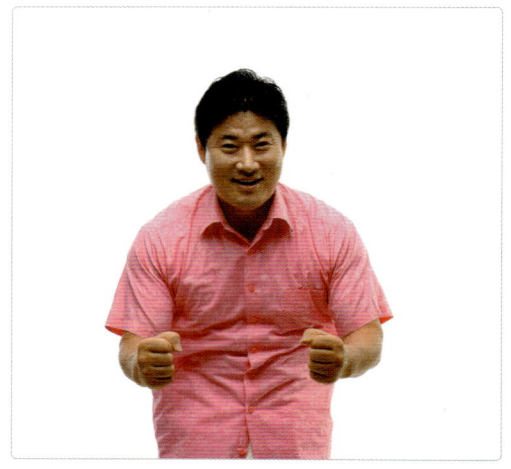

1단계
양팔을 벌리고 코로 들숨을 반만 배꼽 아래 하단전까지 집어넣는다. 다시 이 들숨이 배꼽 아래 하단전에서부터 입으로 뿜어 나오도록 훈련한다. 이렇게 '흡~ 하~'를 10회 정도 반복한다.

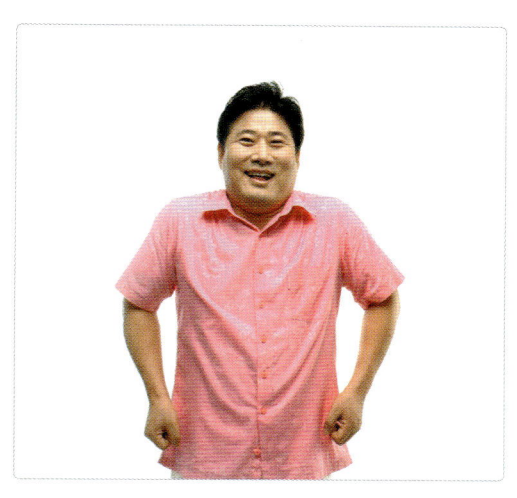

2단계

어깨에 힘을 빼고 어깨를 귀 밑으로 올렸다 내렸다를 반복한다. 이때 어깨를 올리면서 입으로 '쭉~' 내리면서 '하~'를 반복한다. 반복할 때 옆 사람을 보면서 하면 재미있는 표정을 볼 수 있다.

이 동작이 익숙해지면 '하하호호'를 반복하면서 어깨를 20회 움직인다.

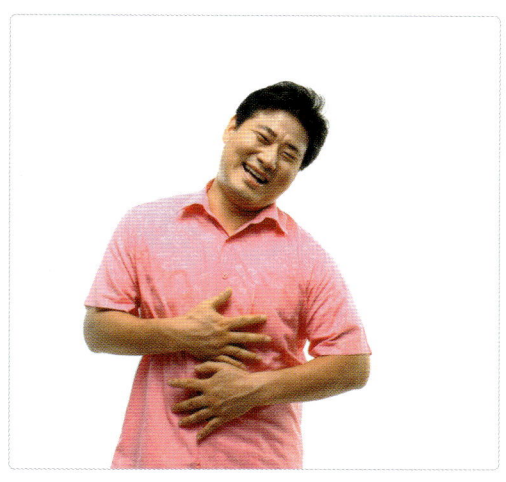

3단계

먼저 양 손바닥을 비며 열을 낸 다음, 배를 양손으로 마사지하며 시계방향으로 50바퀴를 돌린다. 이때 '아 에 이 오 우'를 하나씩 하는데 양손으로 배를 마사지하면서 동시에 '아~' 하고 이어 '에~, 이오우~' 한다.

이 동작이 익숙해지면 허리띠 속으로 손바닥을 넣어 아랫배까지 골고루 마사지해 준다.

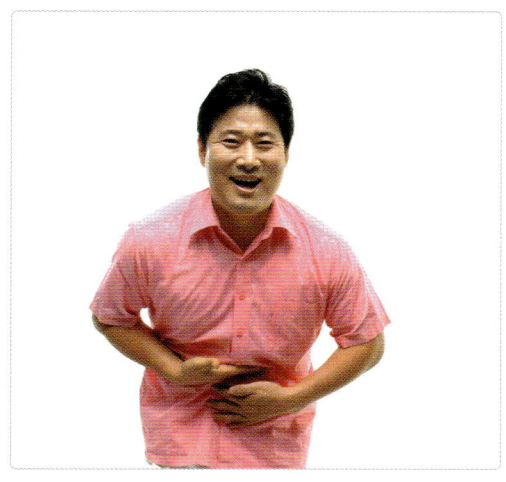

4단계

이어 오른 손바닥을 세워 자기 배를 한 번 치도록 한다. 이때 리더는 이렇게 질문한다. "어때요? 한 번 쳐 보니 배가 아프세요. 안 아프세요. 아프지 않으신 분은 손을 들어 주시기 바랍니다." 대부분 손을 들게 되는데, 이때 리더는 "뱃살 좀 빼세요. 하하하"라고 말한다. 이어 배를 앞으로 절하듯이 35~45도 10회 접는다. 이때도 '하~'를 10회 정도 반복한다.

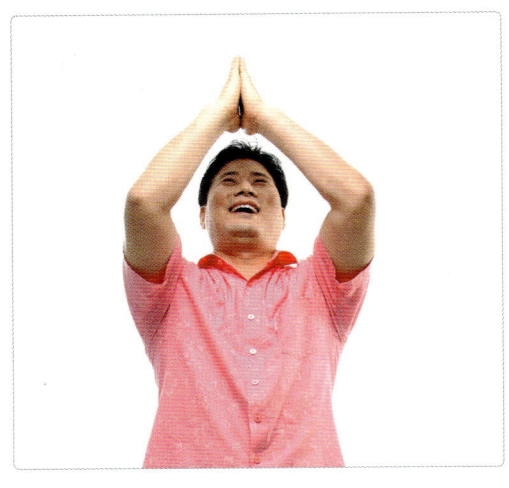

5단계
손뼉을 머리 위에서 치고, 얼굴 앞에서 치고, 가슴 앞에서 치고, 배 앞에서 치고, 무릎 앞에서 치고, 다시 위로 올라오면 상하로 10번을 치게 된다. 익숙해지면 5회 정도 반복한다.

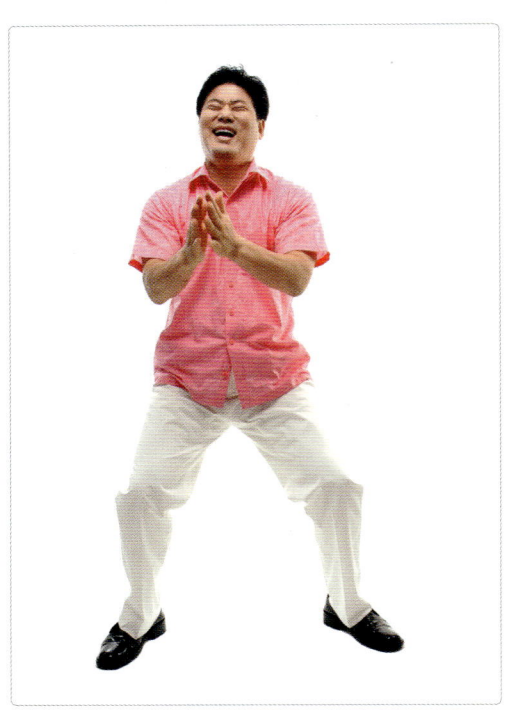

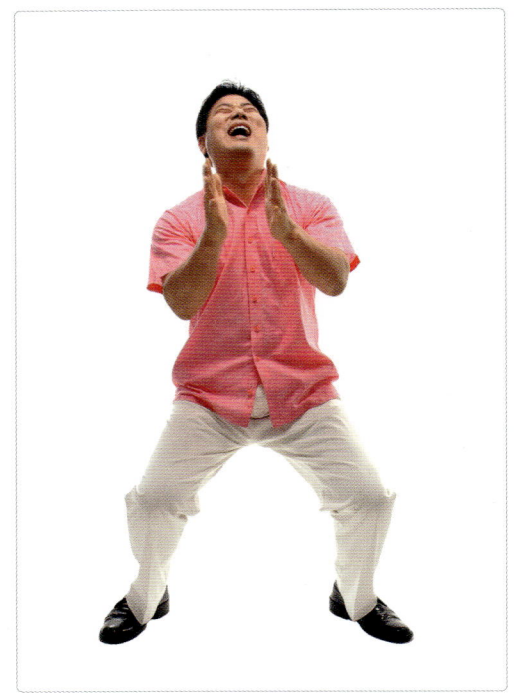

6단계
동시에 얼굴, 목, 어깨, 가슴, 복부, 무릎 등을 움직이며 박장대소와 요절복통을 한다. 숙련이 되면 얼굴근육 80개, 몸의 근육 350개, 뼈 206개, 오장육부가 모두 움직이도록 웃어 본다.

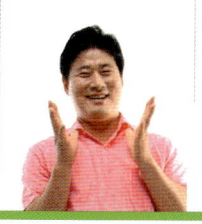

웃음 기본 스트레칭 3선

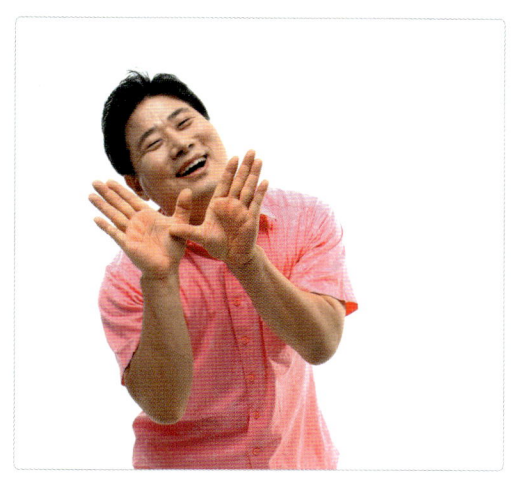

1단계 ● 나 이뻐 웃음
서로 양손을 마주대고 얼굴을 양 손등에 대고 사회자
가 '하나, 둘, 셋' 하면 신비롭게 천천히 양손을 펼치면
서 '나 이뻐' 라고 말하며 크게 웃는다.

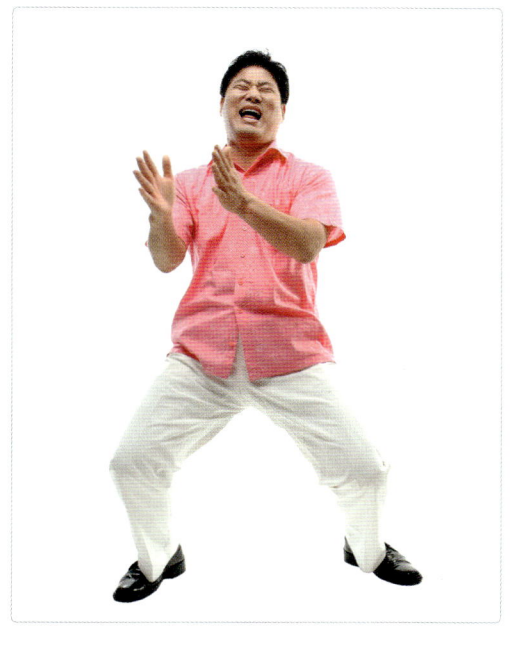

2단계 ● 박장대소 요절복통
어깨에 힘을 빼고 배를 접었다 폈다하면서, 동시에 손
뼉을 크게 치며 상하로 왕복한다. 허리와 배가 아플
정도로 움직이며 크게 웃는다.

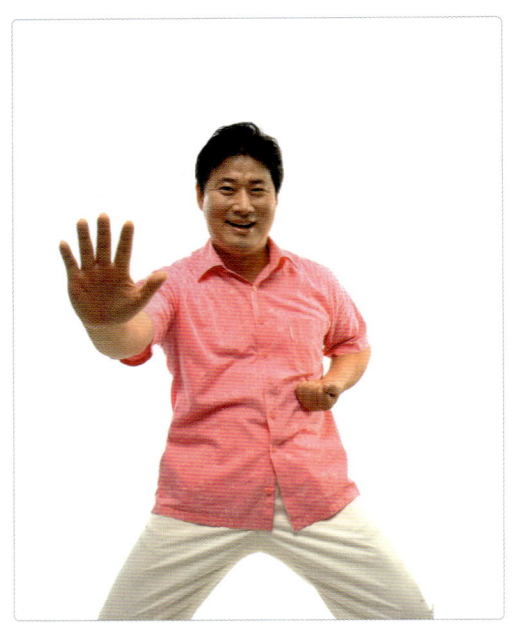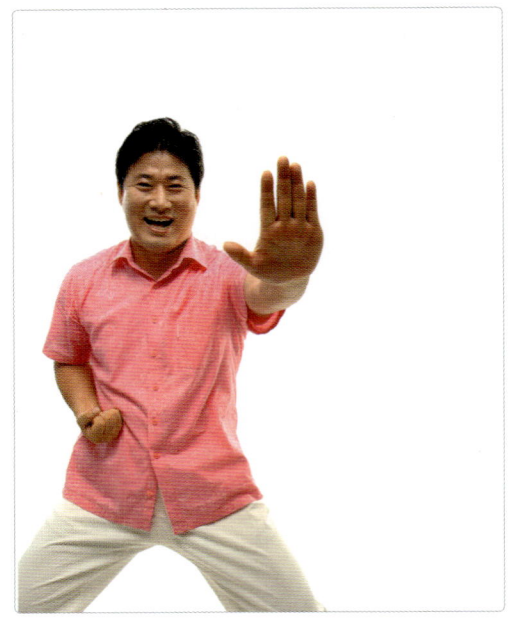

3단계 ● 바꿔 웃음

오른손은 손바닥을 펴고(장풍을 쏘듯이) 왼손은 주먹을 허리에 대고 '하' 한다. 계속 손바꿔를 하며 '하'를 10회 한다. 이때 앞으로 내민 손은 무조건 손바닥을 펴야 하고, 허리에 있는 손은 주먹을 쥐어야 한다. 어느 정도 익숙 해지면 사회자가 '바꿔' 하면 앞으로 나온 손은 주먹을 쥐어야 하고 허리에 있는 손은 펴야 한다.

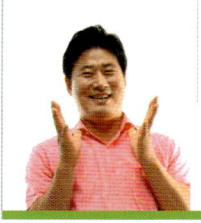

웃음 스킨십 스트레칭 8선

웃음은 기분을 좋게 하지만 신체적인 스킨십은 신뢰감을 증진시키는데, 이 때 도파민 등의 호르몬이 분비된다. 웃음 스트레칭은 스킨십을 많이 하도록 만들었다. 히포크라테스는 마사지를 치료의 중요한 요소로 강조했는데, 웃음 스트레칭을 하면 마사지와 같은 효과를 볼 수 있다.

1단계 ● 마냥좋아 웃음

- 대상 : 남녀노소
- 대형 : 커플 앉아서, 일어서서
- 효과 : 친밀감
- 방법 : 서로 마주보게 하고 리더가 지시한다. '서로 눈을 보세요'라고 하면 서로 눈을 보고 크게 웃는 다. 이어 귀, 눈썹, 이마, 머리, 코, 입술, 배 등을 명령할 때마다 쳐다보며 웃는다.

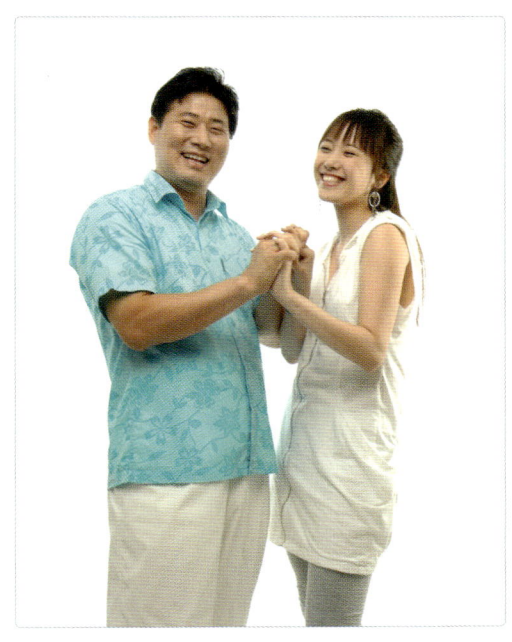

2단계 ● 하이파이브 웃음

- 대상 : 남녀노소
- 대형 : 커플 일어서서
- 효과 : 유연성, 근력, 지구력, 균형감, 친밀감
- 방법 : ① 서로 마주보고 서서 오른손끼리 마주치는
데 아래에서 위로 크게 하이파이브하면서
'하하하', 왼손끼리 '하하하' 한다.
② 오른발끼리 '하하하', 왼발끼리 '하하하'
한다. 뒤로 돌아 엉덩이 여러 번 부딪치며
'하하하' 한다.

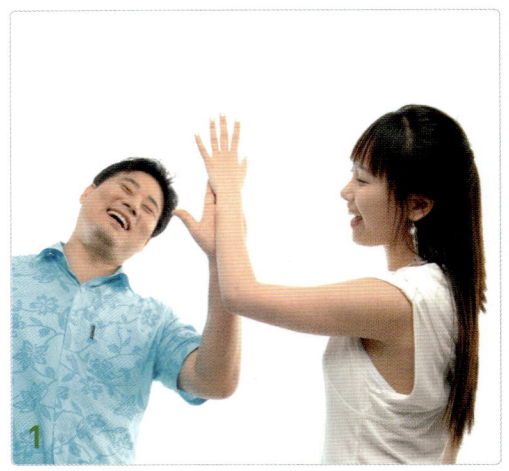

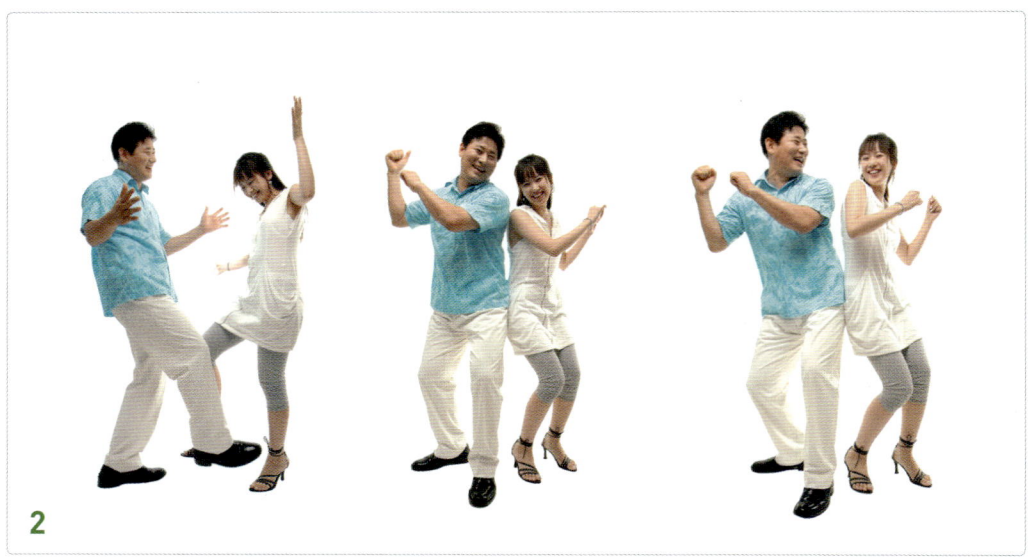

3단계 ● 돌려주며 웃음

- 대상 : 남녀노소
- 대형 : 커플 일어서서
- 효과 : 유연성, 근력, 지구력, 균형감, 친밀감
- 방법 : ① 서로 마주보고 서서 오른손끼리 악수하고 '하하하' 한다.

② 이어 왼손 악수하고 '하하하' 한다. 이때 양손은 꼭 잡는다.

③ 그 상태에서 마주잡은 손을 머리로 올리고 몸과 함께 돌려준다. 그러면 두 사람 다 멋있게 돌아간다. 이때도 손을 잡고 있어야 한다.

④ 이어 서로 잡은 손으로 잡아당기며 배치기를 하면서 '하하하' 웃는다.

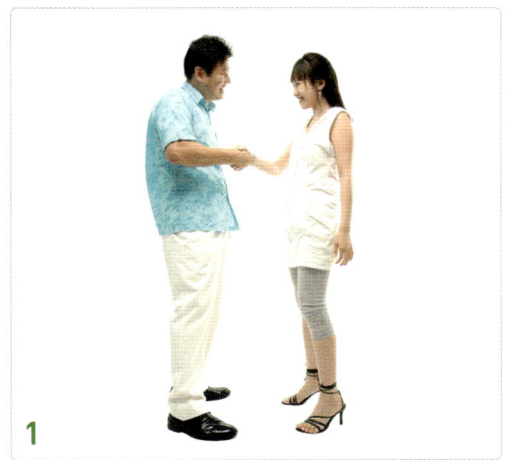

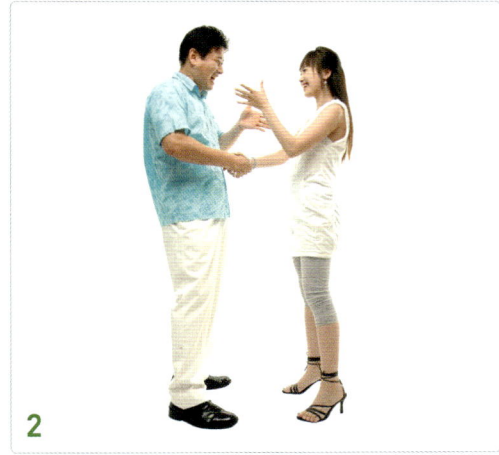

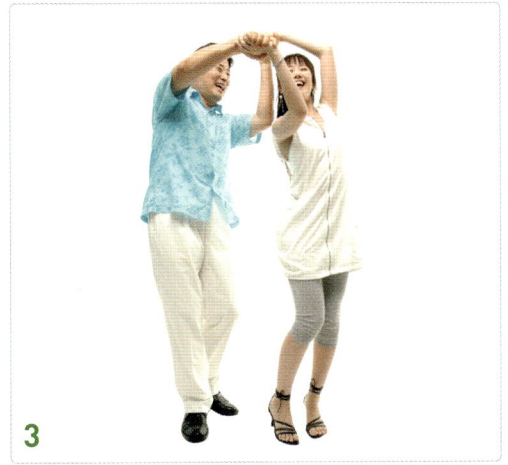

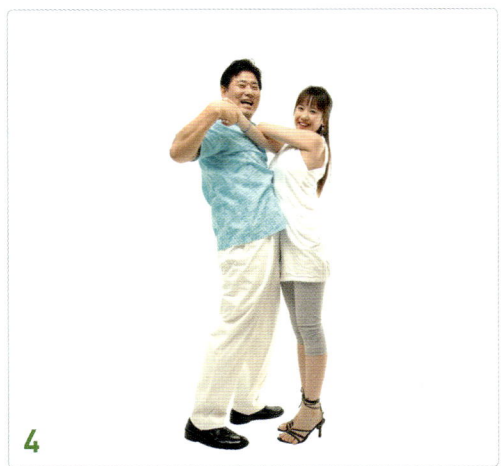

4단계 ● 등대며 웃음

- 대상 : 남녀노소
- 대형 : 커플 일어서서
- 효과 : 유연성, 근력, 지구력, 균형감, 친밀감
- 방법 : ① 서로 등대고 서서 양팔을 뒤로 건다.
  ② 이어 오른쪽(둘이 같은 방향)으로 접으면서 '하하하', 왼쪽(같은 방향)으로 접으면서 '하하하' 한다.
  ③ 그 다음 안(같은 방향)으로 접으면서 '하하하', 뒤(같은 방향)로 접으면서 '하하하' 한다.

5단계 ● 안아주며 웃음

- 대상 : 남녀노소
- 대형 : 커플 일어서서
- 효과 : 유연성, 근력, 지구력, 균형감, 친밀감
- 방법 : ① 서로 마주보고 서서 양손으로 허리를 안아준다. 온몸이 바싹 달라붙게 하여 한 몸이 되게 한다.
  ② 이어 오른쪽으로 접으면서 '하하하', 왼쪽으로 접으면서 '하하하' 한다.
  ③ 그 다음 안으로 접으면서 '하하하' 한다.
  ④ 뒤로 접으면서 '하하하' 한다.

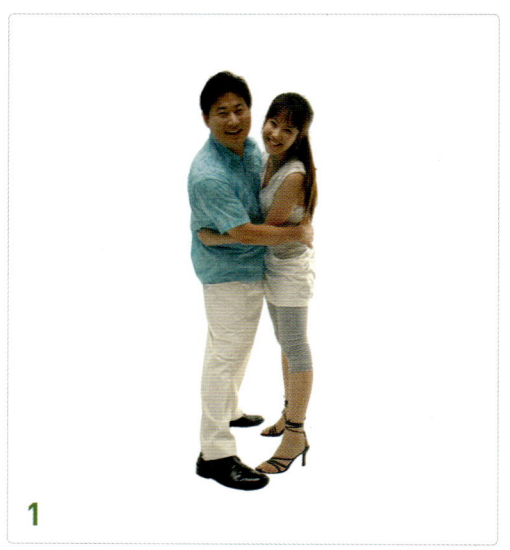

1

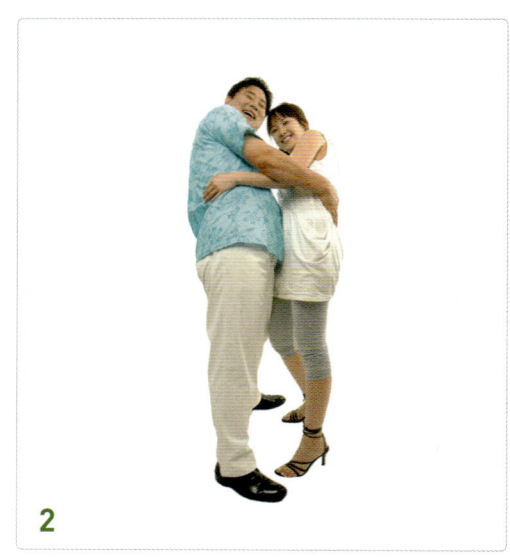

2

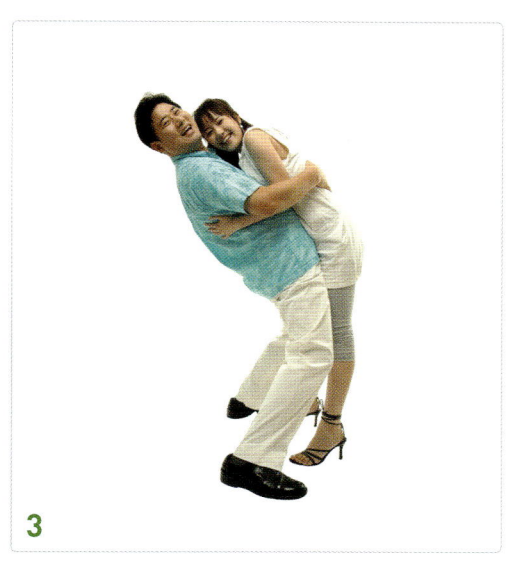

3

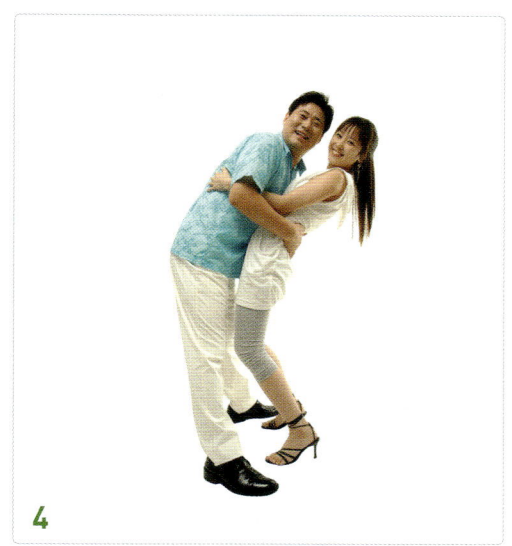

4

6단계 ● 시소 웃음

- 대상 : 남녀노소
- 대형 : 커플 일어서서
- 효과 : 유연성, 근력, 지구력, 균형감, 친밀감
- 방법 : ① 서로 등을 대고 서서 한 사람은 자기 등에 태워주고 다른 한 사람은 상대방의 등에 눕는다. 온몸을 이완시켜 편하게 눕는데 양발도 힘을 빼고 늘어지게 한다. 이때 중요한 것은 서로 양팔을 힘차게 걸어야 한다.
  ② 그 다음 아래에 있는 사람은 자기의 허리와 엉덩이를 이용하여 웃으면서 좌우로 흔들어 주어야 한다. 그래야 서로 허리운동이 된다.

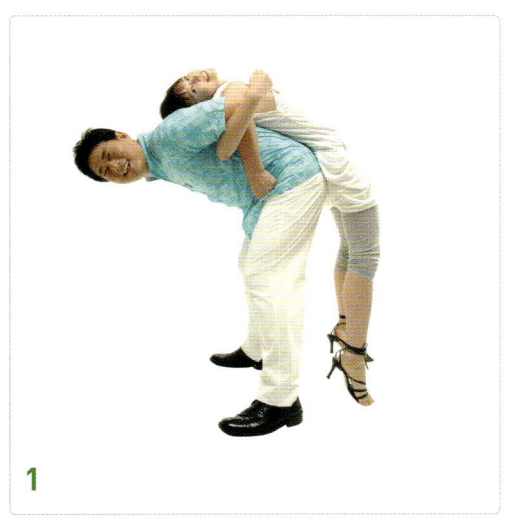

1

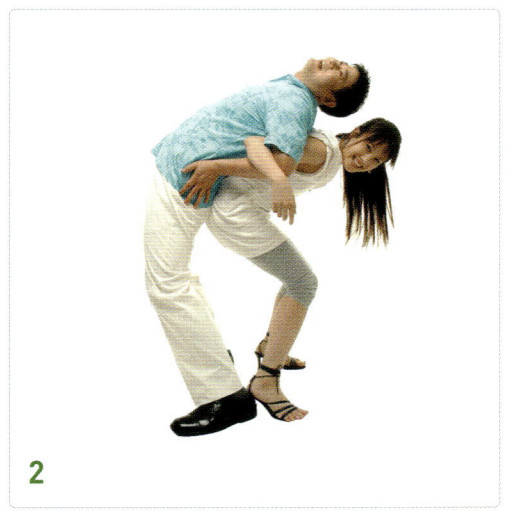

2

7단계 ● 등대고 일어서기 웃음

- 대상 : 남녀노소
- 대형 : 커플 일어서서
- 효과 : 유연성, 근력, 지구력, 균형감, 친밀감
- 방법 : ① 서로 바닥에 등대고 앉아 양팔을 건다.
  ② 그 다음 양 무릎을 가능한 한 직각으로 세운다.
  ③ 그 다음 리더가 '하나, 둘, 셋' 하면 '하하하하' 웃으며 동시에 일어선다. 요령은 서로 등을 밀며 느낌으로 힘의 균형을 맞춰가며 일어선다.

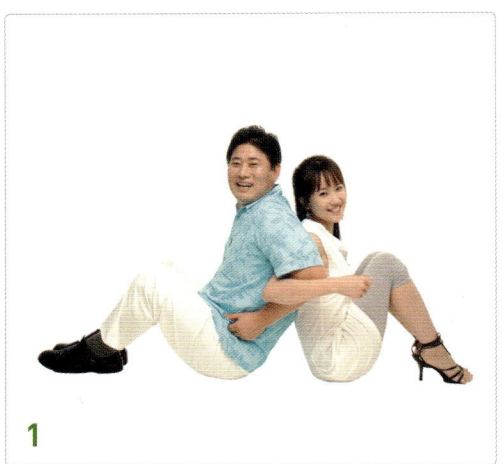

1

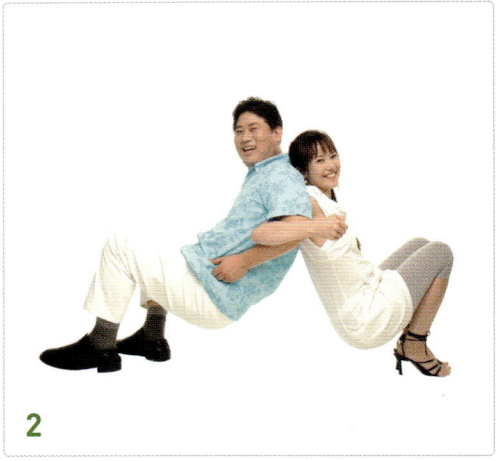

2

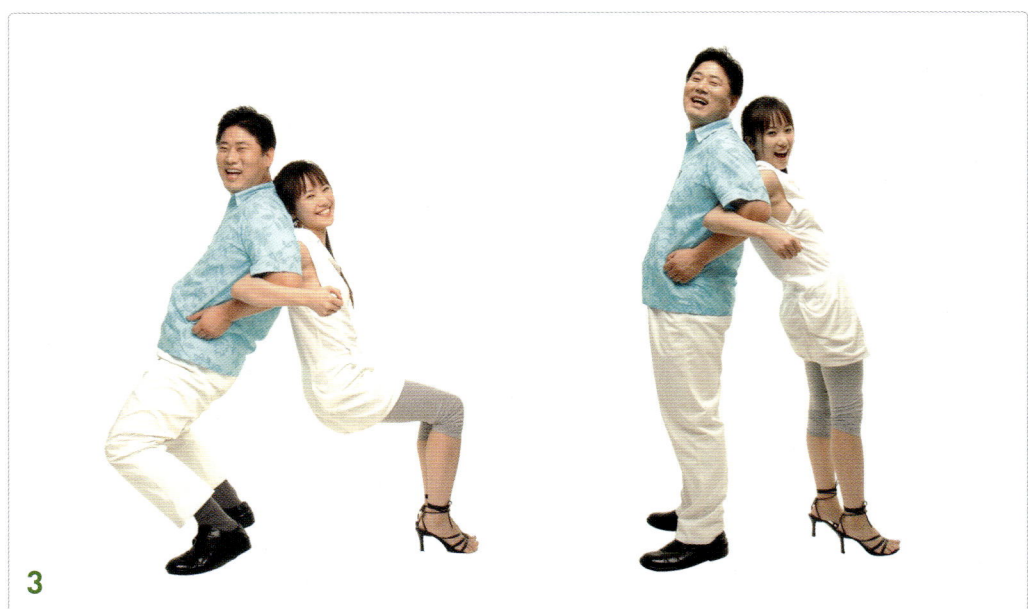

3

8단계 ● 12동작 웃음

- 대상 : 남녀노소
- 대형 : 커플 일어서서
- 효과 : 유연성, 근력, 지구력, 균형감, 친밀감
- 방법 : ① 서로 30센티미터 거리를 두고 등을 대고 서서 리더의 시작 소리와 함께 서로 동시에 양손을 부딪치거나 잡는다. 동작은 양손을 어깨너비만큼 벌리고 어깨를 오른쪽(상대방은 왼쪽)으로 45도 돌려 양손을 어깨 옆에서 마주치며 '하나, 둘' 한다.

  ② 이어서 반대쪽으로 양 손바닥을 치며 '셋, 넷' 한다.

  ③ 그 다음 반대로 어깨와 허리를 돌려 허리 쪽에서 양 손바닥을 치며 '다섯, 여섯' 한다.

  ④ 이어 반대로 돌려 양 손바닥을 치면서 '일곱, 여덟' 을 한다.

  ⑤ 이번에는 양손을 머리 위로 하여 꼭 잡으며 흔들면서 '아홉, 열' 한다.

  ⑥ 마지막으로 서로 자기 앞으로 허리를 굽혀 양손을 가랑이 사이로 넣어 상대방의 양손을 잡는다. 이때는 엉덩이끼리 비비며 '열하나, 열둘' 한다. 이때 엉덩이의 꼬리뼈가 서로 부딪치는 소리가 들려야 한다.

  이처럼 위의 동작이 익숙해지면 '하나, 둘, 셋, 넷~' 이라는 구령보다는 '하하하하~' 로 하는 것이 좋다.

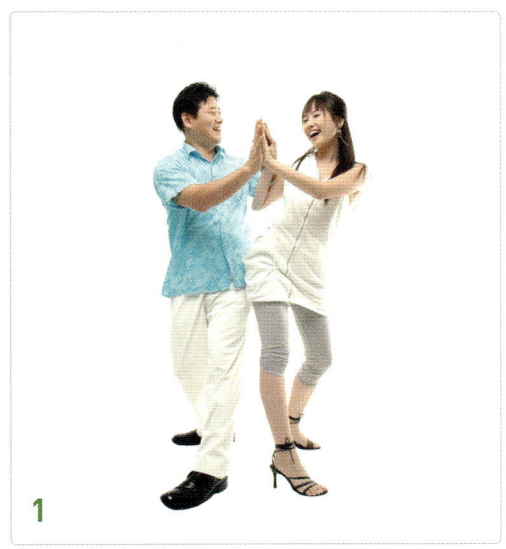
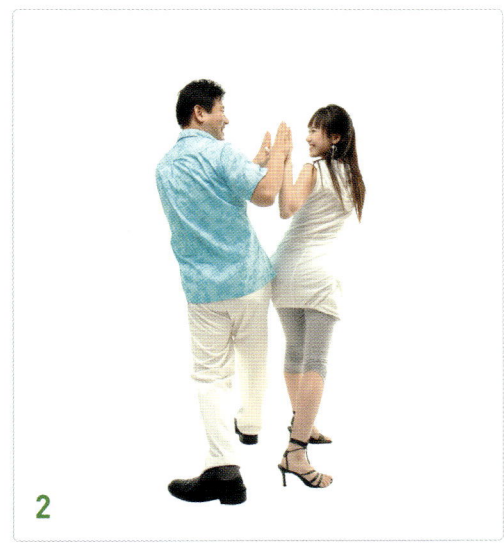

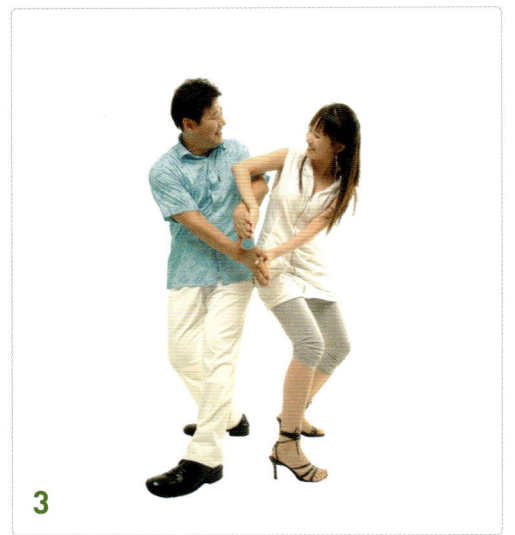

3

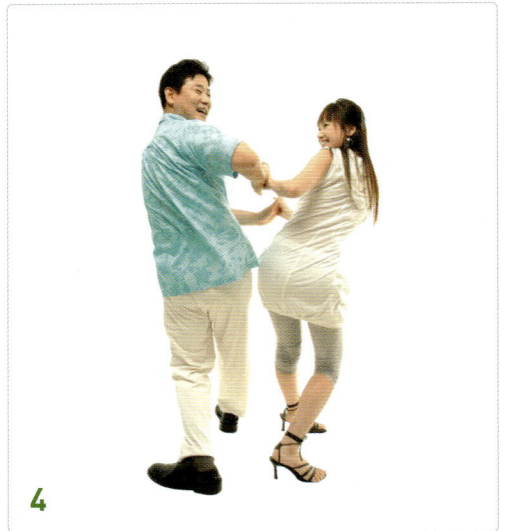

4

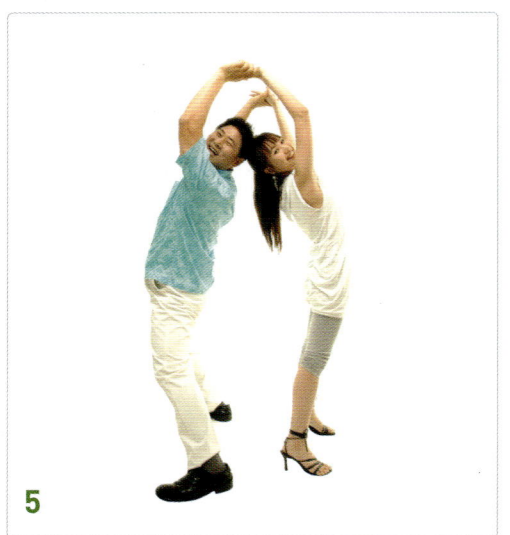

5

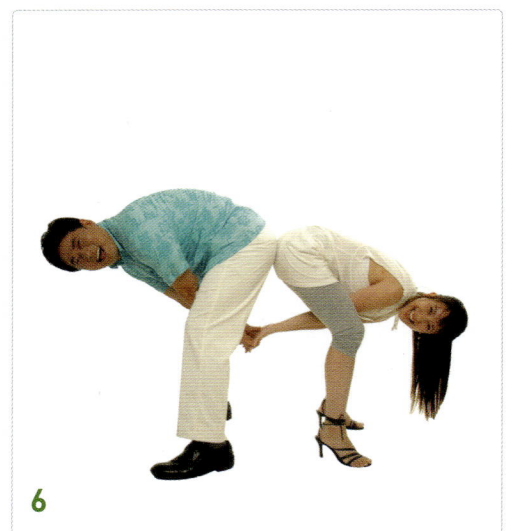

6

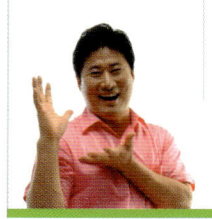

웃음과 전신운동

1. 뱃살 운동

자주 웃는 것도 뱃살빼기의 비결 중에 하나이다. 실제로 필자가 모 방송국과 함께한 실험에서 22세 남자에게 웃음요법을 실행해본 결과, 체중이 72.8kg에서 72kg으로, 비만도는 103.7%에서 102.6%로, 체지방은 12.5%에서 12.1%로 바뀌었다. 운동을 하지 않고 웃음요법만 진행한 경우임에도 불구하고 이렇게 현저한 차이를 보였다.

뱃살을 빼는 데 좋은 걷기나 가볍게 달리기 등 유산소운동에 웃음 요법을 병행하면 효과는 배가 된다. 단, 이때의 웃음은 가볍게 미소 짓는 정도가 아니라 뱃살을 자극하면서 웃는 것이어야 한다. 손뼉을 치며 뱃살이 진동하도록 박장대소나 요절복통을 해야 한다는 뜻이다. 처음에는 쉽지 않겠지만 뱃살을 주먹으로 두드리면서 진동하는 웃음을 웃으면 온몸이 깨끗해지고 정신이 맑아지는 느낌이 든다. 배를 주물러주거나 손바닥으로 배를 천천히 문질러주면 장운동도 되고 더욱 효과적이다.

또 다른 방법으로는 윗몸일으키기가 있다. 하체를 움직이지 않고 상체만을 활용하며 올라갔다가 내려올 때 올라갔던 처음 자리로 되돌아오는 것이 중요하다. 더 많은 힘이 들어가기 때문에 운동효과가 더 좋아진다.

윗몸일으키기를 하고 나서 그대로 누운 상태에서 다리를 45도 정도 들었다 내리는 동작을 반복하면 복근이 강화된다. 이 운동을 10회 정도 하고 나서 다리를 양쪽으로 쫙 벌리는 운동을 하면 뱃살의 진동을 돕는 효과를 누릴 수 있다.

누운 채로 양 무릎을 세우고 가슴 쪽으로 천천히 당기면서 숨을 내쉰다. 숨을 내쉬면서 '아 에 이 오 우'를 발음한다면 내장기관이 진동하는 것을 느낄 수 있다.

2. 얼굴 운동

눈이 마음의 창이라고 한다면 얼굴은 우리 몸의 창이라고 보면 된다. 우리 몸의 어느 부분도 소홀히 할 수 없지만 특히 얼굴은 사람의 이미지를 결정하는 가장 중요한 부분이라서 각별히 신경을 써야 한다.

턱은 얼굴선을 결정하는 부위이다. 운동을 통해 보다 탄력 있고 아름다운 턱을 만들면 전체적인 얼굴 윤곽도 달라지게 된다. 우선 턱을 좌우와 상하로 돌리는 운동을 해보자. 그런 다음 입을 크게 벌리고 턱으로 천천히 원을 그려보자. 연습하면 할수록 점점 더 유연해질 것이다.

이번엔 구강 운동을 배워보자. 이 운동은 성대와 구강내부를 자극함으로써 얼굴 근육까지 자극시키는 효과가 있다. 큰 소리로 '하하', '헤헤', '히히', '호호', '후후'를 발음하면 얼굴 전체에 탄력이 생겨 노화방지에도 도움이 된다.

혀 운동은 좀처럼 잘 시행되지 않는 운동이지만 고정관념을 깨고 '똑딱' 소리를 내거나 '바라바라' 라는 소리를 계속해서 내다보면 혀의 진동을 감지할 수 있게 된다.

코는 얼굴 중에서도 중심축을 이루는 부분이며 장기 중에서는 비장과 관련이 있다. 냄새를 맡는 일을 하기 때문에 얼굴 중에서 가장 예민한 부위이며 쉽게 피로해지는 부위이기도 하다. 코 운동은 다른 부분과 달리 부위를 진동시키기가 조금 어려운데 양미간을 찡긋거리거나 입과 함께 움직여 씰룩이는 방법 등이 있다. 이런 운동을 반복하다 보면 코 주변 근육까지 단련이 된다.

볼 운동은 이를 닦고 물로 헹구어내는 동작을 연상하면 쉽다. 마치 입안에 물이 들어 있는 것처럼 오물오물거려서 뱉는 동작을 반복하면 된다. 그러면 볼 근육이 떨리면서 자연스럽게 진동을 한다. 이 운동은 볼살을 빼는 데에도 효과적이다. 이 과정이 끝나면 다시 입안을 부풀린 상태에서 양볼을 손바닥으로 가볍게 쳐준다.

3. 가슴과 엉덩이 운동

가슴 운동은 두 손바닥으로 가슴을 두드리면서 '푸하하하' 박장대소를 하면 된다. 오목가슴에서부터 점차 바깥쪽으로 이동해가면서 두드려주는 것이 요령이다. 답답한 가슴이 뻥 뚫리고 웃는 동안 나쁜 공기도 신선한 공기로 대체된다.

엉덩이 운동은 항문을 조인 상태에서 '하하하' 하면서 10회 이상 웃어주는 것이다. 이런 식으로 여러 번 반복하다 보면 항문 주변 근육에 탄력도 생기고 치질이나 변비를 개선하는 데 효과가 있다.

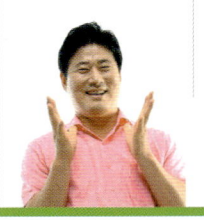

웃음연습의 효과

웃을 때는 가능한 한 온몸으로, 특히 오장육부로 웃어야 한다. 허리가 끊어지고 배가 아플 때까지 웃는 요절복통과 박장대소, 폭소는 제일 훌륭한 웃음이다. 이렇게 웃을 때 잡념이 사라지고, 긴장도 해소되어 스트레스가 사라진다. 그리고 혈류량이 증가하여 성인병 예방에 탁월하며, 혈액순환을 도와주며 질병에 대한 면역력도 길러 준다.

1987년 코간 박사는 「행동의학」이라는 저널의 '불편을 느낄 때 소리 내는 웃음의 효과' 라는 논문에서, 소리 내서 웃는 것은 통증의 고통을 없애준다고 발표했다. 크게 소리를 내서 웃으면 통증을 느끼는 신경계를 마비시켜 주는 엔케팔린과 엔도르핀이라는 2개의 신경 펩타이드의 분비가 촉진되는데, 이것은 통증을 억제하는 호르몬이기도 하다.

간혹 웃을 때 생기는 주름 때문에 걱정하는 사람들이 있다. 하지만 그런 것은 걱정하지 않아도 된다. 다 웃고 나면 사라지는 얕은 주름이기 때문이다. 하지만 화를 낼 때 생기는 주름은 깊고 딱딱하고 강해서 오랫동안 남게 된다. 특히 이마 가운데 추미근이 생겨 보기 싫은 주름이 만들어진다.

웃음연습을 처음하게 되면 머리가 아프고 어지럼증이 오며 평소 사용하지 않던 얼굴 근육이 아플 수도 있는데, 여러 번 반복하다 보면 나중에는 아프지 않게 된다. 뿐만 아니라 소리 내어 웃는 것은 유산소운동이므로 몸통 윗부분, 폐, 심장, 어깨, 팔, 복부, 횡격막, 다리 등 모든 근육이 움직이는 효과도 누릴 수 있다.

그렇기 때문에 우리는 억지로라도 웃을 필요가 있다. 오른손에 신 과일(레몬, 석류, 자두 등)이 있다고 가정하고 실제처럼 한입 먹어보자. 그러면 바로 침이 고인다. 이처럼 우리 뇌는 실제로 먹지 않아도 상상만으로도 침이 나오게 되어 있다.

지금 여러분의 뇌를 주먹으로 살살 때려보시라. 정말로 우리 뇌는 골때린다 (하하~). 이처럼 억지로라도 한번 웃어보라. 바로 마음도 웃음으로 바뀔 것이다. 요즈음 우리 국민들이 '웃을 일이 있어야 웃지'라고 말하지만 우리가 웃을 일만 찾아 웃는다면 영원히 웃음을 잃어버릴지도 모른다. 힘들어도, 부족해도, 아파도 일단 한번 웃어보라. 그러면 바로 해결되고 치료되는 일도 의외로 많다. 그래서 웃음은 만병통치약이라고 말하지 않았던가.

나는 억지로 2초만 웃어도 눈가에 눈물이 고인다. 이 눈물은 너무 기뻐서 나온 눈물이다. 웃음도 훈련이 필요하며 마음먹기에 달려있다. 그러므로 억지로 웃는 것도 실제로 웃는 것과 똑같은 효과가 있는 것이다.

미국 캘리포니아대학교 통증치료소 데이빗 브레슬로우 박사는 통증이 심한 환우들에게 1시간에 2회씩 거울을 보고 웃게 하였는데, 억지로 웃는 경우에도 효과가 있었다고 한다. 크게 웃는 억지웃음도 90% 정도의 효과가 있다는 게 사실로 증명된 셈이다. 정말로 웃든, 억지로 웃든 간에 효과는 반드시 있다는 결론이다.

미국 펜실베이니아 대학 마틴 셀리즈맨 교수도 『학습된 낙천가』라는 저서에서 96명을 면밀히 조사한 결과, 비관적인 사람으로 분류된 16명 중 15명이 사망했으며 낙천적인 16명은 5명만이 죽은 것으로 나타났다고 밝혔다.

그것이 어떤 웃음이든 간에 웃음은 바이러스처럼 강한 전파력이 있어 다른 사람의 마음까지도 즐거운 기분으로 바꿀 수 있는 파워를 가지고 있다. 가능하면 혼자 웃는 것보다는 여럿이 웃자. 여럿이 웃으면 혼자 웃는 것의 서른세배 효과가 있다. 눈물이 나고 배가 아프고, 얼굴이 빨개지고, 콧물을 흘리더라도 참을 필요가 없다. 손뼉을 치며 발을 구르며, 양팔을 하늘 위로 벌려 큰소리로 한번 웃어보라. 세상이 편해 보이고 불가능한 일이 없어진다.

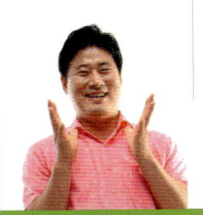

인성계발 웃음 41선

아래의 내용들은 인성계발은 물론 질병치료, 다이어트에도 효과가 있다

1. 믿습니까 웃음

- 대상 : 남녀노소
- 대형 : 개인, 전체, 앉아서, 일어서서
- 효과 : 친밀감, 사회성, 자신감, 성취감
- 방법 : 양팔을 높이 들고 흔들게 한 다음 무조건 '믿습니다' 라고 따라하도록 한다. 이때 리더가 '웃음을 믿습니까?' 라고 물었을 때 참가자들이 '믿습니다' 라고 대답하면 이때 리더는 '그러면 크게 웃을 수 있죠. 박장대소 시작! 하하하하' 라고 한다.

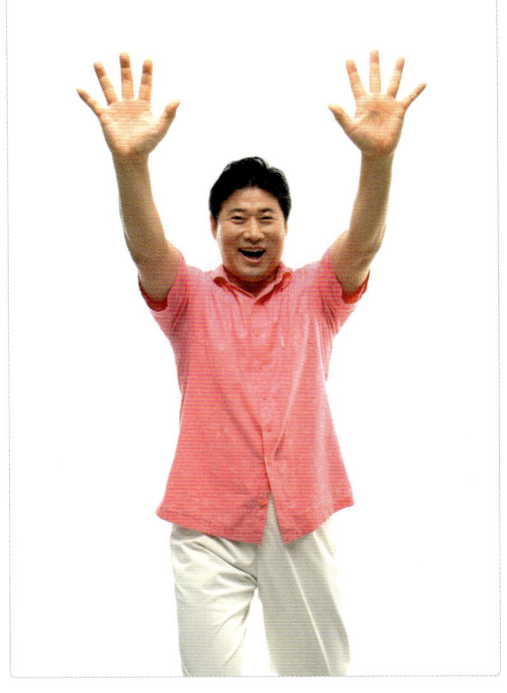

2. 웃음악수 나 이뻐 웃음

- 대상 : 남녀노소
- 대형 : 파트너, 전체, 앉아서
- 효과 : 친밀감, 사회성, 자신감, 표현력
- 방법 : 서로 '하하하' 웃으며 악수한다. 그리고 얼굴을 마주보고 얼굴이 안 보이도록 양손을 마주대고 있다가 리더의 지시에 따라 '보여줘' 하면 신비롭게 천천히 서로 양손을 벌리면서(얼굴이 천천히 보여주며) 앙 증맞게 '나 이뻐' 하면서 크게 웃는다.

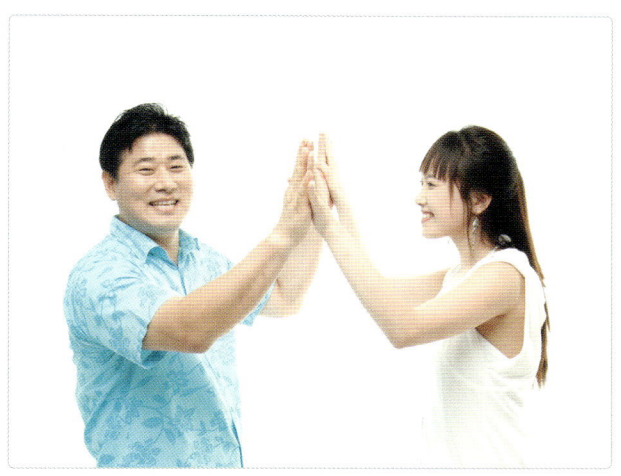

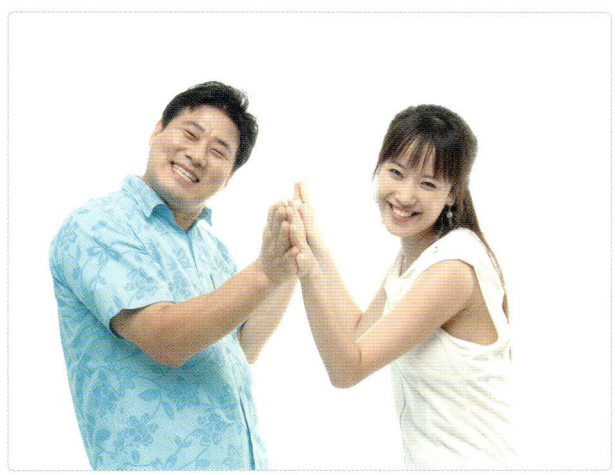

3. 가위바위보 칭찬 웃음

- 대상 : 남녀노소
- 대형 : 파트너, 전체, 앉아서, 일어서서
- 효과 : 표현력, 친밀감, 사회성, 자신감
- 방법 : 서로 가위바위보를 하여 진 사람이 칭찬을 해주고 이때 이긴 사람은 '당연하지' 하면서 크게 웃는다. 5명 이상 찾아가서 한다.

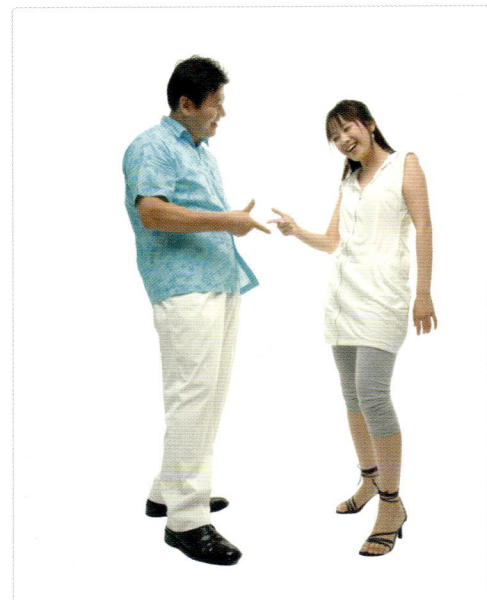

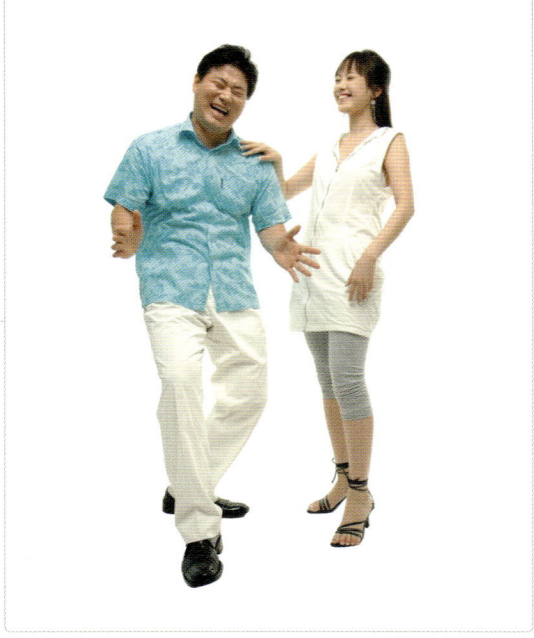

4. 최고야! 웃음

- 대상 : 남녀노소
- 대형 : 파트너, 전체, 앉아서, 일어서서
- 효과 : 친밀감, 자신감, 표현력
- 방법 : 서로 가위바위보를 하여 진 사람이 얼굴 앞에서 엄지를 아래에서 위로 올리며 '당신이 최고야! 당신은 짱이야!' 하며 크게 웃는다. 당신이라는 호칭을 직책으로 바꿔 불러주거나 선배님으로 해도 좋다. 이때 반드시 엄지로 해야 한다. 가운데 손가락으로 하면 오해받는다. 최고야 웃음이 익숙해지면 서로 칭찬해주고 웃도록 한다.

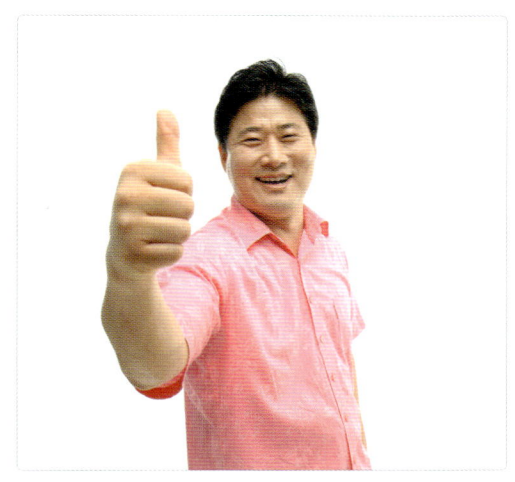

5. 예쁜 곳 칭찬 웃음

- 대상 : 남녀노소
- 대형 : 파트너, 전체, 앉아서, 일어서서
- 효과 : 친밀감, 자신감, 표현력
- 방법 : 서로 가위바위보를 하여 진 사람이 이긴 사람에게 칭찬하고 이긴 사람의 얼굴, 몸의 일부분 중 가장 예쁜 곳을 찌르며 크게 웃는다. 5명 이상 찾아가서 한다.

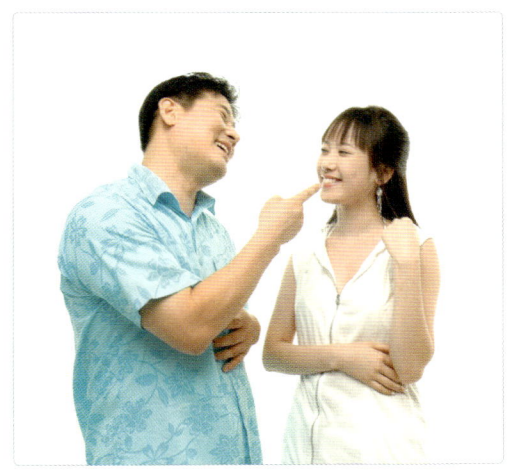

6. 네 좋습니다 속도 웃음

- 대상 : 남녀노소
- 대형 : 개인, 파트너, 전체, 앉아서, 일어서서
- 효과 : 친밀감, 복부운동
- 방법 : 서로 마주보고 박장대소로 웃으며 머리위에서 아래로 손뼉을 치는데 3번 왕복하면서 '네! 좋습니다. 하하하하' 하며 웃는다. 이 웃음을 5명 이상 찾아가서 한다. 이때 리더가 '10km' 하면 천천히 치고, 30km, 50km, 100km 등에 따라 속도를 빠르게 치게 한다. '좋습니다' 대신에 '훌륭합니다', '짱입니다', '멋집니다', '최고입니다' 등으로 해도 좋다.

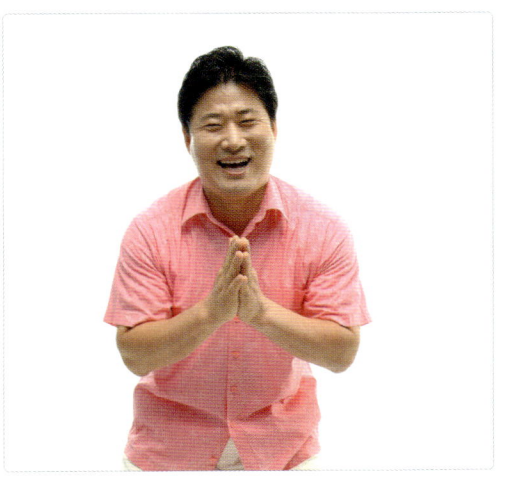

7. 자연과 대화 웃음

- 대상 : 남녀노소
- 대형 : 개인, 파트너, 전체, 대상물, 앉아서, 일어서서
- 효과 : 자연의 소중함 깨닫기, 감수성 향상, 표현력
- 방법 : 사물, 나무, 꽃 등을 쳐다보거나 만지면서 웃는다. 그리고 '친구야! 너는 참 아름답구나. 푸르름과 향기를 그냥 주니 참 고맙다. 친구야' 라고 하면서 이름을 지어주면 더욱 친밀해진다.

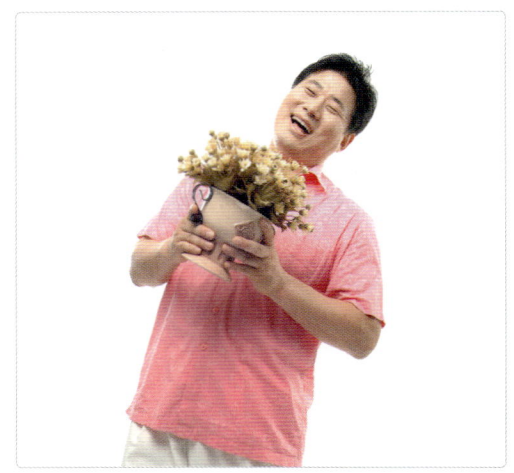

8. 감사 웃음

- 대상 : 남녀노소
- 대형 : 개인, 파트너, 전체, 앉아서
- 효과 : 감사의 표현력 향상
- 방법 : 눈을 지그시 감고 양손을 모아 기도하는 모습으로 웃는다. 그리고 '감사합니다. 하하하' 를 연발한다.

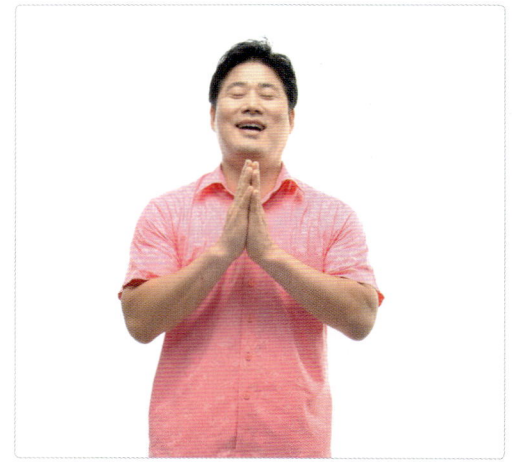

9. 백설공주 웃음

- 대상 : 남녀노소
- 대형 : 개인, 전체, 앉아서
- 효과 : 인지발달, 자신감, 표현력, 상상력
- 방법 : 자기 오른 손바닥을 얼굴 앞에 들고 리더의 '거울아, 거울아! 이 세상에서 누가 가장 예쁘니? 그건 나야~ 나' 라는 멘트를 따라하며 크게 웃는다. 이왕이면 앙칼지게, 섹시하게, 느끼하게 해보는데 몇 사람을 앞으로 불러 시합을 해 보는 것도 재미있다.

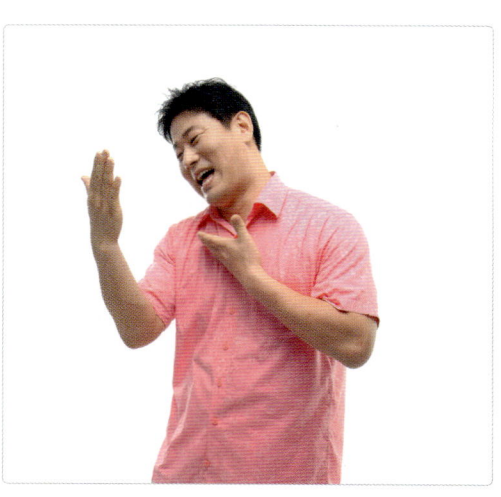

10. 용돈타기 웃음

- 대상 : 남녀노소
- 대형 : 개인, 파트너, 전체, 앉아서, 일어서서
- 효과 : 애교심, 연기력, 표현력, 자신감, 성취감
- 방법 : 용돈을 받을 때 이왕이면 애교 있고 앙증맞
  게 웃으면서 받거나 주면 서로 재미있겠다는
  상황을 가정해서 연출한다. 양 손바닥을 눕
  혀 길게 비비며(아부하는 모습) 동시에 '하하
  하하하' 하며 웃는다. 아빠나 엄마에게 다가
  가서 '엄마~ 만원만' 하면서 양 손바닥을 내
  민다. 그러면 용돈을 쉽게 타낼 수 있다.

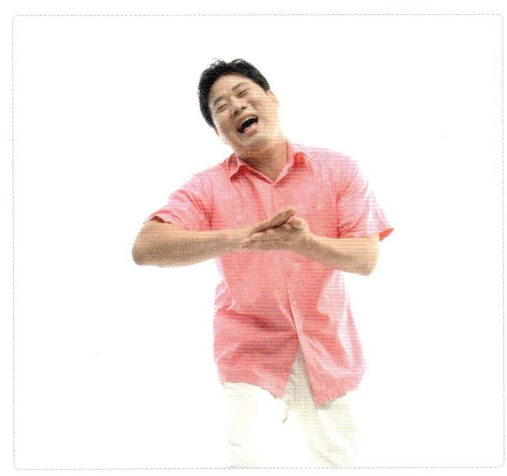

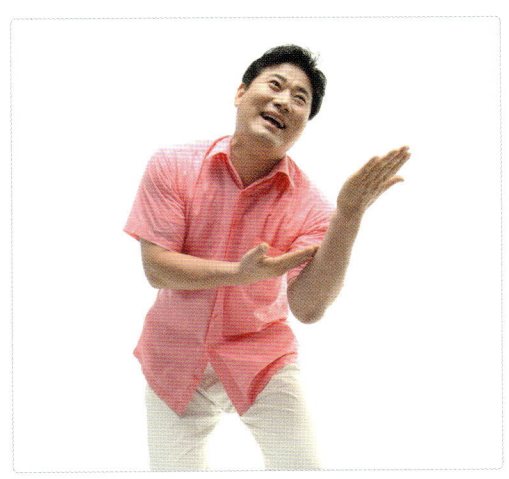

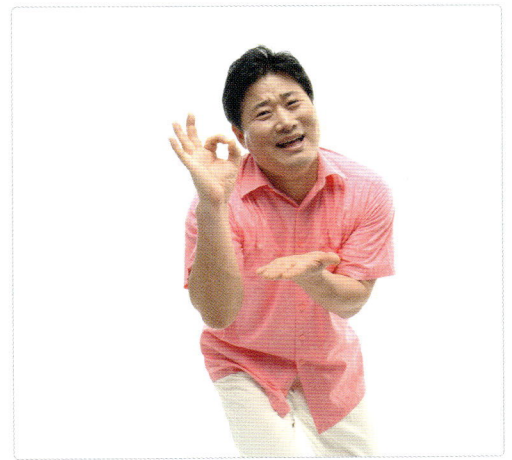

11. 전기 웃음

- 대상 : 남녀노소
- 대형 : 파트너, 전체, 앉아서, 일어서서
- 효과 : 감성, 표현력, 친밀감, 상상력
- 방법 : 서로 마주보고 가위바위보를 하여 이긴 사람이 진 사람의 몸에 손가락을 댈 때마다 감전이 된 것처럼
  웃는다. 길게 대고 있으면 길게 웃어야 한다. 새끼손가락은 110볼트, 중지는 130볼트, 엄지는 150볼트
  로 정하여 볼트가 셀수록 크고 길게 웃어야 한다.

12. 천생연분 웃음

- 대상 : 남녀노소
- 대형 : 개인, 파트너, 전체, 일어서서
- 효과 : 인지발달, 친밀감
- 방법 : 서로 얼굴을 마주보고 얼굴이 안보이도록 양
  손을 마주대고 있다가 리더의 '짠' 이라는 지
  시에 따라 재빨리 좌우방향 중 한쪽으로 얼
  굴을 돌린다. 서로 맞으면 '천생연분', '결혼
  합시다', '첫사랑' 하면서 크게 웃고, 맞지
  않으면 맞을 때까지 계속 다른 사람을 만나
  야 한다.

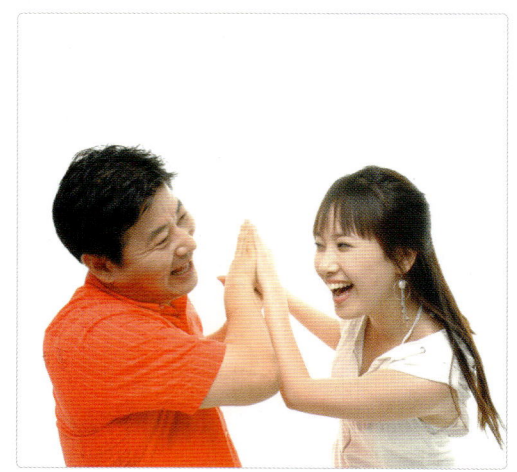

13. 세이 하하하 웃음

- 대상 : 남녀노소
- 대형 : 개인, 앉거나, 일어서서
- 효과 : 인지발달, 표현력, 자신감, 순발력, 성취감
- 방법 : 강사가 외치는 소리에 리듬을 넣어 랩형식으로 다함께 따라하며 웃는다. 예를 들어 강사가 '세이 하하'
  하면 모두 '하하' 하고, 강사가 '세이 하하하' 하면 모두 '하하하' 등의 활동을 통해서 하나가 되고 집중
  력이 강화된다.

14. 우리가족 웃음

- 대상 : 남녀노소
- 대형 : 개인, 가족, 앉거나, 일어서서
- 효과 : 친밀감, 표현력
- 방법 : '곰 세 마리가~' 동요에 맞춰 노래 부르며 웃는다. 아빠 웃음은 '하하하', 엄마 웃음은 '호호호', 아기
  웃음은 '깔깔깔' 등으로 동요에 맞춰 노래를 부르며 웃는다.

15. 자기야 몰라 웃음

- 대상 : 남녀노소
- 대형 : 파트너, 앉거나, 일어서서
- 효과 : 인지발달, 교치성훈련, 집중력, 표현력
- 방법 : '자기야, 자기야' 두 번 손뼉 치며 짝짝, 깜찍하게 몸을 꼬며 '몰라, 몰라' 짝짝. 서로 번갈아가며 제스처를 하며 표현력을 보여 준다. '짝짝' 손뼉을 '하하' 로 바꿔한다.

16. 로또복권 웃음

- 대상 : 남녀노소
- 대형 : 개인, 전체, 앉거나, 일어서서
- 효과 : 표현력, 상상력, 자신감, 성취감
- 방법 : 로또복권이 당첨된 것처럼 연기하며 웃는다.

17. 때밀이 웃음

- 대상 : 남녀노소
- 대형 : 개인, 전체, 앉거나, 일어서서
- 효과 : 표현력, 상상력, 자신감, 친밀감, 성취감
- 방법 : 실제처럼 때밀이 타월로 배, 등, 허리 등을 닦으면서 웃는다.

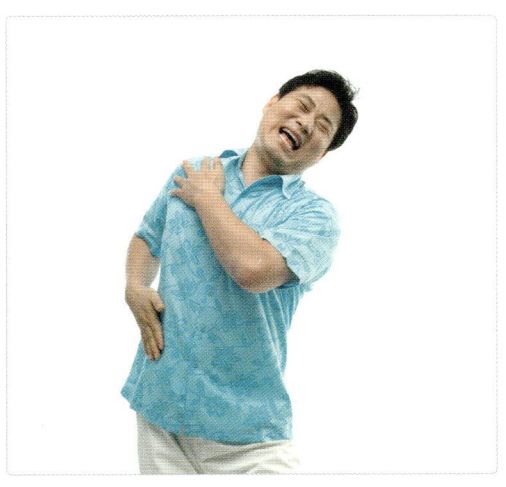 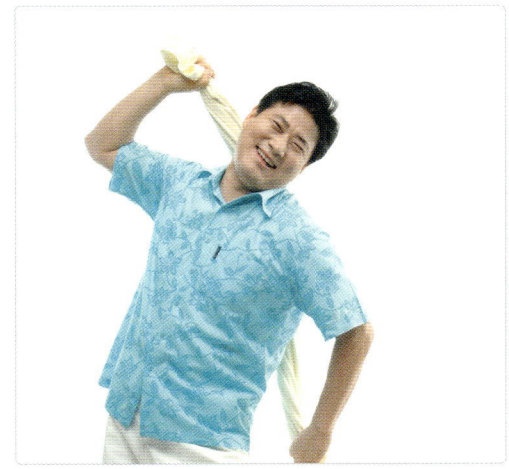

18. 이름삼행시 웃음

- 대상 : 남녀노소
- 대형 : 개인, 파트너, 전체, 앉거나, 일어서서
- 효과 : 표현력, 상상력, 자신감, 친밀감, 성취감
- 방법 : 가위바위보를 하여 진 사람이 이긴 사람의 이름을 한 글자씩 말하며 삼행시를 지어주고 크게 웃어 준다.

19. 아이보기 웃음

- 대상 : 남녀노소
- 대형 : 개인, 파트너, 전체, 앉거나, 일어서서
- 효과 : 표현력, 상상력, 자신감, 친밀감, 성취감
- 방법 : 아이를 양손과 가슴에 품고 너무 사랑스러워 웃는다.

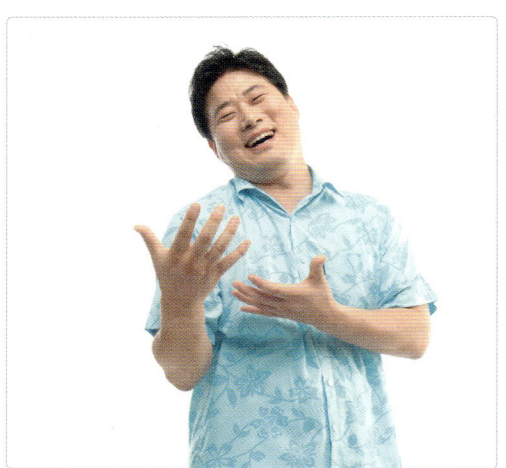 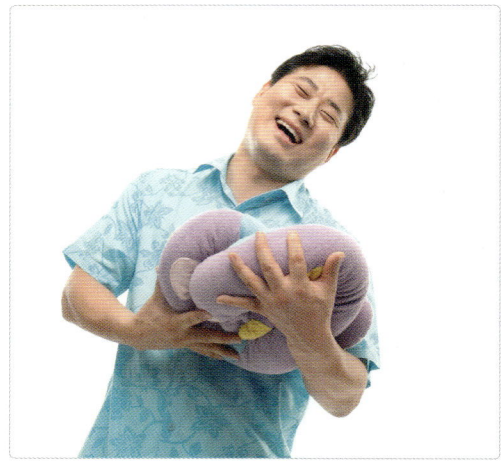

20. 뻔데기박수 웃음

- 대상 : 남녀노소
- 대형 : 개인, 파트너, 전체, 앉거나, 일어서서
- 효과 : 표현력, 상상력, 자신감, 친밀감, 성취감
- 방법 : 2인 1조로 하여 '뻔'하면 자기 손뼉을 치고 '데기' 하면 상대방의 손뼉을 치며 '하' 웃는다.

　　예) 뻔데기
　　　　뻔　　　　　　　　데기
　　　　뻔 뻔　　　　　　데기데기(2회)
　　　　뻔데기/뻔데기(간주)
　　　　뻔뻔뻔　　　　　데기데기데기(3회)
　　　　뻔데기/뻔데기(간주)
　　　　뻔뻔뻔뻔　　　　데기데기데기데기(4회)
　　　　* 차츰 횟수를 늘려가되 박자를 맞춰가며 한다.

21. 운동경기 웃음

- 대상 : 남녀노소
- 대형 : 개인, 파트너, 전체, 앉거나, 일어서서
- 효과 : 표현력, 상상력, 성취감, 자신감, 집중력
- 방법 : 야구, 농구, 축구, 권투, 배구 등 자기가 좋아하는 운동을 선정하거나 아니면 리더가 축구 중계 해설을 하다가 '슛' 하면 다 같이 슛하는 모습을 하다가 리더가 '골인' 하면 다 같이 실제로 골인이 된 것처럼 연기를 하면서 웃는다.

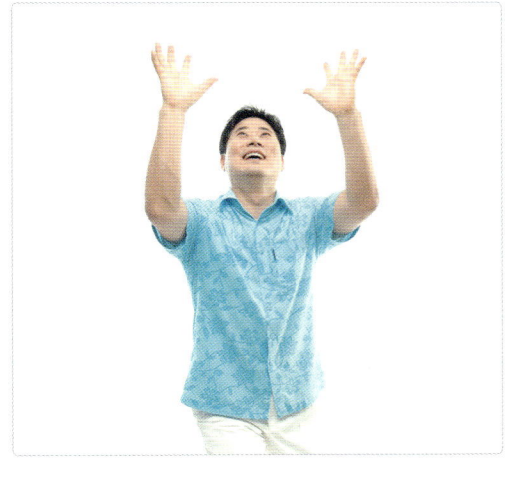

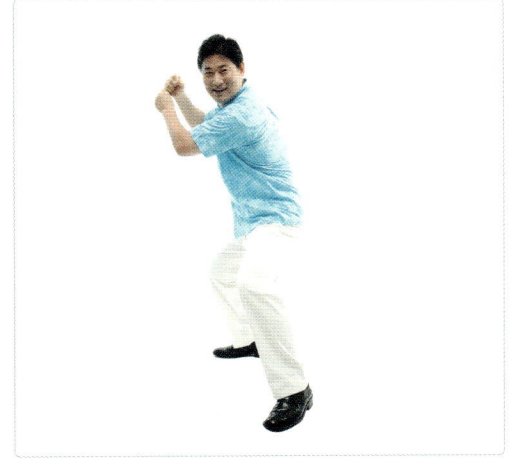

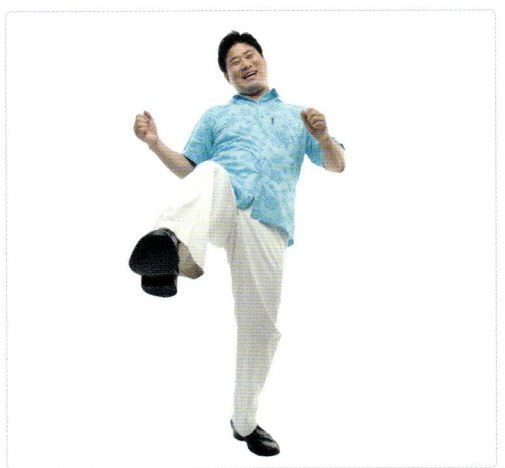

22. 향수 웃음

- 대상 : 남녀노소
- 대형 : 개인, 파트너, 전체, 앉거나, 일어서서
- 효과 : 표현력, 상상력, 성취감, 자신감, 집중력
- 방법 : 가장 좋아하는 꽃이나 향수병을 들고 그 향기에 취해 웃는다.

23. 핸드폰 웃음

- 대상 : 남녀노소
- 대형 : 개인, 파트너, 전체, 앉거나, 일어서서
- 효과 : 표현력, 친근감
- 방법 : 핸드폰에 전화 오는 소리가 들릴 때마다 먼
  저 폴더를 열지 않고 세 번 웃고 나서 전화를
  받거나, 전화를 걸때 번호를 누를 때마다 웃
  으면서 누른다. 웃음습관을 갖는데 적절한
  활동이다.

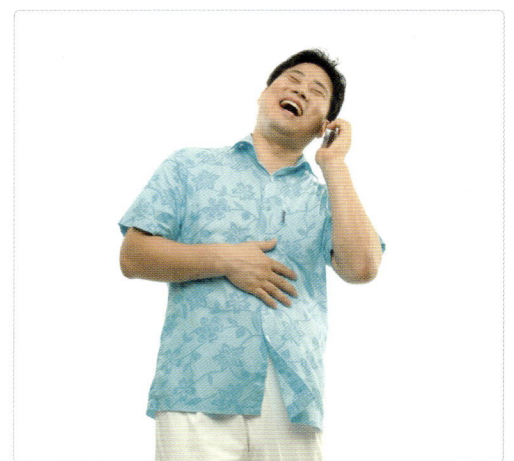

24. 농장 웃음

- 대상 : 남녀노소
- 대형 : 개인, 파트너, 전체, 앉거나, 일어서서
- 효과 : 표현력, 상상력
- 방법 : 농장에 있는 모든 동물이 소재가 될 수 있다. '동물농장' 노래에 맞춰 닭장 속에는 암탉이 '꼬끼오꼬끼
  오', 외양간에는 황소가 '음매음매', 돼지우리엔 돼지가 '꿀꿀' 하다가 리더가 '우리 돼지가 새끼를 낳
  았다. 1마리' 라고 하면 1번 크게 웃는다. '2마리' 하면 2번 크게 웃는다. 보통 돼지는 5마리 이상 낳으니
  계속해도 된다. '이젠 그 옆에 황소가 새끼를 낳았다. 1마리' 라고 하면 크게 웃는다.

25. 배꼽잡고 웃음

- 대상 : 남녀노소
- 대형 : 개인, 파트너, 앉거나, 일어서서
- 효과 : 인지발달, 교치성훈련, 표현력
- 방법 : 서로 배꼽을 잡거나 검지를 배꼽에 끼우거나, 엄지와 집게손가락으로 집으며 크게 웃는다.

26. 화장 웃음

- 대상 : 남녀노소
- 대형 : 개인, 앉거나, 일어서서
- 효과 : 집중력, 표현력, 상상력
- 방법 : 왼손에 화장품을 놓고 오른손은 화장을 찍어 볼, 이마, 턱 등을 두드리면서 '하하하' 웃는다. 가능한 한 '참 예쁘구나', '와! 눈부셔라' 등의 감탄사를 하면서 웃는다.

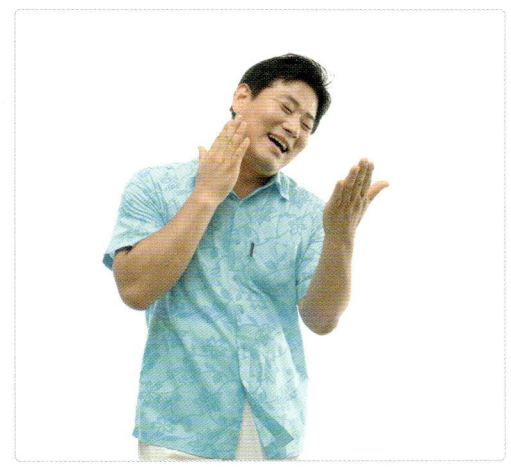

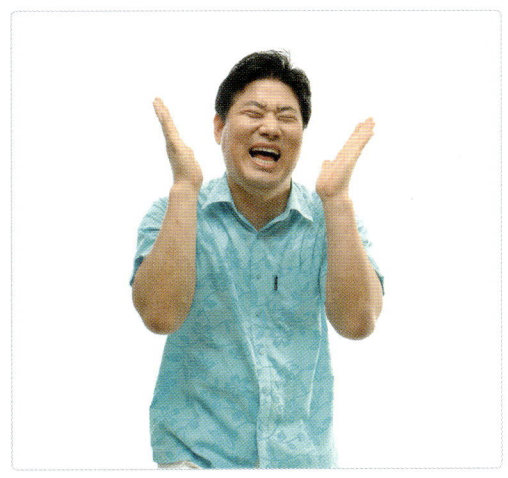

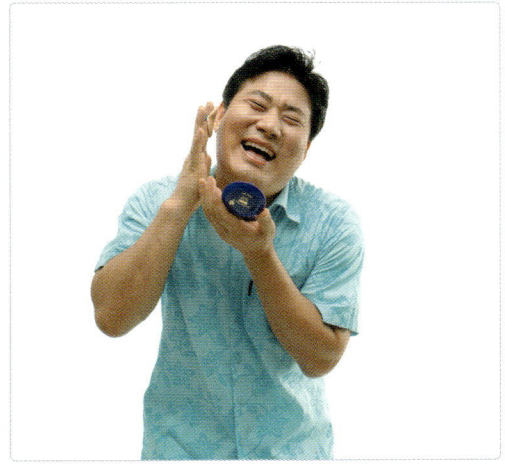

27. 느끼한 웃음

- 대상 : 남녀노소
- 대형 : 파트너, 앉거나, 일어서서
- 효과 : 인지발달, 친밀감, 표현력, 상상력
- 방법 : 서로 양손을 잡고 좌우로 5초간 흔들면서 눈을 보고 느끼고, 그 다음 천천히 내려가 5초간 코를 보고, 5초간 입을 보면서 '느껴봐! 느껴줘!' 하면서 크게 웃는다.

28. 섹시한 웃음

- 대상 : 남녀노소
- 대형 : 개인, 앉거나, 일어서서
- 효과 : 인지발달, 표현력, 상상력
- 방법 : '아~ 에~ 이~ 오~ 우~' 라고 발음하면서 얼굴 표정과 온몸을 섹시하게 표현하며 크게 웃는다.

29. 싱글벙글 웃음

- 대상 : 남녀노소
- 대형 : 개인, 파트너, 앉거나, 일어서서
- 효과 : 표현력, 친밀감, 자신감
- 방법 : 옆 사람과 얼굴을 보면서 양손을 얼굴 앞에서 안으로 혹은 밖으로 돌리면서 '싱글싱글' 웃고, 벙글벙글 하면 반대방향으로 돌리면서 '하하하' 웃는다.

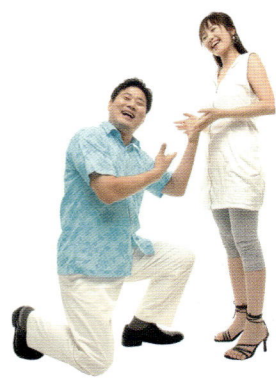

30. 왕과 내시 웃음

- 대상 : 남녀노소
- 대형 : 개인, 파트너, 전체, 앉거나, 일어서서
- 효과 : 표현력, 상상력, 자신감, 친밀감, 성취감
- 방법 : 서로 가위바위보를 하여 이긴 사람은 왕의 역할을 하고 진 사람은 내시 역할을 한다. 왕은 왕처럼 근엄하게 '하하하 여봐라! 내시야!' 라고 말하고 내시는 이때 '네, 임금마마. 헤헤헤' 하며 웃는다. 왕이 '와서 안마해라. 춤춰라, 칭찬해라, 아부해라' 등의 명령을 내리면 내시는 그 문제를 해결해야 한다.

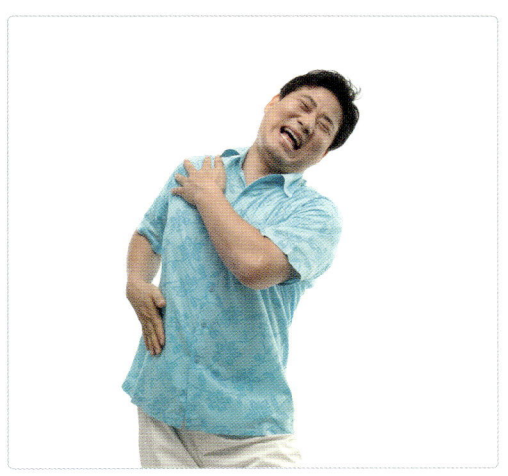
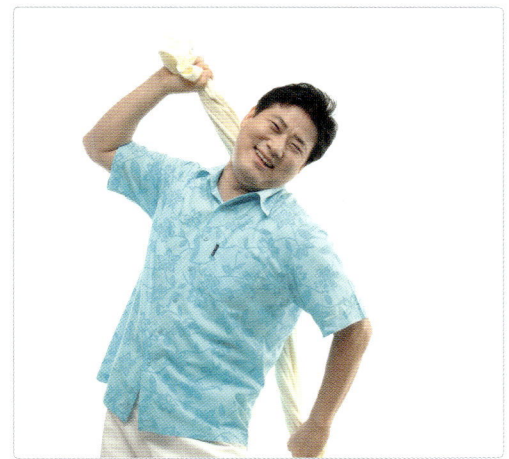

31. 수줍음 웃음

- 대상 : 남녀노소
- 대형 : 개인, 파트너, 전체, 앉거나, 일어서서
- 효과 : 표현력, 상상력, 자신감, 친밀감, 성취감
- 방법 : 양손으로 얼굴을 감싸면서 수줍은 듯이 크게 웃는다.

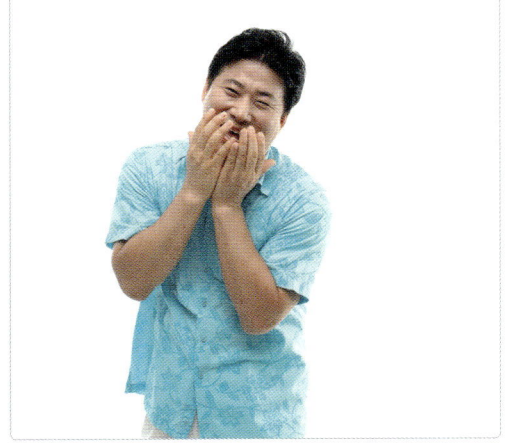

32. 가위바위보 형님 웃음

- 대상 : 남녀노소
- 대형 : 개인, 파트너, 전체, 앉거나, 일어서서
- 효과 : 표현력, 상상력, 자신감, 친밀감, 성취감
- 방법 : 서로 가위바위보를 하게 하여 진 사람이 이긴 사람에게 '형님' 하고 웃게 한다. 이때 형님소리를 들은 사람은 '하하하~' 하며 크게 웃어야 한다.

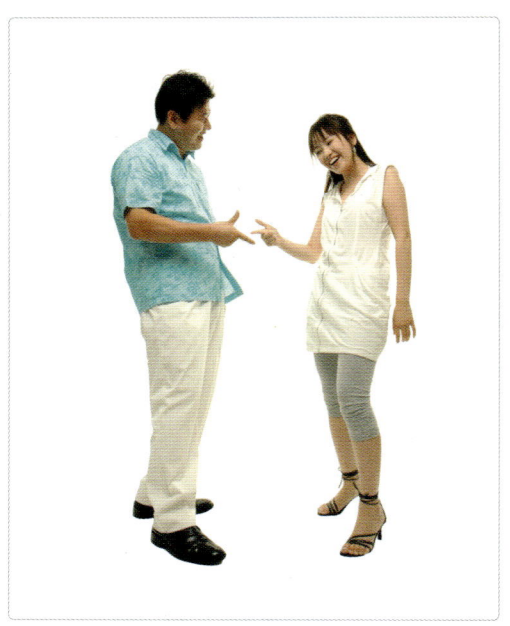
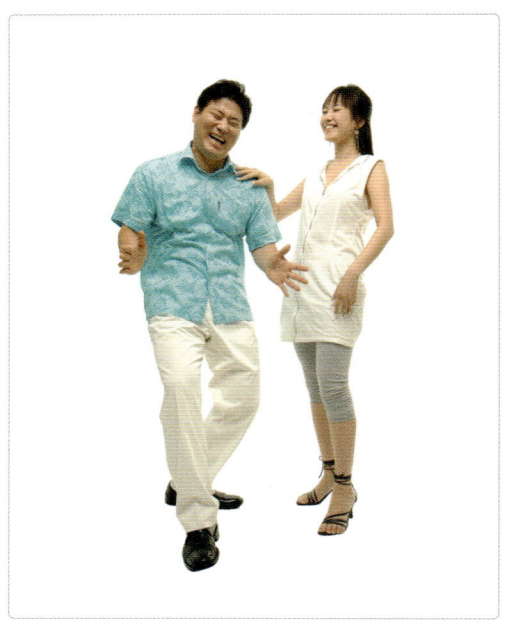

33. 재미있는 책 웃음

- 대상 : 남녀노소
- 대형 : 개인, 파트너, 전체, 앉거나, 일어서서
- 효과 : 표현력, 상상력, 자신감, 친밀감, 성취감
- 방법 : 재미있는 책을 읽는다고 가정하고 책장을 넘길 때마다 크게 웃는다. 서로 마주보고 하면 더욱 재미있다.

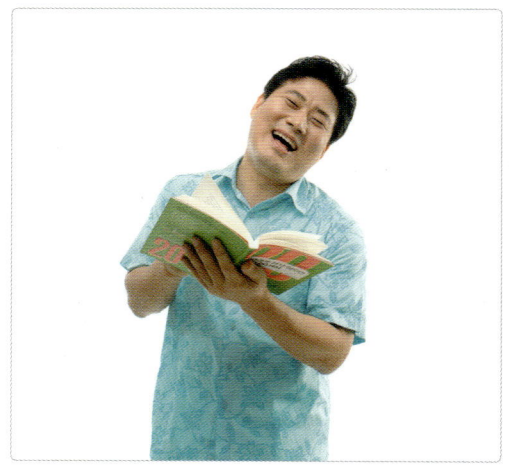

34. 시계박수 웃음

- 대상 : 남녀노소
- 대형 : 개인, 파트너, 전체, 앉거나, 일어서서
- 효과 : 표현력, 상상력, 자신감, 친밀감, 성취감
- 방법 : 리더가 '1시' 하면 한번 크게 손뼉치며 '하' 하고 웃는다. '5시' 하면 5번 웃게 된다. 그런데 리더가 '13시' 나 '30분' 이라 했을 때 13번을 웃으면 틀리게 된다. 틀린 사람은 벌칙으로 앞에 나오게 하여 박장대소를 하게 한다. 익숙해지면 1씩을 뺀다. 예를 들어 '2시' 하면 1번만 '하' 하고 웃어야 한다. 그런데 한참 진행하다가 리더가 '1시' 라고 한번 해보면, 무심코 1번 웃는 사람이 나온다. 이때도 벌칙을 주어야 한다.

35. 평생소원성취 웃음

- 대상 : 남녀노소
- 대형 : 개인, 파트너, 전체, 앉거나, 일어서서
- 효과 : 표현력, 상상력, 자신감, 친밀감, 성취감
- 방법 : 일평생 최고의 소원을 성취한 것처럼 연기하며 크게 웃는다.

36. 0점 웃음, 동메달 웃음

- 대상 : 남녀노소
- 대형 : 개인, 파트너, 전체, 앉거나, 일어서서
- 효과 : 자신감, 상상력, 표현력
- 방법 : 리더가 각 사람에게 성적을 줄 때 성적표를 받은 사람은 크게 웃는다. 이때 리더는 성적을 차츰차츰 100점부터 0점까지 반대로 내려서 불러준다. 그러면 점수에 따라 웃음소리가 달라지게 된다. 이때 리더가 비록 100점은 아니더라도 다음에는 더욱 잘 하겠다는 의미로 적은 점수일수록 더 크게 웃게 한다. '가끔 우리는 올림픽 시상대에서 한국 선수들이 금메달을 놓치고 난 뒤에 우는 광경을 자주 보곤 하는데, 반대로 외국 선수들은 동메달을 목에 걸어도 천진난만하게 좋아하면서 감사하는 모습이다. 이제 우리도 이런 여유와 문화를 본받아야 한다' 는 멘트를 해주면 좋다.

37. 함박꽃 웃음

- 대상 : 남녀노소
- 대형 : 개인, 파트너, 전체, 앉거나, 일어서서
- 효과 : 표현력, 상상력, 자신감, 친밀감, 성취감
- 방법 : 양 손바닥을 펼쳐 턱밑에 대고 얼굴과 손바닥을 많이 움직여 웃는다. 그리고 리더는 '나는 대한민국에서 가장 아름다운 웃음꽃이다. 하하하~' 라고 멘트를 해 따라하게 한다.

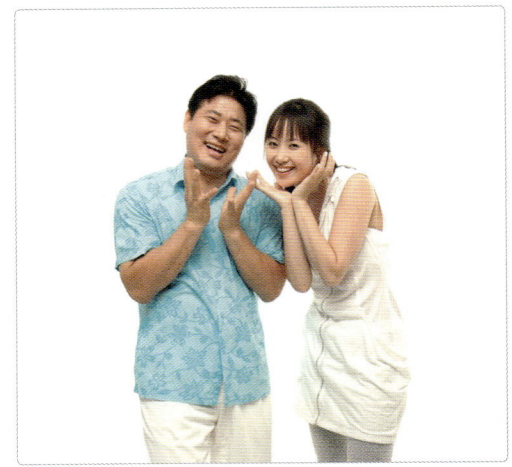

38. 꽃다발 웃음

- 대상 : 남녀노소
- 대형 : 개인, 파트너, 전체, 앉거나, 일어서서
- 효과 : 표현력, 상상력, 자신감, 친밀감, 성취감
- 방법 : 상대방에게 축하받고 싶은 것이 있는가. 소원이 있는가를 질문 한 다음, 예를 들어 승진을 하고 싶다고 하면 '승진을 축하합니다' 라고 말하고 나서 꽃다발을 건네며 웃는다.

39. 왕 웃음

- 대상 : 남녀노소
- 대형 : 개인, 파트너, 전체, 앉거나, 일어서서
- 효과 : 표현력, 상상력, 자신감
- 방법 : 왕같이 위엄 있게 '나는 조선의 왕이다. 세계 평화를 위해 크게 축복의 너털웃음을 보여주겠다. 하하하 하하~' 라고 하며 배를 내밀고 세계를 축복하듯이 양팔을 벌리고 흔들다가 긴 턱수염을 쓰다듬는다.

40. 무아지경 웃음

- 대상 : 남녀노소
- 대형 : 개인, 파트너, 전체, 앉거나, 일어서서
- 효과 : 상상력, 표현력, 자신감, 다이어트
- 방법 : 적막강산에 나 혼자 있다고 가정하고 웃음으로 무아지경에 빠져본다. 그야말로 혼자 아무 생각 없이 계속 웃는다.

41. 장군 웃음

- 대상 : 남녀노소
- 대형 : 개인, 파트너, 전체, 앉거나, 일어서서
- 효과 : 표현력, 상상력, 자신감
- 방법 : 나에게 불필요한 모든 것들을 장군의 기개로 떨쳐버리는 웃음으로 '나는 힘센 장군이다. 나를 가로막는 모든 장애물은 비켜라. 우하하하하~' 하며 칼을 크게 위에서 아래로, 우방향에서 좌방향으로, 좌방향에서 우방향으로 비껴 치면서 크게 웃는다.

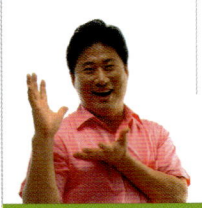

질병치료 웃음 12선

1. 하단전치기 웃음

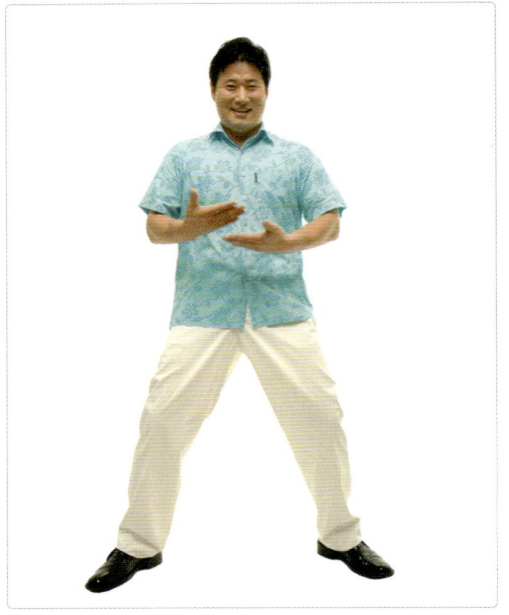

- 대상 : 남녀노소
- 대형 : 개인, 전체, 앉아서, 일어서서
- 효과 : 호흡, 복부운동, 다이어트
- 방법 : 양손을 펴서 하단전(배꼽 아래 5센티미터 지점)에 두고 '하하' 하면서 힘차게 치거나 누르며 골고루 마사지를 한다.

2. 말초신경 웃음

- 대상 : 남녀노소
- 대형 : 개인, 앉아서, 일어서서
- 효과 : 혈액순환, 전신운동
- 방법 : 여자는 가슴이, 남자는 성기의 끝부분이 흔들리도록 웃는다. 일어서서 기마자세로 양팔은 앞으로 크게 벌리고 특정부분을 많이 움직이며 몸을 흔들면서 '으하하하하하~' 웃는다. 조금 음흉하게 웃는 것도 재미있다.

3. 잼잼 웃음

- 대상 : 남녀노소
- 대형 : 개인, 앉거나, 일어서서
- 효과 : 인지발달, 교치성훈련, 자신감, 성취감
- 방법 : 양손을 앞으로 내밀어 잼잼하며 손을 쥐었다 폈다를 10번 한다. 익숙해지면 10까지 세는 것은 암산을 하고, 입으로는 '하하하~' 웃음을 10번 해본다. 10명 중 1~2명은 더 웃거나 덜 웃게 되는데 쉽지 않다. 치매예방에 효과적이다.

4. 기 웃음

- 대상 : 남녀노소
- 대형 : 개인, 앉거나, 일어서서
- 효과 : 인지발달, 교치성훈련, 집중력, 근력, 성취감
- 방법 : 양손은 주먹을 쥐고 오른손부터 번갈아가며 차례로 가슴 앞으로 뻗었다 당긴다. 이때 웃음소리를 내며 한다. 집중력이 뛰어나며 운동의 효과도 있다.

  예) 오른손부터 가슴 앞으로 뻗어다가 당기며 '하', 양손을 앞으로 뻗어다가 당기며 '하', 왼손을 앞으로 뻗어다가 당기며 '하', 양손을 앞으로 뻗어다가 당기며 '하', 오른손을 머리 위로 올렸다가 내리며 '하', 양손을 머리 위로 올렸다가 내리며 '하', 왼손을 머리 위로 올렸다가 내리며 '하', 양손을 머리 위로 올렸다가 내리며 '하' 한다.

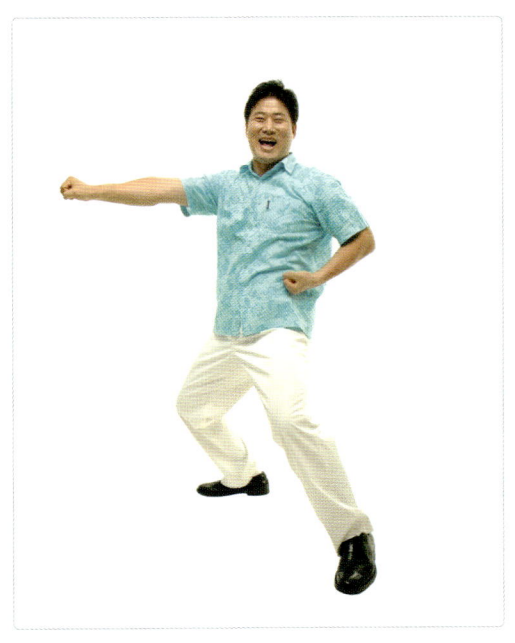 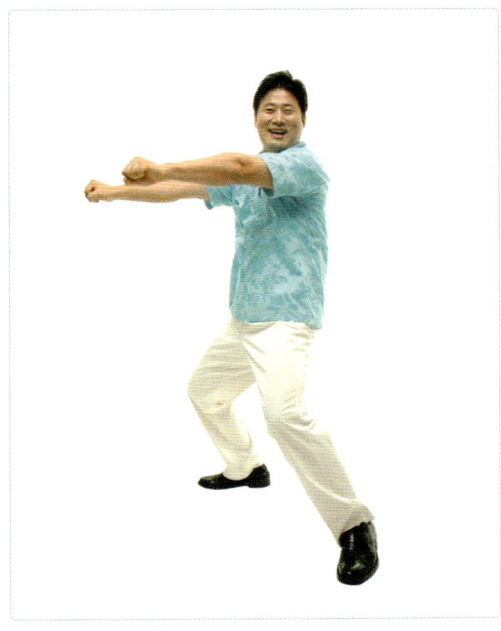

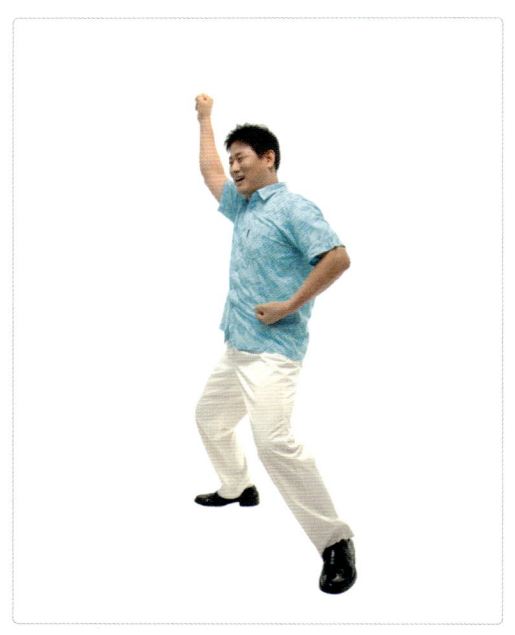
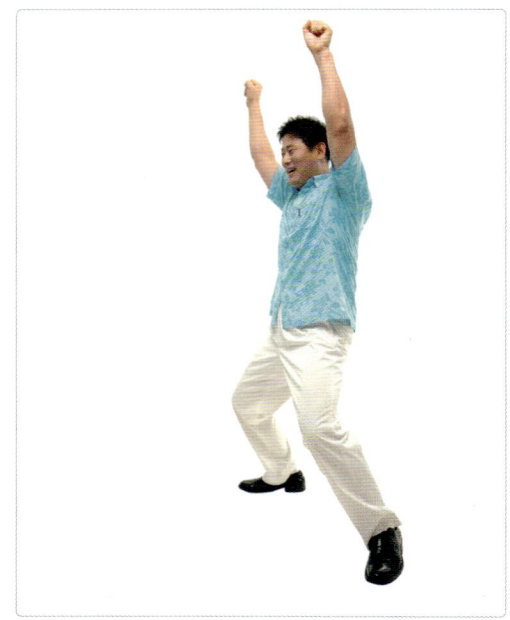

5. 가라사대 웃음

- 대상 : 남녀노소
- 대형 : 개인, 전체, 앉거나, 일어서서
- 효과 : 인지발달, 교치성, 집중력
- 방법 : 이 게임은 널리 알려진 것으로 누구나 손쉽게 진행할 수 있다. 리더가 '가라사대' 하면서 어떤 행동을 하면 참가자들이 그 행동을 따라 하고, '가라사대' 라는 말을 하지 않고 어떤 행동을 하면 따라하지 않는 것이다. 참가자들이 틀리도록 유도하려면 리더는 말과 행동을 자연스럽고 유연하게 연결하여 진행하면 된다. 대부분 틀리게 되는데 틀릴 때마다 벌칙으로 전체가 웃게 한다.

  예) '가라사대' 라고 말하면서 두 팔을 번쩍 든다. (1초 후) '쟤! 다 같이 박수 2번' 하면 대부분 박수를 치고 만다. 그리고 '반짝반짝', '뒤로 기지개를' 이라고 해도 대부분 틀린다. 이 외에 손가락 세기, 손뼉치기, 함성지르기 길게/짧게, 가위바위보, 쥐시고, 펴시고 등을 하고 마지막에는 '지금까지 틀리지 않으신 분 선물드립니다. 앞으로 빨리 나와 주세요. 선착순 5분에게만 드립니다' 라고 말한다. 이 때 정신없이 나오는 사람도 틀리게 된다.

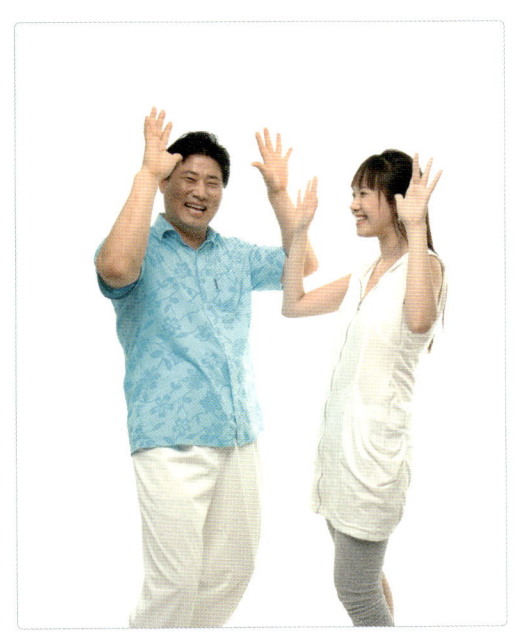

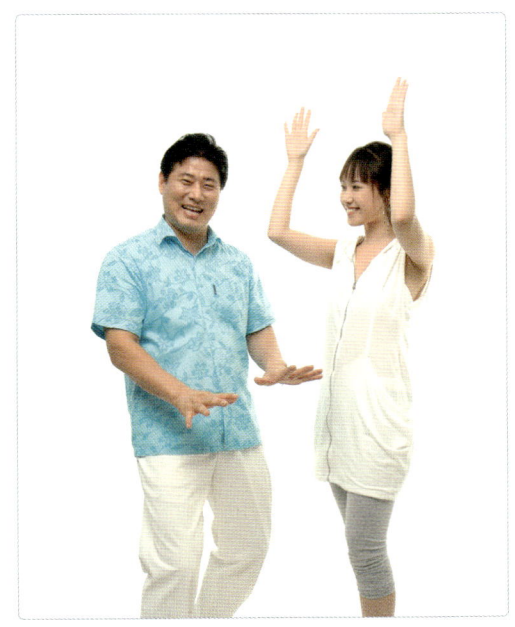

6. 격파 웃음

- 대상 : 남녀노소
- 대형 : 개인, 전체, 앉거나, 일어서서
- 효과 : 자신감, 성취감, 표현력
- 방법 : 송판이나 이벤트용 기왓장에다 불면증, 조루, 비만, 우울증, 성인병, 스트레스, 아토피, 당뇨병, 노화, 암, 치매, 이기심, 욕심, 무질서, 공해, 오염, 미취업, 불행, 불결, 나태, 산재, 양극화, 왕따, 불효, 슬픔, 미움, 고독 등의 단어를 적어놓고 '하하하' 웃으면서 주먹으로 격파한다.

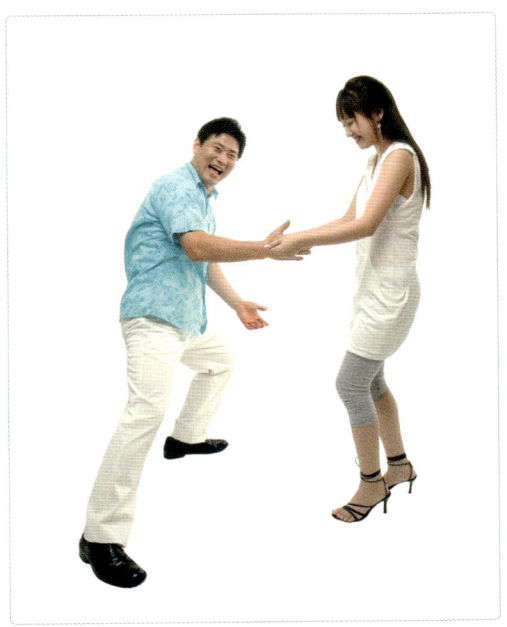

7. 생수 웃음

- 대상 : 남녀노소
- 대형 : 개인, 전체, 앉거나, 일어서서
- 효과 : 표현력, 상상력, 성취감, 자신감
- 방법 : 오른손으로 생수를 컵에 따르는 흉내를 내며 '부어! 왼손으로 채워' 라고 말하고 오른손으로 마시는 흉내를 내며 '하하하' 웃는다. 생수 외에도, 막걸리, 소주, 숲속의 향기라고 말해도 좋다.

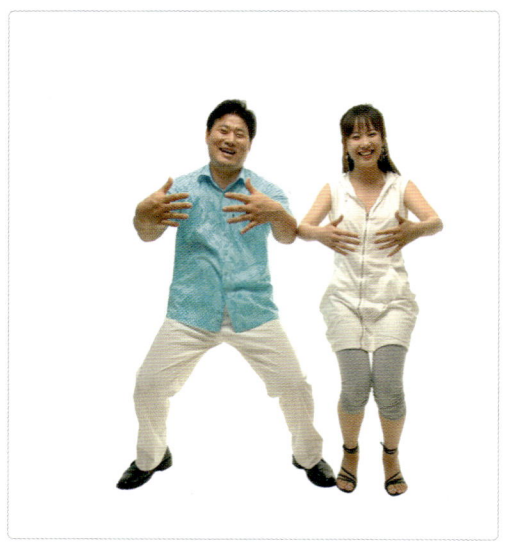

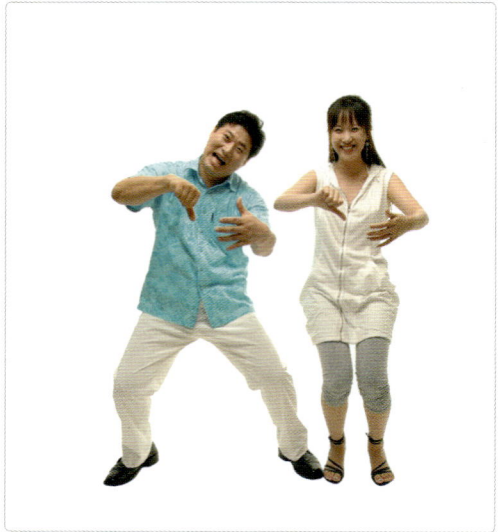

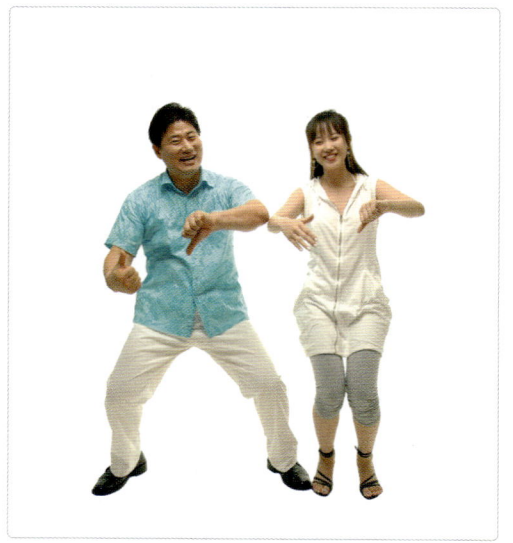

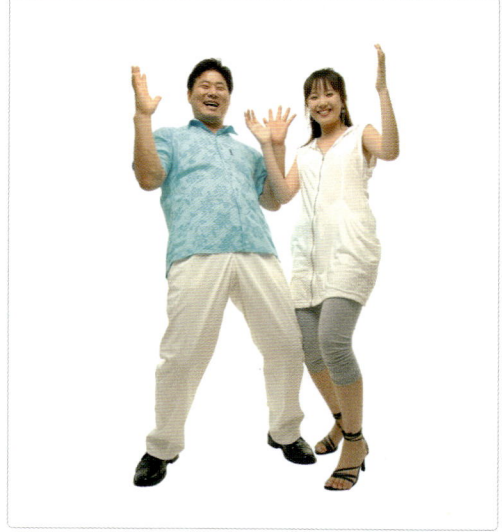

8. 버리기 웃음

- 대상 : 남녀노소
- 대형 : 개인, 앉거나, 일어서서
- 효과 : 집중력, 자신감, 표현력, 자신감
- 방법 : 오른손으로 스트레스를 컵에 따르는 흉내를 내며 '부어! 왼손으로 채워!' 라고 말하고 왼손으로 머리 뒤로 버리는 흉내를 내며 '하하하' 웃는다. '스트레스야 꺼져 버려라, 질병아~, 비만아~, 암 덩어리야~, 우울증아~' 라고 말하든가, 아니면 양손으로 바닥에 무겁고 큰 고난의 덩어리를 머리 뒤로 던지는 흉내를 내며 웃는다.

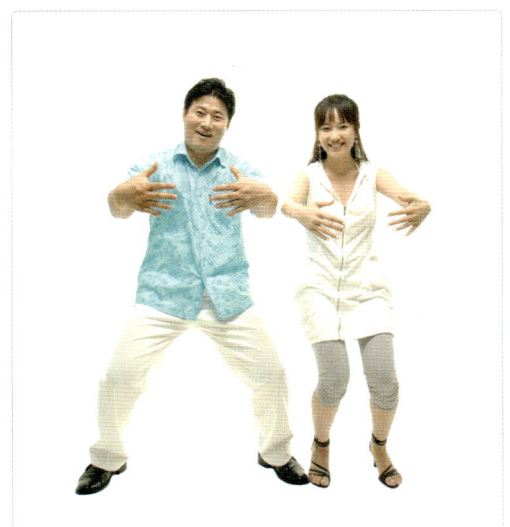
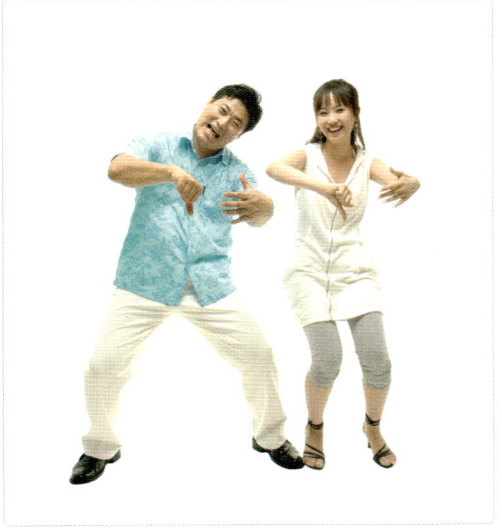

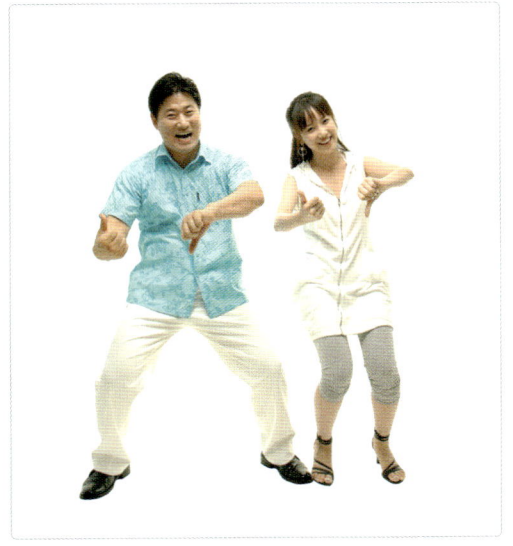
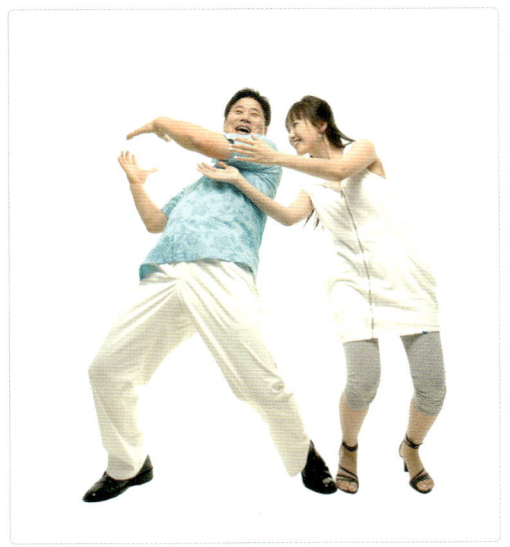

9. 남천기소(男天氣笑) 웃음

- 대상 : 남녀노소
- 대형 : 개인, 파트너, 전체, 앉거나, 일어서서
- 효과 : 표현력, 상상력, 자신감, 친밀감, 성취감
- 방법 : 남자는 일어서서 기마자세로 하늘을 향해서 두 팔을 벌리고, 태양을 끌어안고 성기를 흔들면서 웃는다. 가능한 한 몸을 많이 움직이는데 성기 부분이 흔들리도록 웃는다.

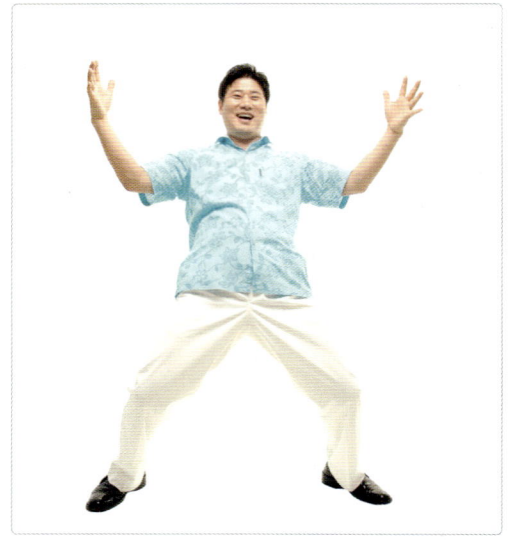

10. 여지기소(女地氣笑) 웃음

- 대상 : 남녀노소
- 대형 : 개인, 파트너, 전체, 앉거나, 일어서서
- 효과 : 표현력, 상상력, 자신감, 친밀감, 성취감
- 방법 : 여자도 일어서서 기마자세로 땅을 향해서 두 팔을 벌리고, 땅에 있는 기운과 음이온을 긁어모아 자궁 속에 채워 넣듯이 온몸을 흔들면서 웃는다. 가능한 한 몸을 많이 움직이는데 가슴 부분이 많이 흔들리도록 웃는다.

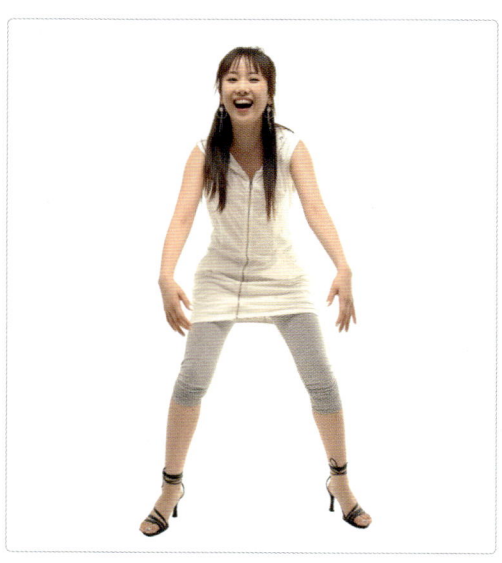 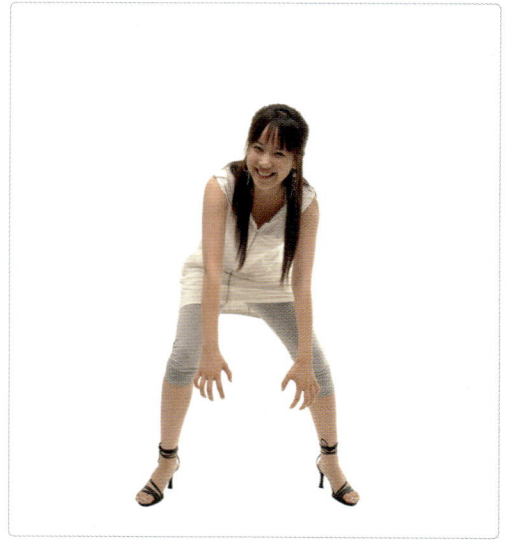

11. 하하호호 반대 웃음

- 대상 : 남녀노소
- 대형 : 개인, 앉거나, 일어서서
- 효과 : 인지발달, 집중력, 표현력, 순발력
- 방법 : 리더가 양팔과 손을 벌리면서 동시에 웃음소리로 '하하' 하면 '호호' 하고 '호하호하' 하면 '하호하호' 하는데, 이때 참가자들은 반대로 행동과 웃음소리를 내야 한다.

12. 명상 웃음

- 대상 : 남녀노소
- 대형 : 개인, 전체, 앉거나, 일어서서
- 효과 : 표현력, 상상력, 자신감, 성취감
- 방법 : 자리에 조용히 앉아 명상에 잠기며 은은하게 웃는다. 가급적 조용한 곳을 택하거나 산속에서 하면 더욱 효과적이다.

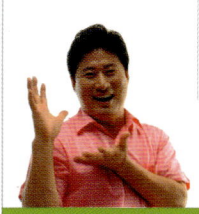

다이어트 웃음 48선

1. 발걸음 소리 웃음

- 대상 : 남녀노소
- 대형 : 개인, 전체, 일어서서
- 효과 : 호흡, 내장운동, 다이어트, 자신감
- 방법 : 걸을 때, 달릴 때, 산책할 때 발이 땅에 닿을 때마다 '하' 하고 웃으며 걷는다. 걷는 속도가 빠르면 웃음 소리도 빨라진다. '하하' 만 하면 숨이 차므로 '하하', '호호'를 번갈아가며 한다. 산이 아니더라도 출퇴근할 때, 시장에 갈 때, 집에서도 가능하다.

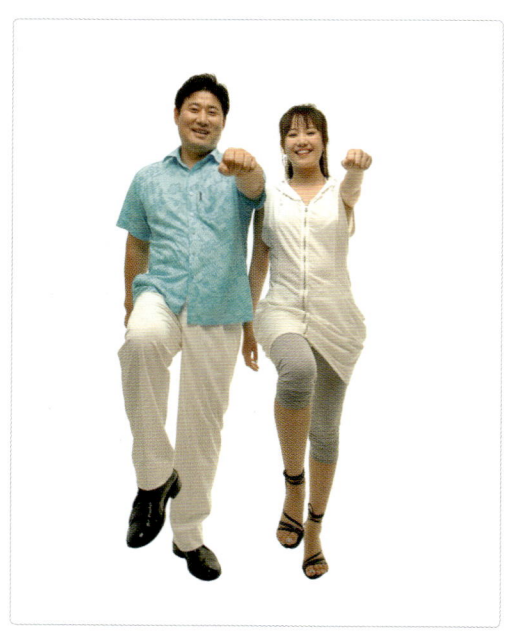

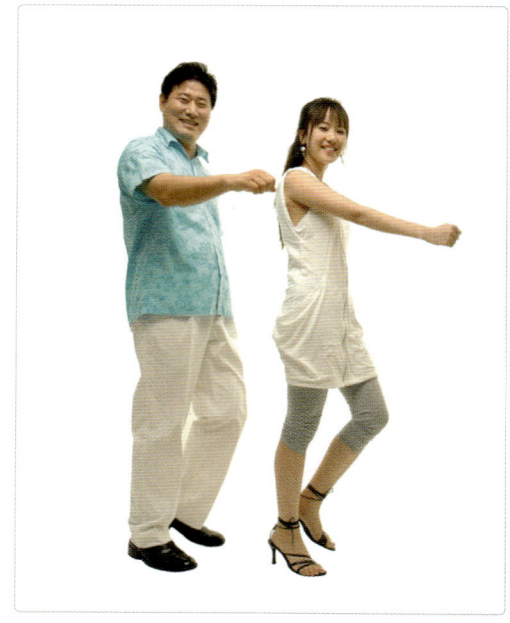

2. 양손 바꿔 웃음 ❶

- 대상 : 남녀노소
- 대형 : 개인, 전체, 앉아서, 일어서서
- 효과 : 인지발달, 교치성훈련, 가슴운동, 성취감
- 방법 : 오른손 손바닥을 펴서 앞으로 장풍을 쏘듯이 하고, 왼손은 주먹을 쥐고 허리에 댄다. 그리고 오른손 한번, 왼손 한 번씩 번갈아가며 정권지르기를 하는데, 무조건 앞으로 내민 손은 반드시 손바닥을 펴야한다. 이렇게 하면서 손이 나갈 때마다 '하' 하고 웃어야 한다. 어느 정도 익숙해지면 리더는 '바꿔' 라고 한다. 이때도 마찬가지로 웃는 것은 똑같지만 나간 손은 주먹이 되도록 한다. 빠른 속도로 하거나 '바꿔' 를 자주 하게 되면 매우 재미있다.

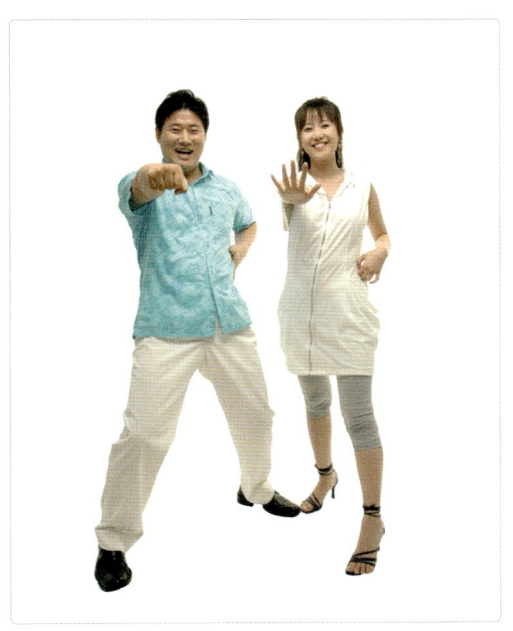

3. 양팔 바꿔 웃음 ❷

- 대상 : 남녀노소
- 대형 : 개인, 전체, 앉아서, 일어서서
- 효과 : 인지발달, 교치성훈련, 어깨운동, 성취감
- 방법 : 오른팔은 얼굴 앞에서 상하로 '하하호호' 하며 크게 흔들고, 왼팔은 얼굴 앞에서 좌우로 '하하호호' 하며 크게 흔든다. 각각 연습을 한 다음 동시에 흔들어 본다. 각 팔의 흔들림이 동시에 쉽게 되지 않는다. 어느 정도 익숙해지면 중간에 '바꿔' 를 외쳐 혼동하게 한다. 이때 틀리게 되면 웃음이 나온다.

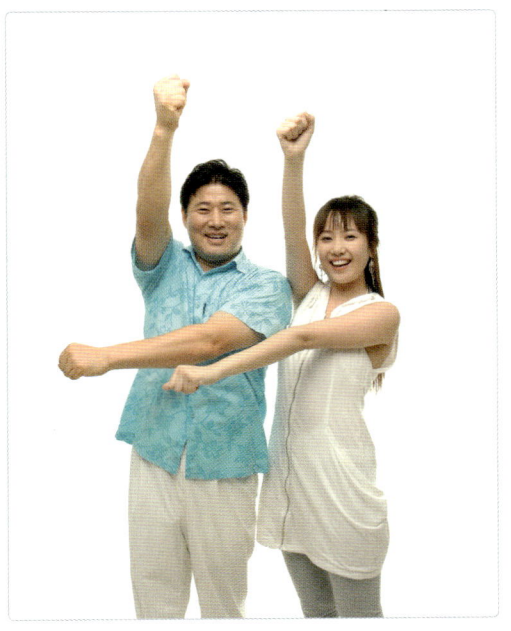

4. 아에이오우 웃음

- 대상 : 남녀노소
- 대형 : 개인, 전체, 다양한 자세로
- 효과 : 인지발달, 기관지운동, 혈액순환
- 방법 : 양 손바닥으로 배를 문지르며 크게 '아' 하며
  소리 지른다. 그리고 다음은 '에' 하며 문지
  르고, 계속하여 '우' 까지 한다. 아래와 같이
  연습해 본다. 앉아서, 서서, 누워서, 엎드려서
  등 다양한 자세로 한다.
  예) 아~하하하, 에~하하하, 이~하하하, 오
  ~하하하, 우~하하하
  아~하하하, 에~헤헤헤, 이~히히히, 오
  ~호호호, 우~후후후

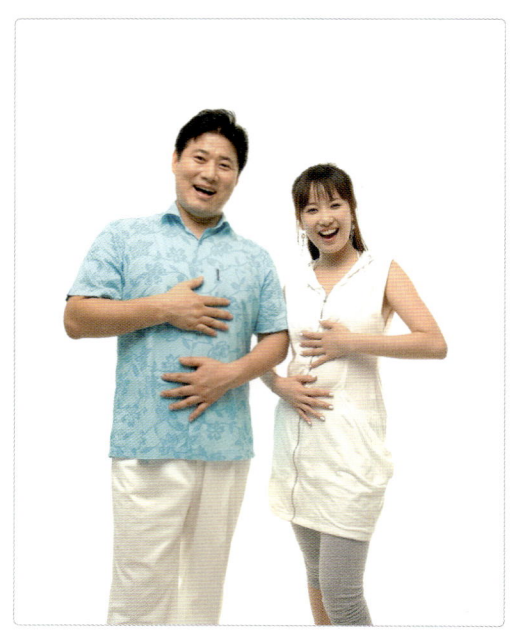

5. 어깨 웃음

- 대상 : 남녀노소
- 대형 : 개인, 전체, 앉아서, 일어서서
- 효과 : 근육풀기, 어깨운동, 혈액순환
- 방법 : 어깨를 귀밑까지 올렸다가 내리면서 '하' 하
  고 웃는다. 처음에는 천천히 하다가 계속 속
  도를 낸다. 긴장을 풀 때와 소화가 안 될 때
  하면 매우 효과적이다. 웃음소리는 상하로
  흔들면서 크게 '하하호호' 하면서 웃는다.

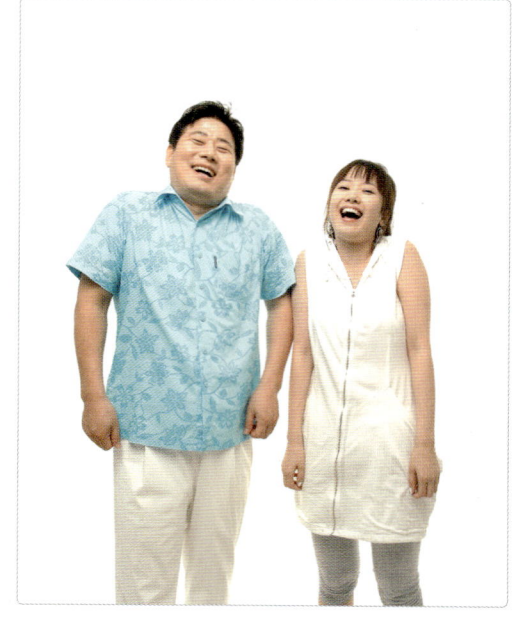

6. 비행기 웃음

- 대상 : 남녀노소
- 대형 : 개인, 전체, 일어서서
- 효과 : 인지발달, 전신운동, 자신감
- 방법 : 리더는 일어서서 양팔을 펼쳐 비행기가 된다. 오른손을 가슴 앞에서 위로 올리면 크게 웃고 내리면 작게 웃는데, 자주 상하 비행을 하여 웃음소리가 크고 작게 되도록 유도한다.

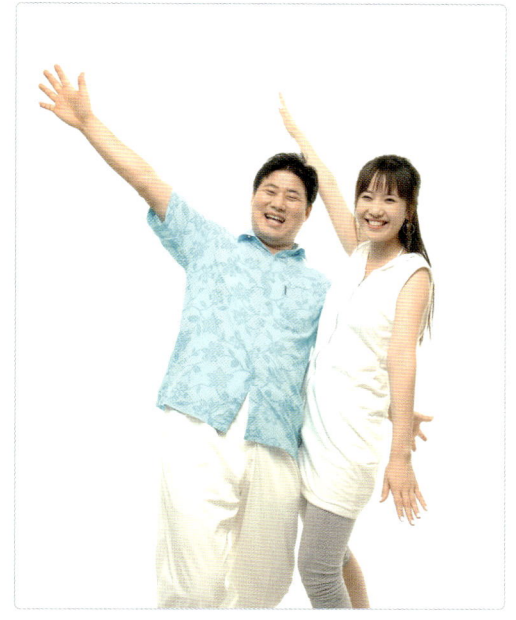

7. 박수 웃음

- 대상 : 남녀노소
- 대형 : 개인, 집중력
- 효과 : 인지발달, 교치성훈련, 순발력, 성취감
- 방법 : 박수 1번에 웃음 1번, 박수 2번에 웃음 2번 등 박수숫자에 맞춰 웃음을 웃는다. 익숙해지면 여러 횟수의 박수와 리듬에 따라 웃는다.

8. 친구손뼉치기 웃음

- 대상 : 남녀노소
- 대형 : 전체, 앉거나, 일어서서
- 효과 : 인지발달, 집중력, 순발력
- 방법 : 노래하면서 손뼉을 치는데 리더의 구령에 따라 '하나' 하면 오른쪽 사람의 손에 손뼉 한 번 치고, '둘' 하면 두 번 치고, '셋' 하면 세 번 치고, '넷' 하면 Z박수로 상하좌우로 손뼉을 크게 치고, '다섯' 하면 어깨 동무하고, '여섯' 하면 춤을 추고, '일곱' 하면 옆 사람 옆구리를 간지럽게 하며 크게 웃는다.

9. 박장대소 10계명 웃음

- 대상 : 남녀노소
- 대형 : 개인, 파트너, 전체, 앉거나, 일어서서
- 효과 : 표현력, 활력, 상상력
- 방법 : 가정, 직장, 학교에서 아침 기상부터 잠잘 때까지 웃을 수 있는 생활습관이다.

1계명	일어나자마자 오늘도 '상쾌하게 하하하하하'
2계명	세수할 때 거울 보며 '예쁘게 하하하하하'
3계명	아침식사할 때 '거뜬하게 하하하하하'
4계명	집을 나설 때 '활기차게 하하하하하'
5계명	직장에서 만나는 사람과 하이파이브하면서 '신나게 하하하하하'
6계명	점심식사할 때 '맛있게 하하하하하'
7계명	일하면서 아랫배 두들기며 뱃살대소로 '튼튼하게 하하하하하'
8계명	퇴근할 때 박장대소로 '보람차게 하하하하하'
9계명	저녁운동 시작하며 요절복통으로 '건강하게 하하하하하'
10계명	잠자기 전 홍소로 '감사하게 하하하하하'

10. 박장대소 7대 웃음

- 대상 : 남녀노소
- 대형 : 개인, 파트너, 전체, 앉거나, 일어서서
- 효과 : 표현력, 활력, 상상력
- 방법 : 가정, 직장, 학교에서 아침 기상부터 잠잘 때까지 웃을 수 있는 생활습관이다.

웃음인사(bow)	4단계 인사법– 1단계(안녕하세요), 2단계(악수), 3단계(하하), 4단계(칭찬)
웃음라인(line)	웃음라인을 지정하여 그 선을 넘거나 밟을 때마다 웃기
웃음타임(time)	하루 세 번 9시, 12시, 18시 등 특정시간을 정하여 웃기
웃음지역(zone)	웃음지역을 선정하여 그 장소에서 머물거나 통과할 때 웃기
웃음리더(leader)	1개월, 1년간 가장 많이 웃는 직원에게 펀리더, 킹, 퀸 선정. 왕관수여
웃음비타민데이(day)	과일, 비타민, 피자, 아이스크림 내기. 사다리 타기 등
웃음칭찬메일(mail)	핸드폰, 이메일, 카드, 칠판, 홈페이지 게시판 등

11. 아침 점심 저녁 웃음

■ 대상 : 남녀노소
■ 대형 : 개인, 파트너, 전체, 앉거나, 일어서서
■ 효과 : 표현력, 친근감, 상상력, 자신감
■ 방법 : 시간과 장소를 불문하고 할 수 있다.
아침은 아침부터 하하하 – 양손을 입가에
꽃처럼 활짝 피우고 웃는다.
점심은 점점 크게 하하하 – 양손을 얼굴 앞
에서 크게 원을 만들며 웃는다.
저녁은 저절로 하하하 – 양손을 가슴에 X자
로 하고 웃는다.

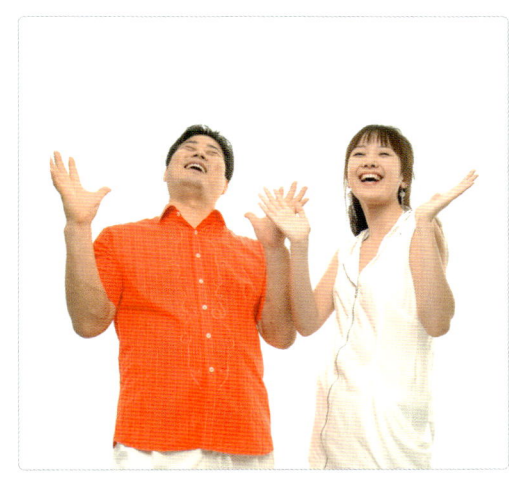

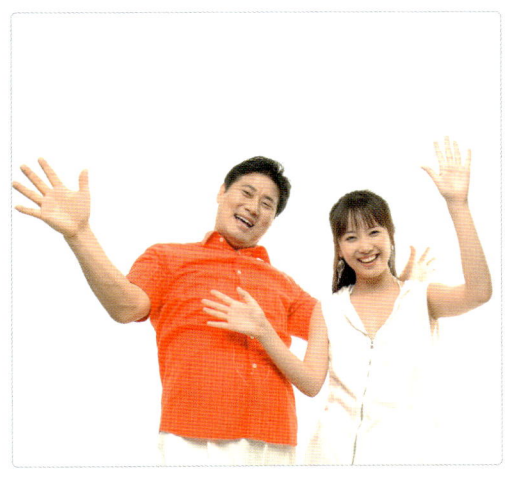

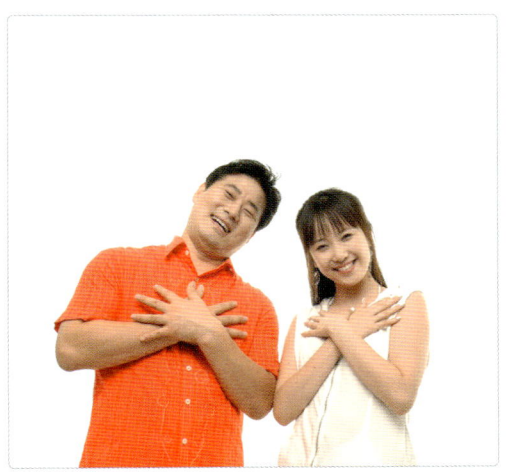

12. 1주일 웃음

■ 대상 : 남녀노소
■ 대형 : 개인, 파트너, 전체, 앉거나, 일어서서
■ 효과 : 표현력, 친근감, 상상력
■ 방법 : 월요일은 월래부터 웃고
화요일은 화가 나도, 화장실에서, 화사하게 웃고
수요일은 수수하게, 수려하게, 수줍게 웃고
목요일은 목숨 걸고, 목 터지게, 목젖이 보이게 웃고
금요일은 금방 웃고 또 웃고
토요일은 토하도록, 토실토실 웃고
일요일은 일없이, 일찍 일어나서, 일부러 웃자.

13. 1년 월별 웃음

- 대상 : 남녀노소
- 대형 : 개인, 파트너, 전체, 앉거나, 일어서서
- 효과 : 암기력, 표현력, 상상력
- 방법 : 월별로 내용에 따라 웃음연기를 해 본다.

   1월은 일없이 일삼아 웃고

   2월은 이유 없이, 이판사판 맘대로 웃고

   3월은 삼삼하게 웃고

   4월은 사정없이, 사근사근 웃고

   5월은 오부지게, 오순도순, 오줌 싸며, 오늘만 웃지 말고

   6월은 유쾌하게 웃고

   7월은 칠칠하게 웃고

   8월은 팔팔하게 웃고

   9월은 구수하게 웃고

   10월은 시끌벅적, 시원하게 웃고

   11월은 일일이, 열 번 웃고 한 번 더 웃고, 시비 걸어도 웃고

   12월은 십이지장이 끊어지도록 웃자.

14. 뱃살대소 웃음

- 대상 : 남녀노소
- 대형 : 개인, 전체, 앉거나, 일어서서
- 효과 : 근력, 다이어트
- 방법 : 양손으로 뱃살을 빼기 위해 양 손바닥으로
   때리면서 웃거나 세게 비비면서 웃는다.

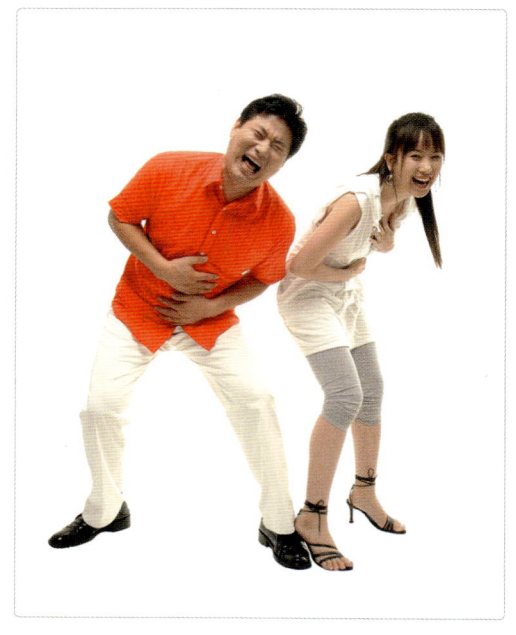

15. 책상대소 웃음

- 대상 : 남녀노소
- 대형 : 개인, 전체, 앉거나, 일어서서
- 효과 : 표현력, 자신감
- 방법 : 양손으로 책상을 리듬 있게 치거나 무작정 크게 치면서 웃는다.

16. 요절복통 웃음

- 대상 : 남녀노소
- 대형 : 개인, 전체, 앉거나, 일어서서
- 효과 : 표현력, 상상력, 자신감, 친밀감, 성취감
- 방법 : 허리가 끊어지고 배가 아플 정도로 20초 이상 웃는다. 허리를 앞으로 20~30도 연달아 구부리면서 웃거나 배를 잡고 웃는다.

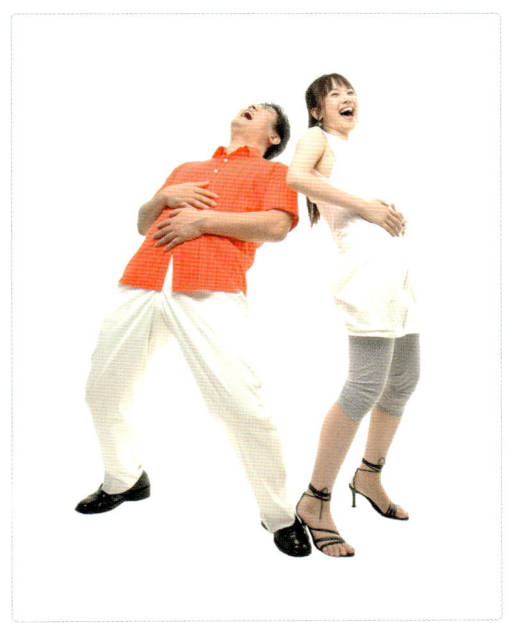 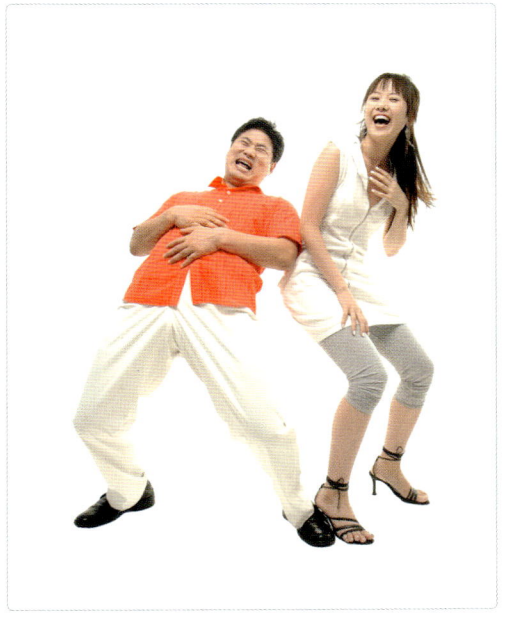

17. 발기 웃음

- 대상 : 남녀노소
- 대형 : 개인, 전체, 앉거나, 일어서서
- 효과 : 표현력, 상상력, 자신감, 성취감
- 방법 : 양손으로 다리 가운데 큰 기둥이 있는 것처럼 잡고 힘겹고 힘차게 들면서 '하하하' 웃는다.

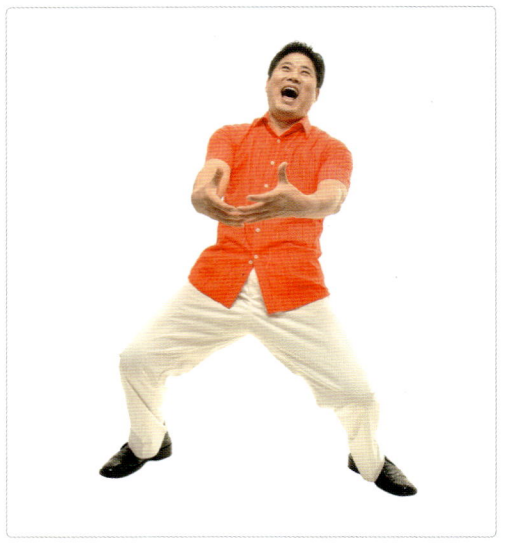

18. 요실금 예방 웃음

- 대상 : 남녀노소
- 대형 : 개인, 전체, 앉거나, 일어서서
- 효과 : 표현력, 상상력, 자신감, 성취감
- 방법 : 양발과 사타구니, 항문, 자궁 등의 아래를 조이면서 힘차게 웃는다.

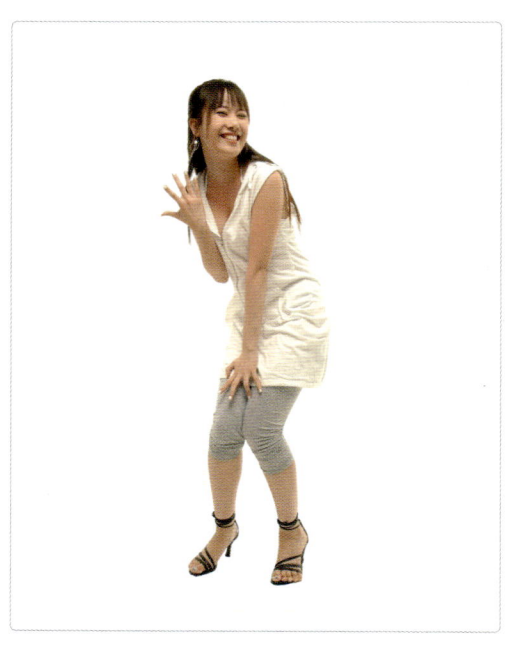
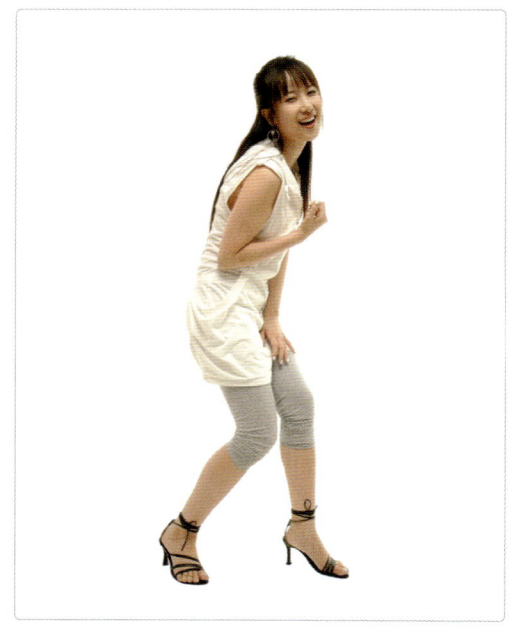

19. 오토바이 웃음

- 대상 : 남녀노소
- 대형 : 개인, 전체, 앉거나, 일어서서
- 효과 : 표현력, 상상력, 자신감, 친밀감, 성취감
- 방법 : 오토바이처럼 '부릉~ 부릉~ 뿌아아아앙~' 소리를 내면서 웃는다.

20. 역도 웃음

- 대상 : 남녀노소
- 대형 : 개인, 전체, 앉거나, 일어서서
- 효과 : 표현력, 상상력, 자신감, 친밀감, 성취감
- 방법 : 바닥에 10kg의 돌이 있는 것으로 가정하고 어깨 뒤로 집어 던지는 흉내를 내며 웃는다. 차츰 무게를 올려 10kg, 50kg, 100kg, 200kg 의 돌을 집어 던지는 흉내를 낸다. 일례로 스트레스, 소극적, 우울증, 게으름, 당뇨, 암 등의 단어를 각자 말하게 한 다음 그것을 힘겹게 들어 내팽개치는 당당한 연기를 하도록 한다.

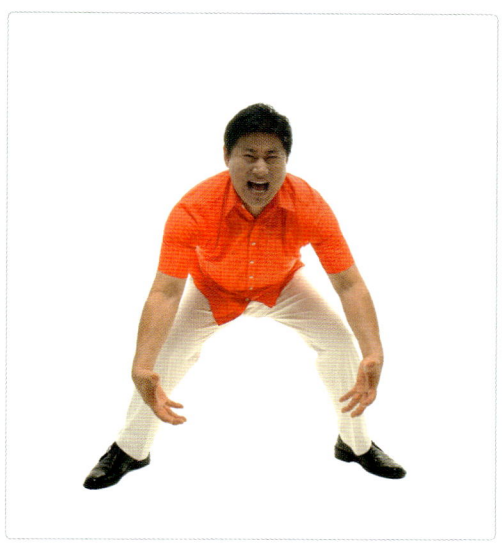

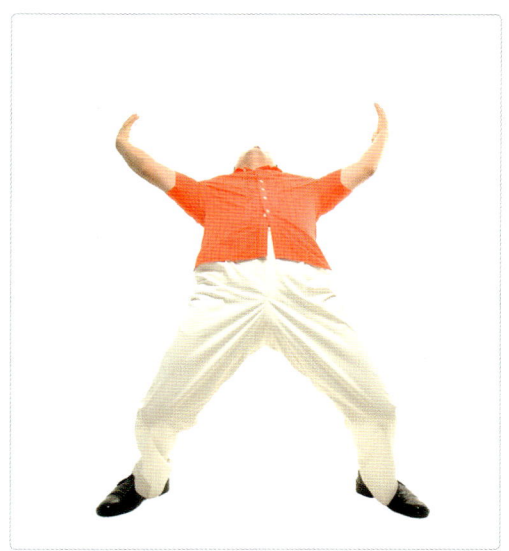

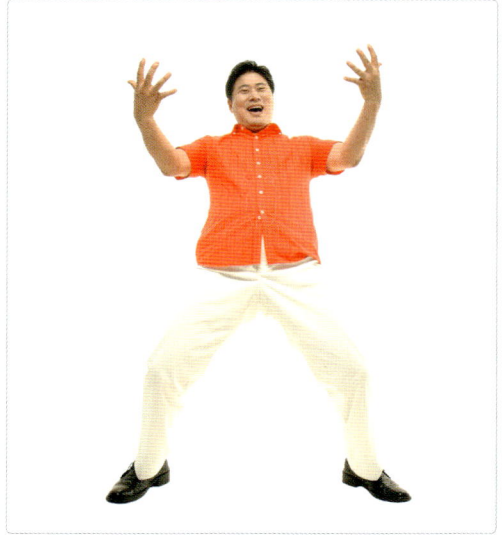

21. 짱구 웃음

- 대상 : 남녀노소
- 대형 : 개인, 파트너, 전체, 앉거나, 일어서서
- 효과 : 표현력, 상상력, 자신감, 친밀감, 성취감
- 방법 : 먼저 박수게임으로 해 본다. 그 다음 짝짝은 양손을 입가에 대고 '하하' 웃는다.

> 울퉁울퉁 ** 불퉁불퉁 ** 울퉁 * 불퉁 * 울퉁불퉁 **

울퉁울퉁은 양손 바닥을 아래로 하며 쥐었다 폈다 한다. '하하' 는 입가에 양손을 대고 하하 웃는다. 불퉁불퉁은 손바닥을 위로 쥐었다 폈다 한다. ** 표시는 손뼉을 2번 치는 표시이나 이 방법을 다시 양손으로 입가에 대고 2번 '하하' 웃는 율동으로 바꿔한다. 아래 방법도 동일하다.

22. 요리 웃음

- 대상 : 남녀노소
- 대형 : 개인, 전체, 앉거나, 일어서서
- 효과 : 표현력, 상상력, 자신감, 친밀감, 성취감
- 방법 : 방법은 짱구 웃음과 같다.

> 지글지글 ** 보글보글 ** 지글 * 보글 * 지글보글 **

23. 크게 작게 웃음

- 대상 : 남녀노소
- 대형 : 개인, 파트너, 전체, 앉거나, 일어서서
- 효과 : 표현력, 상상력, 자신감, 친밀감, 성취감
- 방법 : '크게' 는 양손을 넓게 펴고, '작게' 는 양손의 엄지와 집게손가락을 붙여 마주친다.

> 크게크게 ** 작게작게 ** 크게 * 작게 * 크게작게 **

24. 뚱뚱해 날씬해 웃음

- 대상 : 남녀노소
- 대형 : 개인, 파트너, 전체, 앉거나, 일어서서
- 효과 : 표현력, 상상력, 자신감, 친밀감, 성취감
- 방법 : '뚱뚱해' 는 양손을 넓게 하면서 둥그렇게 하고, '날씬해' 는 양손을 꼬면서 히프와 허리를 애교 있게 흔든다.

> 뚱뚱해뚱뚱해 ** 날씬해날씬해 ** 뚱뚱해 * 날씬해 * 뚱뚱해날씬해 **

202

25. 하하씩씩 웃음

- 대상 : 남녀노소
- 대형 : 개인, 파트너, 전체, 앉거나, 일어서서
- 효과 : 표현력, 상상력, 자신감, 친밀감, 성취감
- 방법 : '하하'는 양손을 펴서 입가에 대고, '씩씩'은 양손을 관자놀이에 대고 화나간 표정으로 검지만 편다.

> 하하하하 ** 씩씩씩씩 ** 하하 * 씩씩 * 하하씩씩 **

26. 키타드럼 웃음

- 대상 : 남녀노소
- 대형 : 개인, 파트너, 전체, 앉거나, 일어서서
- 효과 : 표현력, 상상력, 자신감, 친밀감, 성취감
- 방법 : '띵가'는 왼팔을 앞으로 펴고 오른손은 허리에 대고 기타 치는 흉내를 낸다. '둥당'은 양손으로 스틱을 잡고 드럼을 치는 흉내를 낸다.

> 띵가띵가 ** 둥당둥당 ** 띵가 * 둥당 * 띵가둥당 **

27. 고양이 쥐 웃음

- 대상 : 남녀노소
- 대형 : 개인, 파트너, 전체, 앉거나, 일어서서
- 효과 : 표현력, 상상력, 자신감, 친밀감, 성취감
- 방법 : '야옹'은 양손을 입가에 대고 소리치고, '찍찍'은 양손을 머리 위에 놓고 숨는 흉내를 낸다.

> 야옹야옹 ** 찍찍찍찍 ** 야옹 * 찍찍 * 야옹찍찍 **

28. 불독 강아지 웃음

- 대상 : 남녀노소
- 대형 : 개인, 파트너, 전체, 앉거나, 일어서서
- 효과 : 표현력, 상상력, 자신감, 친밀감, 성취감
- 방법 : '왕 왕' 소리를 내며 양손을 펴 입가에 붙이고 개 짖는 흉내를 낸다. '깨갱깨갱'도 위와 같은 방법으로 하되 손등을 위로 한다.

> 왕 왕 ** 깨갱깨갱 * 왕 * 깨갱 * 왕 깨갱 **

29. 상하좌우 웃음

- 대상 : 남녀노소
- 대형 : 개인, 파트너, 전체, 앉거나, 일어서서
- 효과 : 표현력, 상상력, 자신감, 친밀감, 성취감
- 방법 : '위에' 는 위에 쳐다보기, '아래' 는 아래 쳐다보기, '이쪽'은 왼쪽 쳐다보기, '저쪽' 은 오른쪽 쳐다보기를 한다.

> 위에위에 ** 아래아래 ** 위에 * 아래 * 위에아래 **
> 이쪽이쪽 ** 저쪽저쪽 ** 이쪽 * 저쪽 * 이쪽저쪽 **

30. 설레끄덕 웃음

- 대상 : 남녀노소
- 대형 : 개인, 파트너, 전체, 앉거나, 일어서서
- 효과 : 표현력, 상상력, 자신감, 친밀감, 성취감
- 방법 : '설레' 는 머리를 좌우로 흔들고, '끄덕' 은 머리를 상하로 흔든다.

> 설레설레 ** 끄덕끄덕 ** 설래 * 끄덕 * 설레끄덕 **

31. 와글속닥 웃음

- 대상 : 남녀노소
- 대형 : 개인, 파트너, 전체, 앉거나, 일어서서
- 효과 : 표현력, 상상력, 자신감, 친밀감, 성취감
- 방법 : '와글' 은 양손을 앞으로 쭉 펴고 흔들고, '속닥' 은 양손을 귓가에 대고 소곤거린다.

> 와글와글 ** 속닥속닥 ** 와글 * 속닥 * 와글속닥 **

32. 지화자 웃음

- 대상 : 남녀노소
- 대형 : 개인, 파트너, 전체, 앉거나, 일어서서
- 효과 : 표현력, 상상력, 자신감, 친밀감, 성취감
- 방법 : '얼씨구' 는 탈춤 춤사위(오른팔 올리고), '절씨구' 는 탈춤 춤사위(왼팔 올리고)

> 얼씨구얼씨구 ** 절씨구절씨구 ** 얼씨구 * 절씨구 * 얼씨구절씨구 * *

33. 구애 박수

- 대상 : 남녀노소
- 대형 : 개인, 파트너, 전체, 앉거나, 일어서서
- 효과 : 표현력, 상상력, 자신감, 친밀감, 성취감
- 방법 : '사랑해'는 양팔을 꼬고, '몰라'는 고개를 돌려 외면한다.

사랑해사랑해 ** 몰라몰라 ** 사랑해 * 몰라 * 사랑해 몰라 **

34. 얼짱몸짱 웃음

- 대상 : 남녀노소
- 대형 : 개인, 파트너, 전체, 앉거나, 일어서서
- 효과 : 표현력, 상상력, 자신감, 친밀감, 성취감
- 방법 : '얼짱'은 양손을 벌려 턱밑에 대고 얼굴을 흔들고, '몸짱'은 양손을 꽈배기하여 몸을 꼰다.

얼짱얼짱 ** 몸짱몸짱 ** 얼짱 * 몸짱 * 얼짱몸짱 **

35. 사이치기박수 웃음

- 대상 : 남녀노소
- 대형 : 개인, 파트너, 전체, 앉거나, 일어서서
- 효과 : 표현력, 상상력, 자신감, 친밀감, 성취감
- 방법 : 리더가 양손을 상하로 교차할 때는 교차점에서 손뼉을 1회 치도록 한다. 교차하지 않을 때는 치지 않는다. 이 게임의 묘미는 점점 빨리 교차하다가 갑자기 멈추는 것에 있다. 그러면 이때 대부분은 손뼉을 치고 만다.

36. 기차박수 웃음

- 대상 : 남녀노소
- 대형 : 개인, 파트너, 전체, 앉거나, 일어서서
- 효과 : 표현력, 상상력, 자신감, 친밀감, 성취감, 순발력
- 방법 : 리더는 모자를 쓰고 손수건을 오른손에 들고 나와서 흔든다. 리더가 왼쪽으로 가면 참가자들은 '칙' 하고, 오른쪽으로 가면 '폭' 한다. 가운데서 왼쪽으로만 2회 흔들면 '칙칙' 하고, 오른쪽으로 2회 흔들면 '폭폭' 이라고 외친다. 리더는 가끔 박자에 맞춰 모자를 벗는데 이때 힘차게 기차 클랙슨 소리(윅윅)를 내도록 한다.
  익숙해지면 '칙' 할 때 '하', '폭' 할 때 '호'를 말하도록 약속한다. '칙칙폭폭' 할 때는 '하하호호'를 하도록 한다. 리더가 '폭칙폭', '칙폭폭' 이라고 다양하게 말하여 웃음을 유발하도록 한다.

37. 밀고 당기고 웃음

- 대상 : 남녀노소
- 대형 : 개인, 전체, 앉거나, 일어서서
- 효과 : 표현력, 상상력, 자신감, 친밀감, 성취감
- 방법 : 서로 양손을 잡고 가슴 앞에서 밀고 당기기를 하는데, 이때 밀고 당기는 속도와 박자에 맞춰 크게 웃으면서 한다.

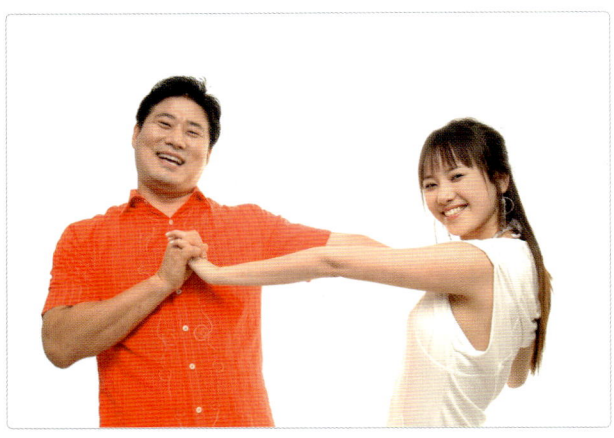

38. 얼굴 보며 손대며 좌우 웃음

- 대상 : 남녀노소
- 대형 : 개인, 파트너, 전체, 앉거나, 일어서서
- 효과 : 표현력, 상상력, 자신감, 친밀감, 성취감
- 방법 : 서로 양손을 맞대고 동시에 좌우로 얼굴을 움직이면서 웃게 한다. 이때 리더가 '서로의 눈을 보면서 웃으세요. 코를, 진지하게 입술을, 가슴을, 거시기를'이라고 말해 준다.

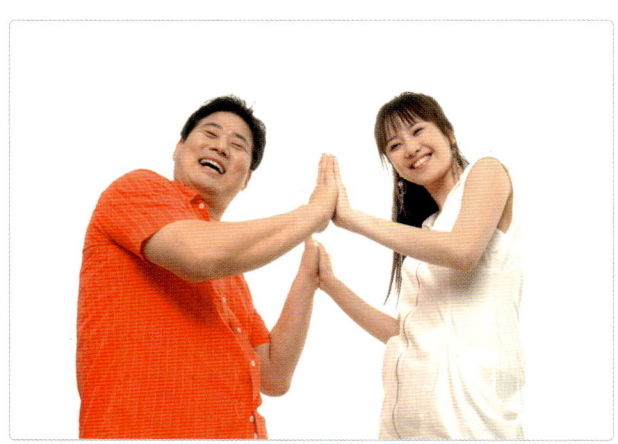

39. 8동작 웃음

- 대상 : 남녀노소
- 대형 : 개인, 파트너, 전체, 일어서서
- 효과 : 표현력, 상상력, 자신감, 친밀감, 성취감
- 방법 : ① 일어서서 양손으로 손뼉을 치는데 머리 뒤에서 손뼉 1번, ② 머리 앞에서 손뼉 1번, ③ 허리 뒤에서 1번, ④ 배 앞에서 1번, ⑤ 오른다리 들면서 무릎 뒤에서 1번, ⑥ 무릎 앞에서 1번, ⑦ 왼다리 들면서 무릎 뒤에서 1번, ⑧ 무릎 앞에서 1번 손뼉을 치면 총 8번을 치게 되는데 노래에 맞춰 손뼉을 쳐본다. '남행열차'에 맞춰 손뼉을 쳐보면 무척 재미있다. 손뼉을 칠 때 동시에 '하'로 웃어준다.

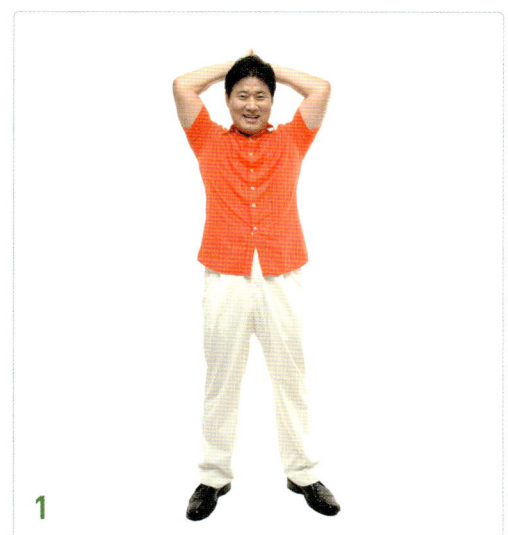

1

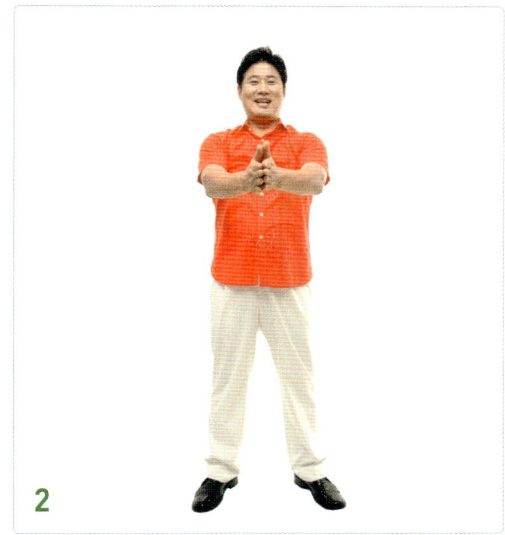

2

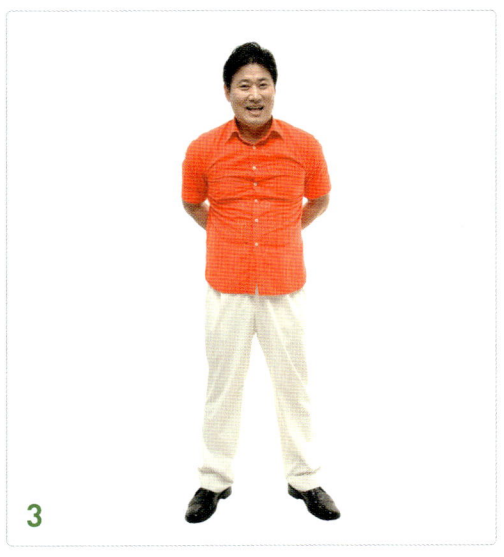

3

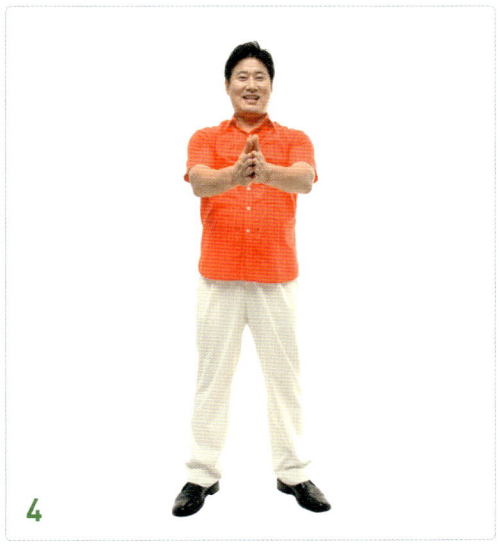

4

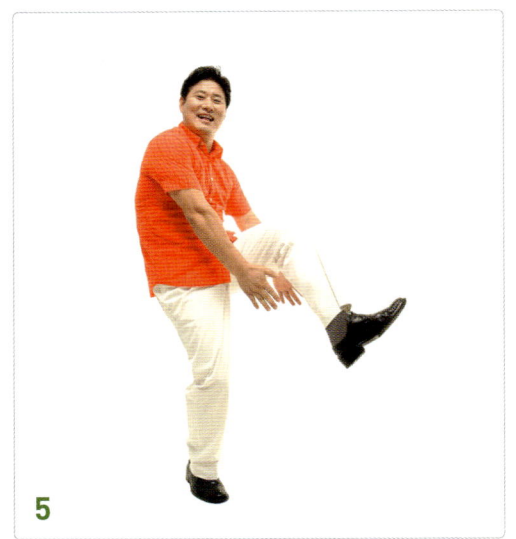

5

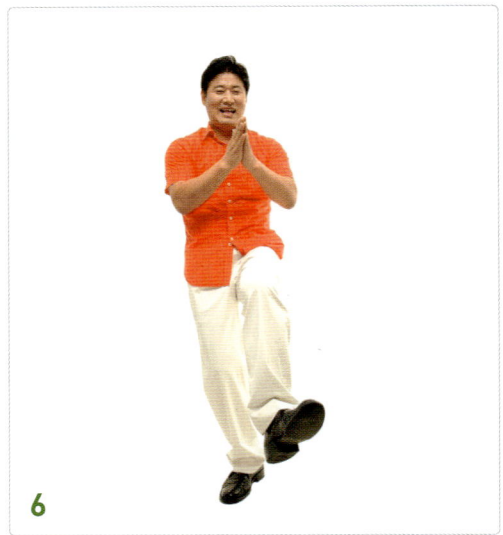

6

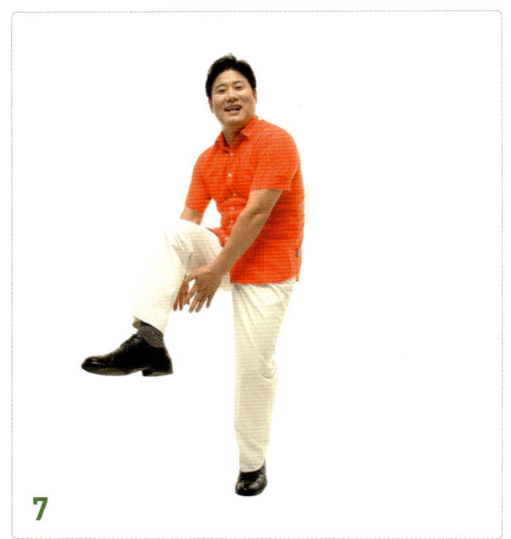

7

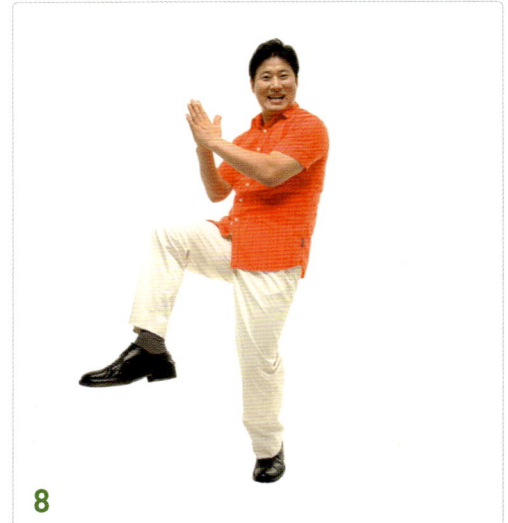

8

40. 훌라후프 웃음

- 대상 : 남녀노소
- 대형 : 개인, 전체, 일어서서
- 효과 : 표현력, 상상력, 자신감, 성취감, 다이어트
- 방법 : 훌라후프를 돌린다고 가정하며 웃으면서 돌린다.

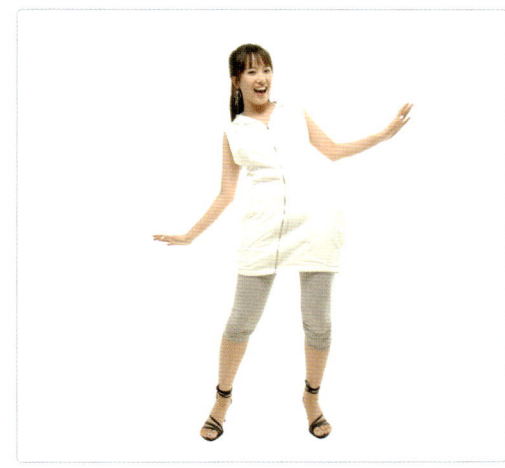

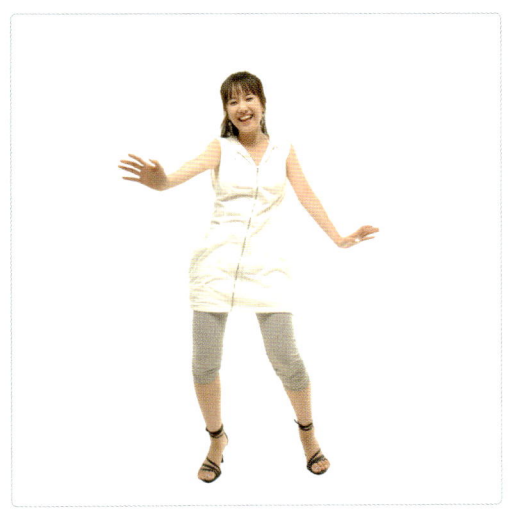

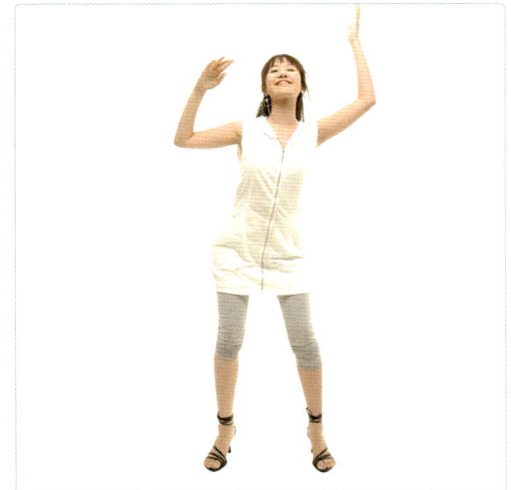

41. 웃음 뷔페

- 대상 : 남녀노소
- 대형 : 개인, 전체, 일어서서
- 효과 : 표현력, 상상력, 자신감, 친밀감, 성취감
- 방법 : 20가지 이상의 웃음음식을 먹어보자. 웃음소리를 접시에 적어 놓고 그 웃음음식을 담을 때마다 다르게 웃는다.

  예) 웃음접시에 '깔깔깔 10초' 라고 적혀 있으면 10초간 '깔깔깔' 웃어야 한다.

  '하하하', '호호호', '히히히', '낄낄낄', '껄껄껄', '헤헤헤' 등을 활용한다.

42. 오리발 웃음

- 대상 : 남녀노소
- 대형 : 개인, 파트너, 전체, 앉거나, 일어서서
- 효과 : 표현력, 상상력, 자신감, 친밀감, 성취감
- 방법 : '닭 잡아먹고 오리발 내민다' 라는 옛 속담처럼 어떤 행위에 책임을 지지 않고 아무런 일도 없었다는 듯한 표정과 웃음을 짓는다.

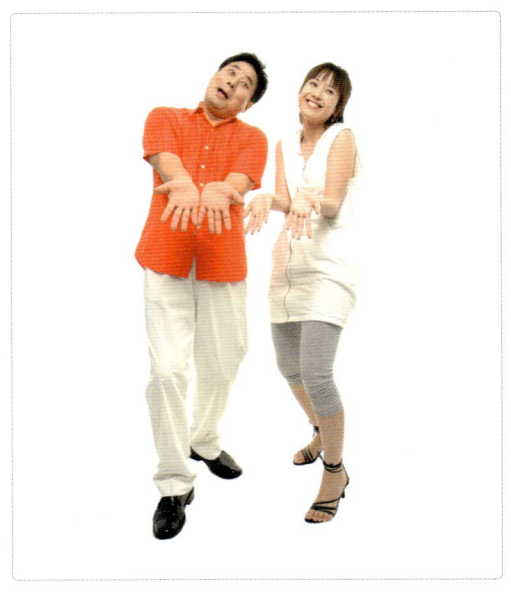

43. 반대로 동작 웃음

- 대상 : 남녀노소
- 대형 : 개인, 파트너, 전체, 앉거나, 일어서서
- 효과 : 표현력, 상상력, 자신감, 친밀감, 성취감
- 방법 : 리더의 재치 있는 웃음소리와 행동을 참가자들이 반대로 따라 해야 한다. '안에서 밖으로', '밖에서 안으로', '올렸다 내리고' 등을 한다.

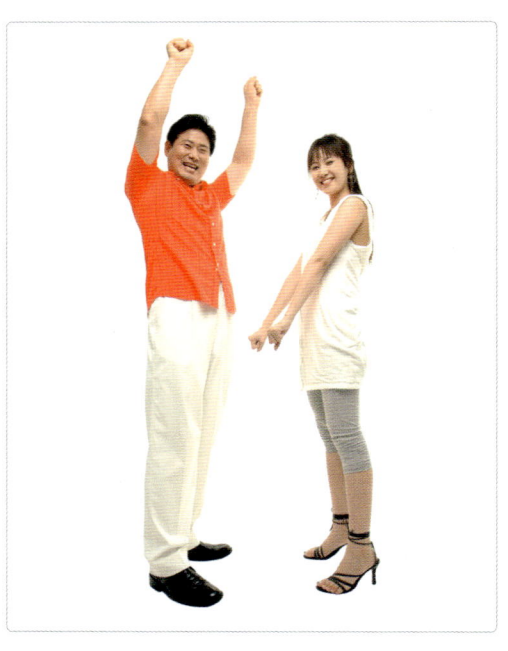
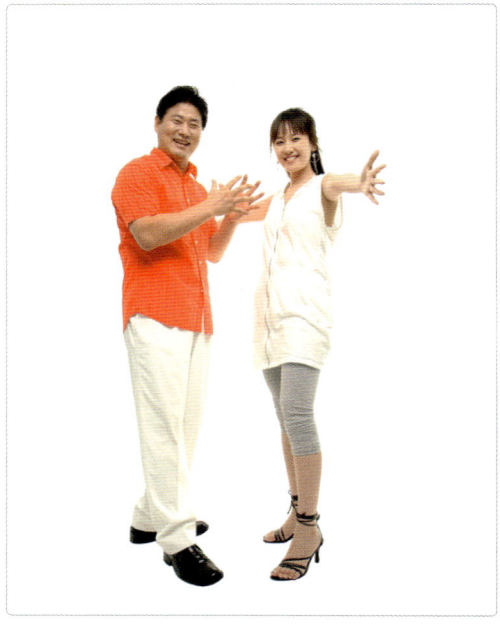

44. 다림질 웃음

■ 대상 : 남녀노소
■ 대형 : 개인, 파트너, 전체, 앉거나, 일어서서
■ 효과 : 표현력, 상상력, 자신감, 친밀감, 성취감
■ 방법 : 양 손바닥을 펼쳐 비비면서 열을 낸다. 그
리고 맘에 있는 곳을 다리미질한다. 불룩
나온 배, 심술궂은 얼굴 등을 깨끗하게 다
림질한다.

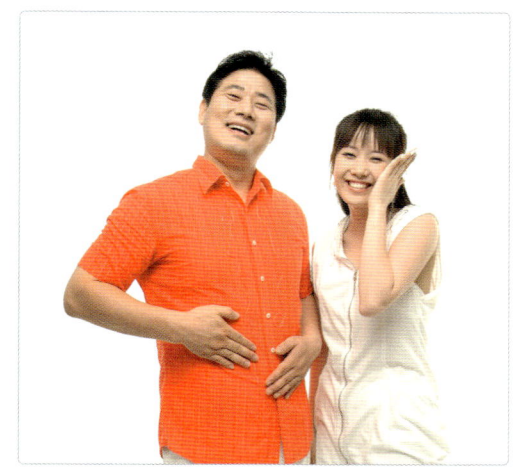

45. 노래 웃음

■ 대상 : 남녀노소
■ 대형 : 개인, 파트너, 전체, 앉거나, 일어서서
■ 효과 : 표현력, 상상력, 자신감
■ 방법 : 첫째, 예를 들어 '비 내리는 호남선'이라는 노래가 있으면 이렇게 부르면 된다. 비 내리는 호남선 '하하
하하'(사이에 박자에 맞춰 하하하하를 하는데 이때 리더가 오른손으로 사인을 해줘야 한다), 남행열차
에 '하하하하', 흔들리는 차창 너머로 '하하하하'.
둘째, 손이 시려워. '하하하하하하' 길게 웃는다. 발이 시려워. '하하하하하하' 이런 식으로 웃을 수 있다.
셋째, '고향의 봄' 가사에 맞춰, 나의 살던 고향은 꽃피는 산골~을 이렇게 부르지 말고 처음부터 '하하
하하 하하하 하하하하하'로 개사하여 부른다. 가능한 한 힘찬 리듬의 노래를 선정하여 부르는 것이 재
미있다.

46. 턱걸이 웃음

■ 대상 : 남녀노소
■ 대형 : 개인, 전체, 앉거나, 일어서서
■ 효과 : 집중력, 근력, 지구력, 표현력, 성취감
■ 방법 : 양팔, 양 주먹을 얼굴 앞에서 철봉대처럼 벌려 몸과 얼굴을 늘리고 가상의 철봉대에 얼굴을 올려놓으면
서 웃는 웃음이다.

47. 권투 웃음

- 대상 : 남녀노소
- 대형 : 개인, 파트너, 전체, 앉거나, 일어서서
- 효과 : 다이어트, 표현력, 자신감
- 방법 : 권투선수처럼 권투를 하는데 손이 나갈 때마다 '하' 하고 웃다가 리더가 'KO' 라고 소리 지르면 박장대소와 요절복통으로 웃는다.

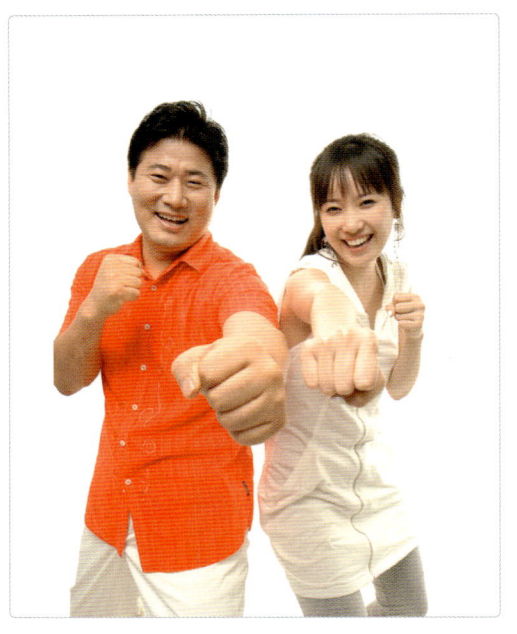 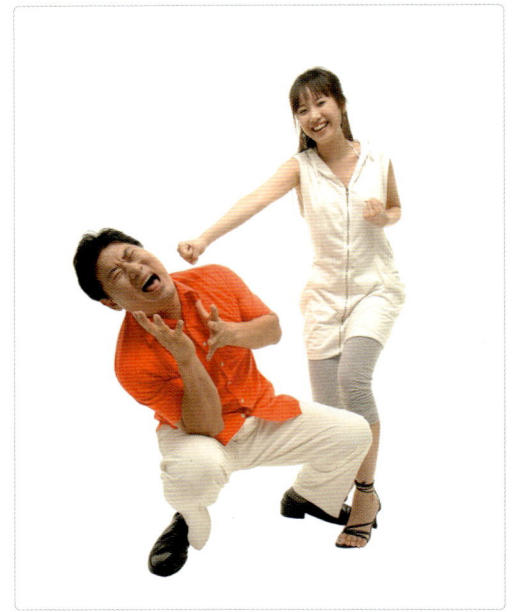

48. 미꾸라지 잡기 웃음

- 대상 : 남녀노소
- 대형 : 개인, 파트너, 전체, 앉거나, 일어서서
- 효과 : 집중력, 순발력
- 방법 : 서로 가위바위보를 하여 이긴 사람은 엄지(미꾸라지)를 세우고, 진 사람은 엄지와 검지를 이용해 고리(그물)를 만든다. 진 사람은 이긴 사람의 고리에 검지를 집어넣고 돌리다가 리더가 '하하하하' 하다가 '호' 할 때 빨리 잡도록 한다. 만약에 진 사람이 못 잡으면 크게 웃게 한다. 청소년용일 경우에는 고리를 풀어 평평하게 손바닥을 펼쳐 하늘 위로 향하게 하고, 엄지를 그 손바닥에 놓고 리더의 지시에 따라 잡으면 된다.

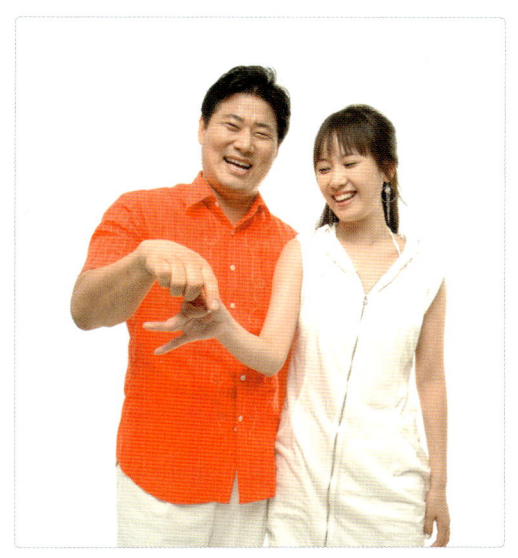 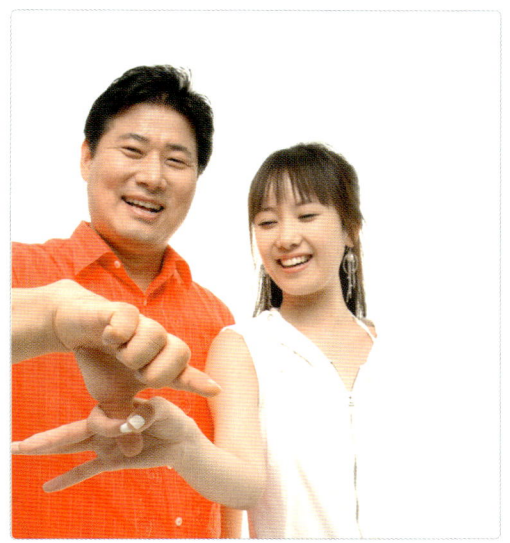

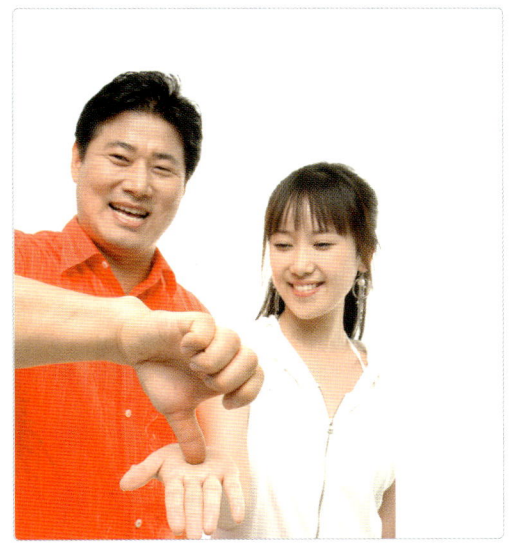 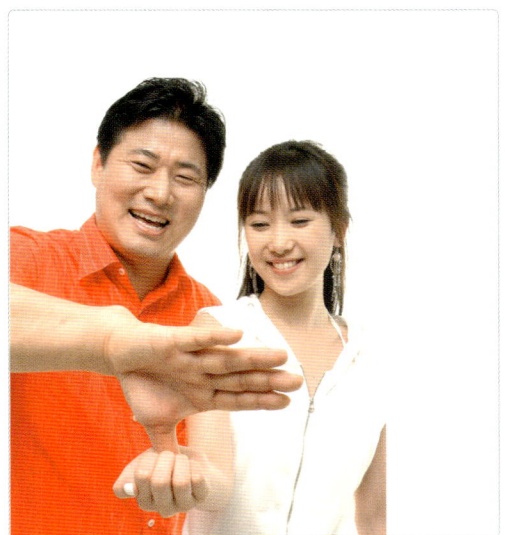

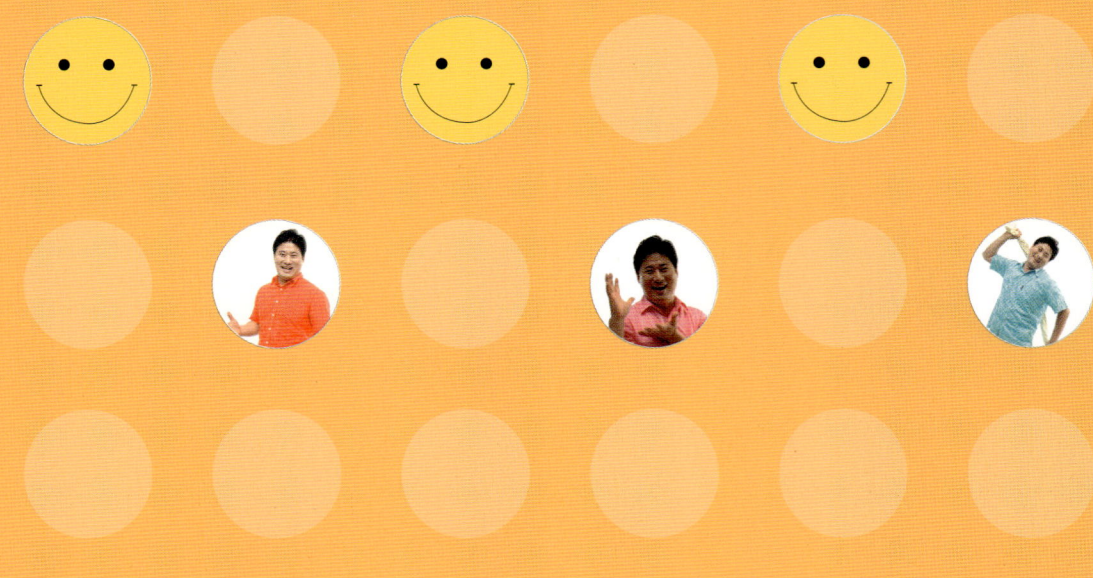

PART 06

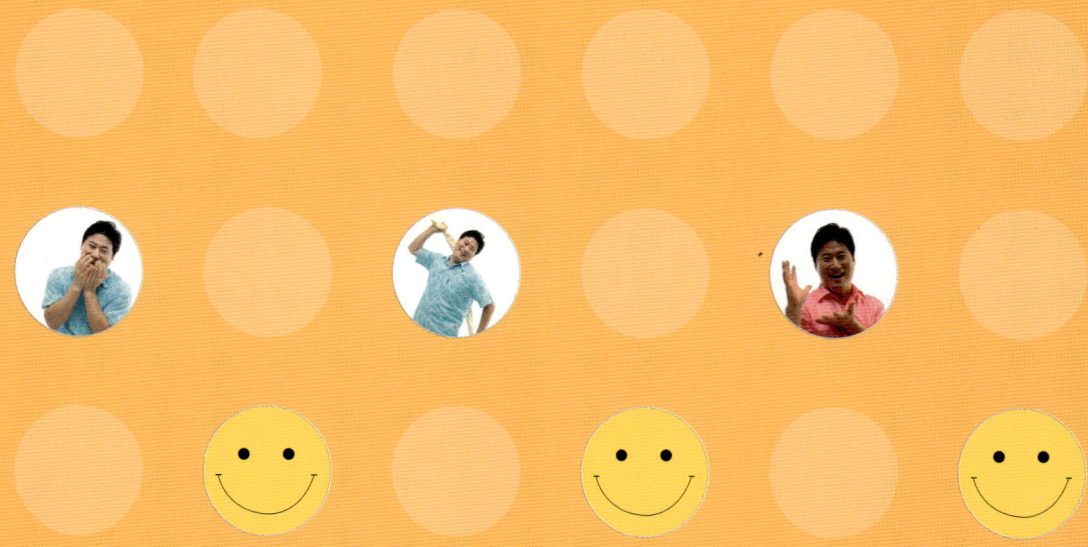

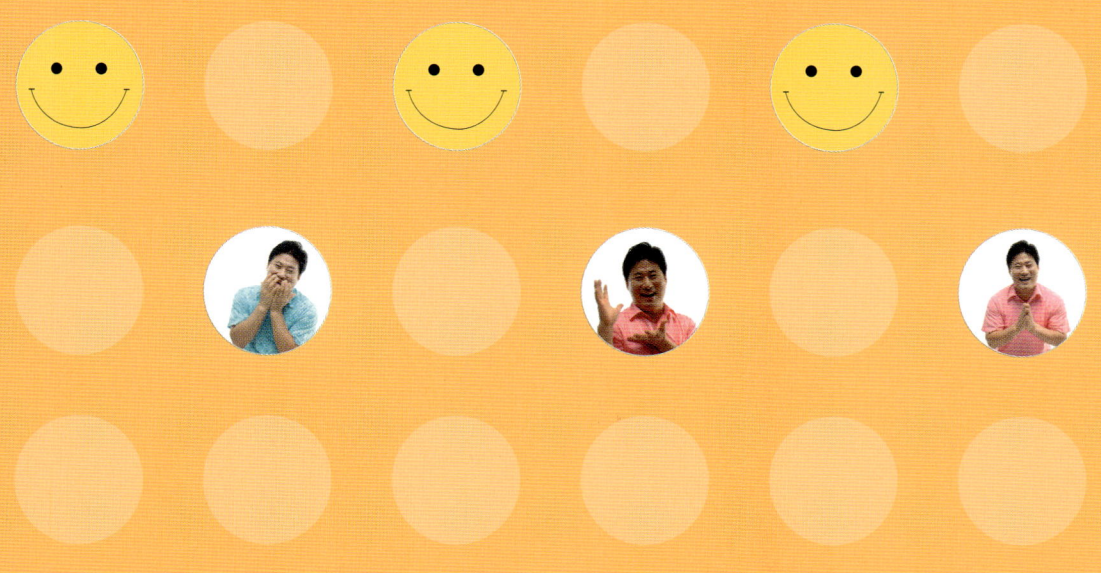

웃음치료로
인생 대역전

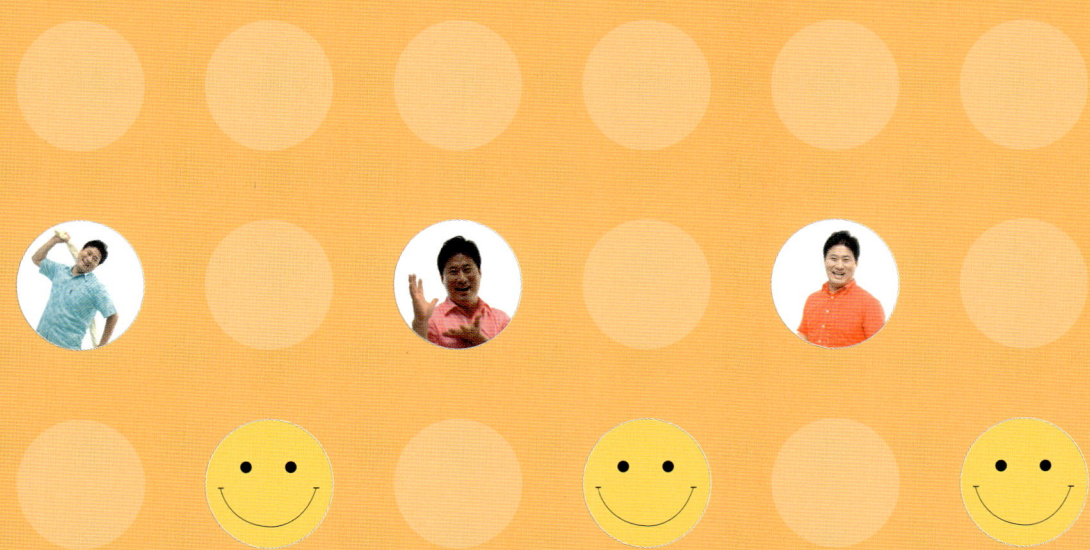

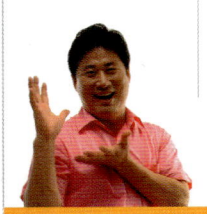

웃음치료 사례 (한국웃음센터 방명록 발췌)

사례1 | 불면증도 한 방의 웃음으로!

안녕하세요? 날씨가 너무 추워서 많은 분이 함께 하진 못했지만 그 어느 때보다 재미있었던 시간이었습니다. 어찌나 웃었는지, 나중엔 바람이 불고 있는데도 불구하고 덥기까지 했어요. 행사를 준비해 주신 모든 분들께 진심으로 감사드립니다. 1주일이나 못 만날 생각을 하니 좀 서운하네요. 하지만 집에서라도 열심히 웃어보겠습니다.

저는 오늘까지 3번 무료치료에 참석했는데요. 사회복지사로 일하다가 아토피가 심하게 발병해서 이것저것 치료해보았지만 별 효과를 보지 못했습니다. 지금은 많이 좋아진 상태이긴 합니다만 그래도 지금보다 더 건강해지고 싶고 둘째도 낳고 싶은 마음에 이곳을 찾았습니다. 한 2년 이상 고생하느라 불면증 아닌 불면증이 있었거든요. 가려움증 때문에 잠을 제대로 못 자던 버릇이 병이 호전된 지금까지도 남아 있어서 멀뚱멀뚱 몇 시간씩 누워있어야 했는데, 웃음치료에 참석한 이후부터는 무지 잘 잔답니다. 이제 정말 살 것 같아요.

오랫동안 얼굴이 망가졌다가 회복되어서인지 얼굴 근육도 많이 굳어있었는데, 요즈음 표정이 많이 밝아졌다는 말을 듣곤 합니다. 앞으로도 더 많은 발전을 꿈꾸며 감사의 글 남깁니다.

사례2 │ 암도 무섭지 않아!

저는 한광일 원장님의 웃음특강을 벌써 세 번째 다녀왔습니다. 원래 성격도 활발하고 잘 웃는 성격이었죠. 그런데 너무 힘든 일을 겪는 과정 중에 저도 모르는 사이, 얼굴에서 웃음이 싹 사라졌습니다.

얼마 전 저는 폐암 말기의 암세포가 뇌로 전이되어 3개월 시한부를 선고 받았습니다. 하늘이 노랬습니다. 아이들을 생각하면 눈물이 앞을 가리고 가슴이 찢어졌습니다. 신앙에 매달리는 것밖에 방법이 없었죠. 그렇게 하루하루를 보내던 중에 암환자 모임에서 웃음특강이 있다는 소리를 듣고 참석하게 되었습니다.

한 번, 두 번, 세 번 웃음특강에 참석할수록 신기하게도 제 얼굴에 웃음이 다시 돌아왔습니다. 그것보다 더 놀라운 것은 절망의 늪에서 헤매던 제게 삶의 희망이 새록새록 생겨난다는 것이었습니다. 마치 꺼져가는 불씨에 다시 온기가 붙기 시작한 것처럼 말입니다.

요즈음 저는 너무나 평온하고 좋습니다. 제가 이렇게 변하다 보니 남편과 아이들도 전보다 더 많이 웃게 되고 가정의 평온이 찾아왔습니다. 병원에서 CT검사를 했는데 믿을 수 없게도 의사 선생님은 많이 호전되었다는 말씀을 하셨습니다. 저보다 의사선생님이 더 좋아하시더군요.

참 감사할 일입니다. 웃음이 저에게 준 것은 생명 그 자체입니다.

사례3 │ 20년 된 우울증을 웃음으로 바꾸었습니다

저는 벌써 20년째 우울증을 앓아왔습니다. 병세가 심해질 때마다 약국에서 시판되는 두통약과 병원에서 처방해 주는 우울증 치료제를 복용해 왔습니다. 2005년 초부터는 그 증세가 더욱 심해져 남편과 같이 있어도 우울하고, 사람들과 대화를 해도 우울하고, 특히 혼자 있는 시간에는 죽고 싶은 마음이 들 때가 많았습니다.

그런 상황에서 설상가상으로 불면증까지 겹쳐 매순간 지옥 같은 고통 속에서 살아야만 했습니다. 정말 차라리 죽는 게 낫겠다는 생각이 들었습니다. 고민 끝에 신경정신과에 3개월 입원하였으나 퇴원 후 며칠 못 지나서 다시 우울증이 재발하고 말았습니다. 그렇게 입원과 퇴원을 반복하는 과정에서 삶의 의욕을 완전히 잃어버린 채 자포자기 상태로 지내왔습니다.

그런데 어느 날 우연히 지인을 통해 웃음치료라는 것을 접하게 되었습니다. 무료 공개세미나가 있다고 하기에 '그게 얼마나 효과가 있을까?' 하는 의구심을 가지고 한국웃음센터의 세미나에 참석했습니다. 처음에는 아무 이유 없이 웃는 사람들이 이상하고 어색해서 마치 미친 사람들을 보고 있는 것 같았습니다. 그런데 세미나를 마치고, 참석했던 사람들 표정을 보니 너무나도 밝고 즐거운 것이었습니다.

강좌 중에 들었던 웃음으로 우울증을 치료한 사례와 웃음이 면역력을 높여주고, 스스로를 치료할 수 있는 자연 치유력을 만든다는 이야기, 그리고 부작용 없이 병을 막고 예방할 수 있는 방법이 바로 웃음이라고 했던 이야기들이 떠올랐습니다.

처음에는 믿기지 않았지만 내 인생 마지막으로 이런 기회가 온 것도 무슨 하늘의 뜻이지 않을까 하는 기대감에 그 다음 주에도 참석했습니다. 그렇게 소심하고 내성적인 저도 두 번째 참석할 때는 어찌나 웃기던지 정말 많이 웃었습니다. 태어나서 그렇게 많이 웃어본 것은 아마도 그 날이 처음이었던 것 같습니다. 그래서 연달아 2주를 더 참석하게 되었습니다. 그 후 제게 기적 같은 변화가 찾아왔습니다. 밤마다 불면증에 시달렸었는데 언제부터인지 숙면을 취하게 되었고, 두통약을 먹지 않으면 지내지 못하던 제가 두통약을 먹지 않고 지내게 되었습니다.

너무나 신기하고 기분이 좋아서 제가 다니던 병원에 가서 검진을 해보았습니다. 담당 의사선생님이 검사 결과를 보시더니 한 달 전보다 우울증 증세가 눈에 띄게 호전되었고 증상도 거의 사라졌다고 말씀하셨습니다. 너무 놀랍고 신기했습니다. 웃음치료 세미나에 참석하고 이런 변화가 일어나다니 지금도 놀랍기만 합니다.

2개월이 지난 지금, 저는 우울증에서 해방되어 약도 전혀 복용하지 않고 즐겁게 지내고 있습니다. 제가 20년 동안 앓아온 우울증을 말끔히 씻은 후 저는 기쁜 마음으로 주위 사람들에게 웃음을 알리는 일을 하고 있습니다. 바라건대 우울증을 앓고 있는 많은 분들이 이 웃음치료 공개세미나를 통해서 건강을 회복하시기를 간절히 바랍니다.

여러분, 웃으면 건강해집니다! 웃음으로 건강을 되찾으세요.

사례4 ㅣ 류머티즘 균보다 더 강한 웃음 바이러스

결혼 생활 20년 동안, 남편과 네 딸의 뒷바라지를 하느라 나 자신을 돌볼 겨를이 없었습니다. 이제 생활도 좀 안정되고 한숨 돌릴 나이가 되자 갱년기 우울증이 찾아왔어요. '나는 여태껏 나를 위해 산 인생이 아니라, 가족들의 필요를 채워 주기 위한 도구로만 존재 했었구나' 하는 생각이 들면서 너무나 슬프고 외로웠습니다.

그런데 설상가상으로 류머티즘 관절염이라는 병까지 걸렸습니다. 우울증에다 병까지 겹치니 정말 살고 싶은 마음이 하나도 없었어요. 심지어는 먹고 잠자는 일조차 불편하고 힘들었는데, 어느 날엔 손가락 관절 마디마디가 너무 아파서 손에 쥐었던 숟가락을 떨어뜨려 밥을 먹을 수가 없던 적도 있었습니다. 나 자신이 얼마나 비참하고 불쌍하게 느껴졌던지요.

신경정신과로 류머티즘 내과로, 마음 아프고 몸 아파서 병을 고쳐보겠다고 이리저리 정신없이 뛰어다녔습니다. 그렇게 우울증이 조금 나아지는가 싶더니, 얼마 전부터는 기침을 할 때 가래에 피가 섞여 나와서 검사를 받았는데 심한 기관지염에 기관지 확장증이라고 하지 않겠어요.

류머티즘 균이 폐에 침투해 치명적인 상태이니 전신마취를 해서 2시간 동안 피부절개를 하고 조직을 떼어내 검사를 해야 한다고 하더군요. 영화배우 김우식 씨도 나와 같은 병명이었는데 결국 사망했다는 말까지 덧붙였습니다.

저는 조직검사도, 약물치료도 지긋지긋해져 병원을 그냥 나와 버렸습니다. 그러다 몇 년 전 택시기사 아저씨가 웃음치료 강의를 듣고 삶이 달라졌다는 말을 했던 것이 떠올라서 기대 반 의심 반의 심정으로 숭례문에서 하는 한국웃음센터의 무료 웃음치료에 참가해 보기로 마음 먹었습니다. 길거리 한복판에서 실없이 웃으려니까 이상하기도 하고 어색하기도 하더군요. 하지만 웃음으로 다시 살아나리라는 각오를 단단히 하고 갔기 때문에 열심히 따라 했습니다.

빌딩 사이에 서서 허공을 향해 웃다 보니까, 어느새 가슴이 뻥 뚫리고 기분이 좋아지는 것이 느껴졌습니다. 푸른 창공이 모두 내 것 같은 느낌이 들었어요. 관절이 욱신욱신하고 콜록콜록 기침을 하던 나는 어디론가 사라지고, 행복해 하는 내가 그 자리에 서있었습니다. 너무나 기쁘고 가벼운 발걸음으로 집으로 돌아왔습니다.

그 다음 두 번째 남대문 웃음치료 강습에서는 자신감이 생겨 더 열심히 크게 소리 내어 웃다가 보니 그곳에 온 여러 명의 사람들 중에서 웃음여왕으로까지 뽑히게 됐습니다.

그렇게 두 차례 참가한 다음, 호흡기 내과에서 엑스레이 사진을 찍었는데 기관지 염증과 기관지 확장증이 다 나아 있었고, 류머티즘 역시 피검사 결과 염증치수가 거의 정상 수치로 뚝 떨어져 있었습니다. 정말 뛸 듯이 기뻤어요. 나만큼 행복한 사람 있으면 나와 보라고 외치고 싶을 정도였지요. 제가 받은 이 행복감을 다른 사람에게 전해주고 싶은 생각에 지금 웃음 전령사가 되는 꿈을 키우고 있습니다.

사례5 | 세쌍둥이 아빠 46세에 몽정하다

저는 46세의 세쌍둥이 아빠입니다.

한국웃음센터 웃음치료사교육 14기에 입소하기 전 식중독으로 아이들과 병원응급실에 실려가서 치료를 받았습니다. 그런 와중에 제가 교육장에 입소하겠다고 하자 가족들은 극구 반대를 했었습니다. 하지만 저는 결국 14기 웃음치료사 과정에 입소했고 거기서 아주 특별한 경험을 했습니다.

입소 첫날 저녁에 믿을 수 없을 정도로 몸이 가벼워져서 잠이 들었는데……, 제게 기적이 일어났습니다. 몇 십 년 만에 새벽에 몽정을 했던 겁니다. 너무 신기해서 한광일 원장님께 말씀드렸더니 기뻐하시면서 교육생들 앞에서 발표하라고 하셨고, 좀 쑥스럽기는 했지만 제 경험을 말했었습니다. 그 뒤, 저는 '미스터 몽정'이라는 별명을 얻게 되었습니다.

웃음에 대한 믿음, 웃음으로 되찾은 삶의 활력을 많은 분들과 나누고 싶습니다. 여러분, 오늘 밤에도 다 함께 웃자구요!

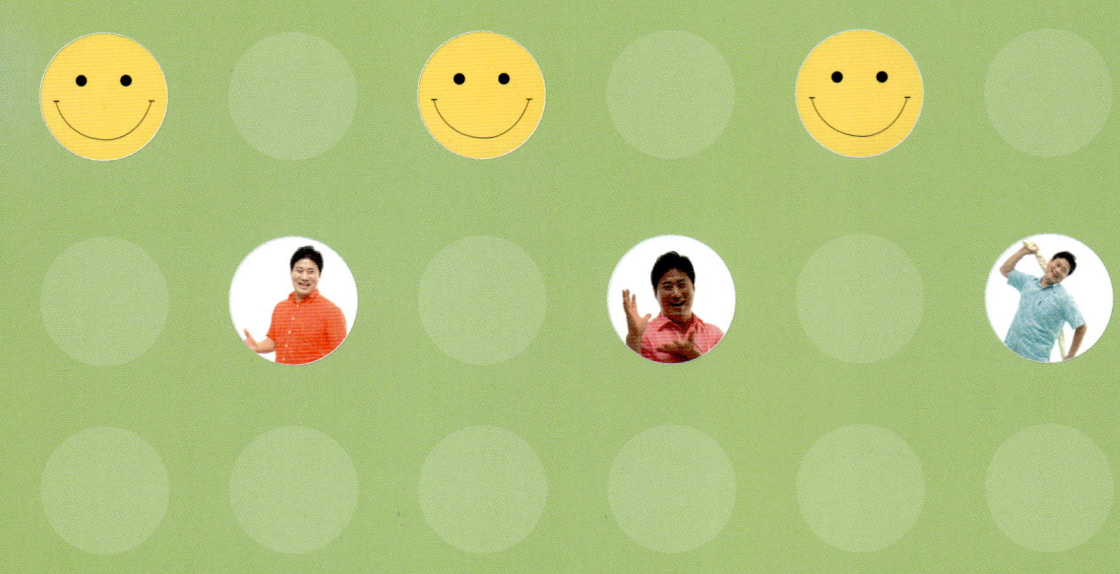

PART 07

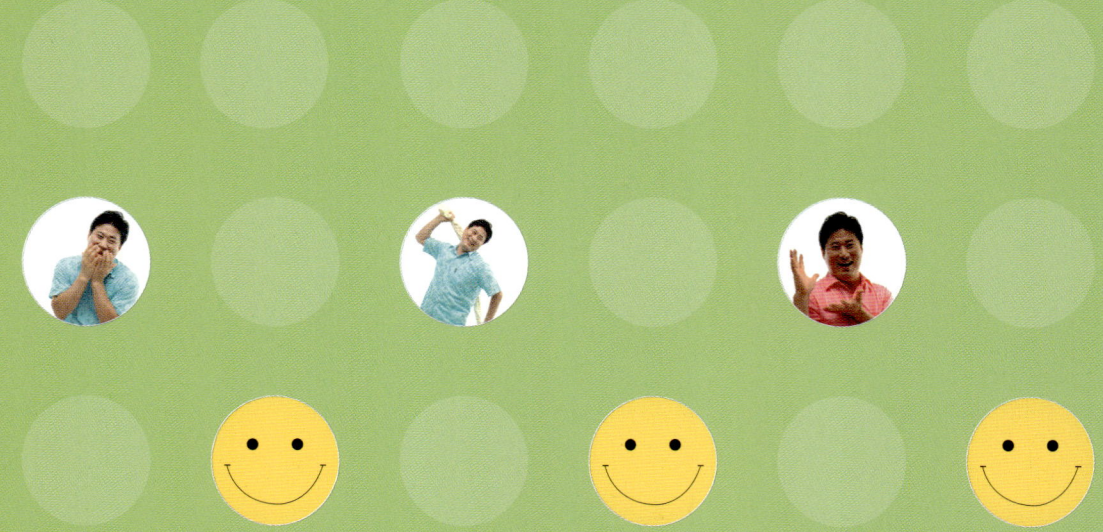

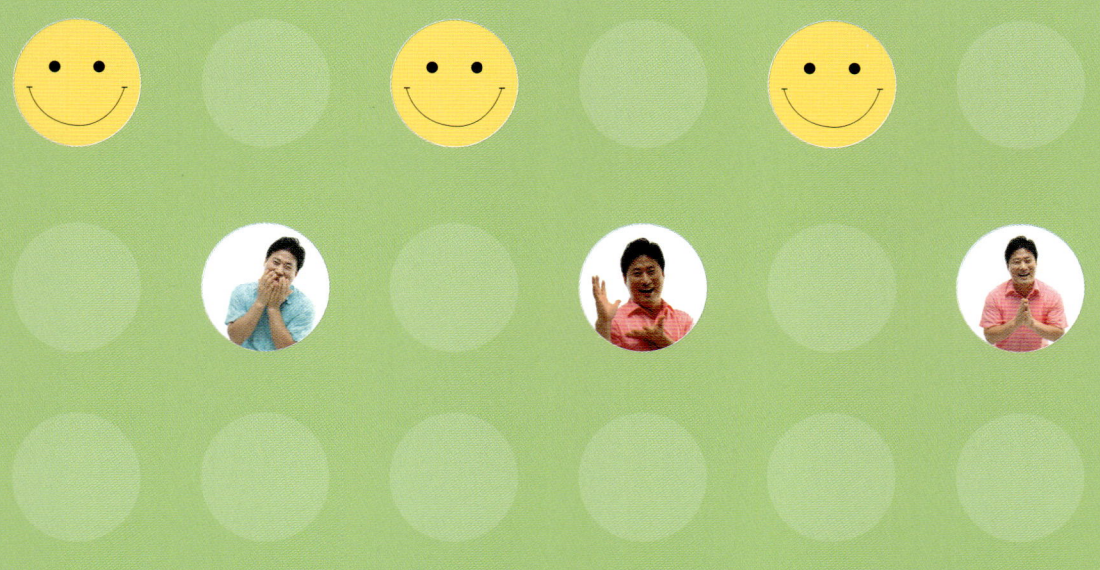

부록

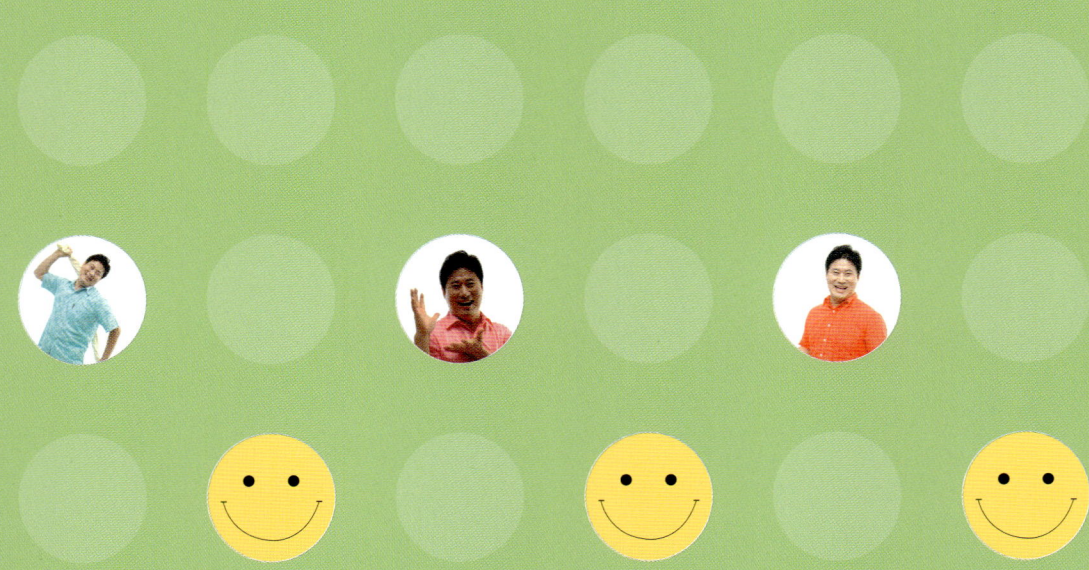

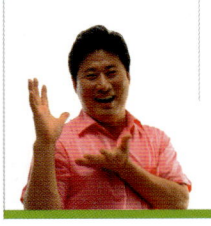

하루 3분 웃음연습법

웃음은 심리적 긴장이 해소되는 순간 나타나는 신체적, 생리적 현상이다. 간단하게 발생하는 것 같아 보여도, 웃음은 심리적인 불안이나 불평, 불만족의 감정이 내재되어 있을 때에는 불가능하다. 여기서 말하는 웃음이란 물론 건강한 웃음을 가리킨다.

그렇다면 과연 어떤 웃음이 건강한 웃음인가? 혼자 웃는 웃음보다는 함께 웃는 웃음이, 타인을 비난하는 웃음보다는 칭찬과 격려를 하면서 웃는 웃음이 더 건강하다. 즉, 서로 간에 허물없이 공감대를 이루면서 함께 즐기는 웃음이 가장 건강한 웃음이라고 할 수 있다.

이렇듯 건강한 웃음을 웃게 되면 나 자신의 정신과 육체가 건강해짐은 물론이고 이를 바라보며 웃는 주변인들의 정신과 육체도 더불어 건강해진다.

웃는 것, 그것도 건강하게 웃는 것은 연습과 노력으로 얼마든지 만들어낼 수 있다. 얼굴에 있는 80여 종의 근육 중 50여 종이 웃는 표정과 관련이 있는데, 이들을 움직여 하루 3분씩 한 달 정도 연습하면 만족할 만한 웃음 이미지를 창조해낼 수 있다.

거울 앞에서 웃는 연습하기

1. 거울 앞에 서서 즐거운 상상을 하자. 꿈이 이루어지는 상상도 좋고 과거의 행복했던 추억을 떠올려 보는 것도 좋다.
2. 코미디 프로그램의 한 토막을 따라해 보거나 춤을 춰보자. 음악이 없이 막춤을 추면서 하는 웃음연습도 좋다.
3. 스스로의 모습을 우스꽝스럽게 꾸며보자. 소품을 이용하면 좋다.

부드럽고 아름다운 미소를 만드는 연습하기

1. 심호흡을 크게 한 번 한 후 천천히 입술꼬리를 올리며 미소 짓는다.
2. 1번 상태를 몇 초간 유지하다가 양손으로 입술꼬리를 누른 다음 다시 웃는다.
3. 2번 상태를 몇 초간 유지하다가 서서히 손을 뗀다.
4. 최대한 편안하고 안정된 마음 상태를 갖도록 노력한다.
5. 눈과 볼과 입술 모양이 웃지 않았을 때와 비교해서 어떻게 변했는지 자세히 살핀다.
6. 5번 모습이 마음이 든다면 자꾸 반복해서 연습하면 된다. 만약 마음에 들지 않는다면 양손을 입술꼬리에 대고 좀 더 크게 웃어 보자. 너무 긴장하지 말고 얼굴근육을 최대한 자연스럽게 해야 한다
7. 치아가 5~6개 보이는지, 양 입술꼬리가 같은 높이로 올라가 있는지 체크하자. 눈동자가 부드러우며 웃는 모습인지도 확인하자.
8. 나 자신이 만족하지 않는 웃음은 남이 보아도 만족할 수 없는 웃음이다. 마음과 몸이 일치되어 즐겁게 웃는 모습이 이 세상 최고의 웃음이다.

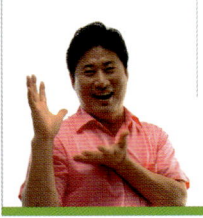

한국인의 웃음

얼마 전 한 미국 기자가 메이저리그 시카고 화이트삭스의 이만수 코치(현 SK 와이번스 코치)에 관한 기사를 쓴 적이 있다. 기자는 아들과 함께 야구 경기를 관전하다가 야구광이던 아들이 이만수 코치로부터 사인볼을 받은 것을 소개하며 그 수많은 관중들 중에 왜 하필 자신의 아들에게만 사인볼을 주었는지 의문이었다고 한다. 얼마 후 그 기자는 이만수 코치와 전화 연락을 한 뒤에야 그 이유를 알았다. 그때 이만수 코치는 '당신의 아들이 내가 야구장에서 항상 보고픈 전형적인 얼굴'이었다고, 그래서 내 눈에 띈 것이라고 말했단다.

내가 야구장에서 보고픈 전형적인 얼굴……. 어떤 얼굴이었을지 보지 않고도 충분히 상상이 간다. 흥분과 기쁨으로 가득 찬 그 얼굴엔 분명 웃음이 넘쳐났을 것이다. 웃는 모습은 우리 뇌리 속에 좋은 기억으로 오래 그리고 또 선명하게 남는 법이다.

'웃음'은 따로 명사로 만들어진 개념의 단어가 아니라 동사 '웃다'에서 파생된 명사이다. 이 웃음이라는 명사에 여러 접두어를 붙여서 복합어를 만들어 쓰는데, 예를 들면 눈웃음, 비웃음, 코웃음, 너털웃음, 헛웃음 등이 그것이다.

단어 이외에도 우리 민족이 웃음을 표현하던 방식은 다양했는데 민화나 벽화, 무신도, 장승을 자세히 살펴보면 그 해학과 기지가 모두 웃음에서 비롯된 것이라는 것을 알 수 있다. 당대의 정치나 세태 또는 상류층을 풍자하여 웃음으로 승화시킨 서민들의 재주는 가히 웃음의 미학이라고 아니 할 수 없다. 이밖에도 우리네 웃음은 뉘앙스와 용도에 따라 익살, 농담, 재담, 해학

풍자 등의 단어로 표현하기도 한다.

오랜 유교적 정서 때문에 사람이 너무 웃으면 어딘가 모자라 보이고 헤퍼 보인다는 인식도 있지만, 우리의 웃음은 아득한 옛날부터 문화와 예술 속에서 꾸준히 그 빛과 맥을 이어온 보약 중에 보약이었고 명약 중에 명약이었다. 웃음은 삶을 낙천적으로 바라보며 불만이나 불평을 풍자나 해학으로 승화시킨 우리 조상들의 참된 지혜였던 것이다.

또한 무덤에서 발견된 토우나 토용을 잘 살펴보면 죽음 저 너머의 세계에서도 웃음을 잃지 않으려한 선조들의 지혜로움을 엿볼 수 있다. 어쩌면 사후 영혼이 무덤 속에서도 즐겁기를 바라는 마음이었을지도 모른다.

앞에서 언급한 웃음이 일반적인 웃음이라면, 종교적인 입장에서 바라본 웃음도 있다. 도교에서 신선의 웃음이 바로 그것이다. 다른 종교에 비해 비교적 자유로운 웃음이 그 특징이라고 할 수 있는데, 신선이 개구쟁이 같은 미소를 짓고 도술을 부리는 그림들은 보는 이로 하여금 절로 웃음을 짓게 만든다.

흥미로운 웃음을 거론하자면 민화도 지지 않는다. 민화는 고급스럽다거나 귀족적인 것과는 거리가 멀지만 도교적 색채가 강한 십장생이나 유교적인 장식물을 등장시켜 순박하고 친근한 웃음을 자아내게 만든다. 호랑이가 담배를 피우는 민화는 보는 것만으로도 진한 해학이 느껴진다.

민화의 웃음이 서민적인 웃음이라면 불상의 미소는 그윽하고 고급스러운 웃음이라고 말할 수 있다. 부처님의 자비와 자애가 빚어낸 그 미소야말로 우리 민족의 웃음이고 한국적 웃음이다. 고구려의 연가칠년명금동삼존불이나 백제의 서산마애삼존불, 또 신라의 석굴암본존불의 웃는 모습은 마치 우리 민족의 따뜻한 정서와 맑은 마음을 대변해 주고 있는 것도 같다. 이러한 부처의 자비로운 미소보다 더 인자한 미소가 있으니, 그것은 바로 우리네 어머니의 미소이다. 오로지 자식들의 건강과 성공을 바라며 달밤 정화수 앞에서 온 마음으로 두 손을 모으던 그 미소…… 자신의 한 몸이 부서져라 고생하면서도 자식들 얼굴에 피어오르는 웃음이 더없이 즐거워, 마른 입술에 천천히 피어오르던 그 미소, 바로 위대한 우리네 어머니의 웃음이다.

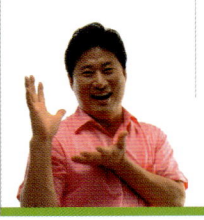

자가 면역진단 측정표

1. 쉽게 피곤해진다	1) 예	2) 아니오	3) 잘모름
2. 아침에 일어나기가 힘들다	1) 예	2) 아니오	3) 잘모름
3. 자고 나도 피로가 풀리지 않는다	1) 예	2) 아니오	3) 잘모름
4. 항상 몸이 나른하고 권태감을 느낀다	1) 예	2) 아니오	3) 잘모름
5. 감기에 쉽게 걸리고 잘 낫지 않는다	1) 예	2) 아니오	3) 잘모름
6. 입안이 잘 헌다	1) 예	2) 아니오	3) 잘모름
7. 눈에 염증이 잘 생긴다	1) 예	2) 아니오	3) 잘모름
8. 상처와 흉터가 잘 낫지 않는다	1) 예	2) 아니오	3) 잘모름
9. 무좀이 생긴다	1) 예	2) 아니오	3) 잘모름
10. 배탈, 설사가 잦다	1) 예	2) 아니오	3) 잘모름
11. 인내력과 끈기가 없어진다.	1) 예	2) 아니오	3) 잘모름
12. 체력이 떨어지는 것을 느낀다	1) 예	2) 아니오	3) 잘모름
13. 담배를 많이 피운다	1) 예	2) 아니오	3) 잘모름
14. 술을 많이 마신다	1) 예	2) 아니오	3) 잘모름
15. 매일 스트레스가 쌓인다	1) 예	2) 아니오	3) 잘모름
16. 기분 전환이 잘 안 된다	1) 예	2) 아니오	3) 잘모름
17. 생활시간대가 불규칙하다	1) 예	2) 아니오	잘모름
18. 식생활 및 영양섭취에 무관심하다	1) 예	2) 아니오	3) 잘모름
19. 일에 집중이 잘 안 된다	1) 예	2) 아니오	3) 잘모름
20. 친척이나 형제 중에 생활습관병이 많다	1) 예	2) 아니오	3) 잘모름

〈측정결과 평가〉 예(2점), 잘모름(1점), 아니오(0점)

- 30점 이상 : 면역력이 극도로 떨어진 상태, 정기검진을 받아야 한다.
- 20~29점 : 면역력이 약한 편, 방심하면 병에 걸릴 수 있다.
- 10~19점 : 보통의 상태, 면역이 저하되지 않도록 주의한다.
- 0~9점 : 아주 건강한 상태, 평소 생활습관을 유지토록 한다.

(출처 : 한국경제신문)

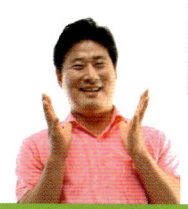

나의 웃음지수 측정표

문항	1)	2)	3)	4)
1. 유머를 세 가지 이상 구사할 수 있다	1) 항상	2) 종종	3) 가끔	4) 절대
2. 아는 유머라도 처음 듣는 것처럼 크게 웃어준다	1) 항상	2) 종종	3) 가끔	4) 절대
3. 책이나 신문에서 유머코너를 즐겨 읽는다	1) 항상	2) 종종	3) 가끔	4) 절대
4. 내가 우스꽝스럽게 보이는 것을 개의치 않는다	1) 항상	2) 종종	3) 가끔	4) 절대
5. 나의 실수를 웃음으로 넘길 수 있다	1) 항상	2) 종종	3) 가끔	4) 절대
6. 가족들과 하루에 한 번 이상 웃는다	1) 항상	2) 종종	3) 가끔	4) 절대
7. 남의 실수도 웃어넘길 수 있다	1) 항상	2) 종종	3) 가끔	4) 절대
8. 다른 사람과 함께 있는 것을 즐긴다	1) 항상	2) 종종	3) 가끔	4) 절대
9. 나 때문에 남이 즐거워하는 것이 즐겁다	1) 항상	2) 종종	3) 가끔	4) 절대
10. 소리 내어 크게 웃는 편이다	1) 항상	2) 종종	3) 가끔	4) 절대
11. 웃음은 좋은 관계를 빚어낸다고 믿는다	1) 항상	2) 종종	3) 가끔	4) 절대
12. 분위기를 바꾸기 위해 유머를 적극 활용한다	1) 항상	2) 종종	3) 가끔	4) 절대
13. 거울을 보며 표정연습을 할 때가 있다	1) 항상	2) 종종	3) 가끔	4) 절대
14. 꿈에서 웃어 본 일이 있다	1) 항상	2) 종종	3) 가끔	4) 절대
15. 사람들은 재미있는 일을 위해 나는 찾는다	1) 항상	2) 종종	3) 가끔	4) 절대
16. 유머를 생각하며 혼자 웃을 때가 있다	1) 항상	2) 종종	3) 가끔	4) 절대
17. 같은 말도 더 재미있게 말하려고 노력한다	1) 항상	2) 종종	3) 가끔	4) 절대
18. 기분을 상하게 하는 유머는 사용하지 않는다	1) 항상	2) 종종	3) 가끔	4) 절대
19. 최근의 유머경향을 안다	1) 항상	2) 종종	3) 가끔	4) 절대
20. 나는 웃는 얼굴이 어울린다	1) 항상	2) 종종	3) 가끔	4) 절대
21. 일하면서 웃는 것은 자연스러운 일이라 믿는다	1) 항상	2) 종종	3) 가끔	4) 절대
22. 최악의 상황에서도 희망은 있다고 믿는다	1) 항상	2) 종종	3) 가끔	4) 절대
23. 웃음으로 누군가의 기분을 바꾸어 준 일이 있다	1) 항상	2) 종종	3) 가끔	4) 절대
24. 웃음에 관한 격언을 세 가지 이상 말할 수 있다	1) 항상	2) 종종	3) 가끔	4) 절대

• 채점 : 각 문항 당 항상=5점, 종종=4점, 가끔=3점, 전혀=2점, 절대=1점을 더한다.
• 분석 : 90~125점 사이라면 '유머 우등생'으로 웃음과 함께 사는 건강한 사람
   75~89점 사이는 '잠재된 유머 화산형'으로 조금만 노력하면 멋진 인생
   74점 이하는 '유머 낙제생'으로 무뚝뚝한 성격으로 노력이 필요함

(출처 : 하이패밀리)

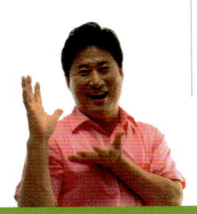

나의 스마일 파워는

1. 자신의 미소 짓는 얼굴이 마음에 든다	그렇다( )	안 그렇다( )
2. 웃는 얼굴이 매력적이라고 칭찬을 받은 적이 있다	그렇다( )	안 그렇다( )
3. 미소 지을 때 입술을 최대로 벌린다	그렇다( )	안 그렇다( )
4. 미소 지을 때 이가 되도록 많이 보이게 웃고 있다	그렇다( )	안 그렇다( )
5. 미소 지을 때 입술 끝이 위로 향하도록 노력한다	그렇다( )	안 그렇다( )
6. 항상 미소 짓고 있으려고 노력한다	그렇다( )	안 그렇다( )
7. 사진을 찍을 때 자연스럽게 웃을 수 있다	그렇다( )	안 그렇다( )
8. 미소 지을 때 손으로 입을 가리지 않는다	그렇다( )	안 그렇다( )
9. 환하게 미소 짓는 얼굴이 건강에 좋다고 생각한다	그렇다( )	안 그렇다( )
10. 웃는 얼굴을 바꾸고 싶다고 생각해 본 적이 없다	그렇다( )	안 그렇다( )

스마일 파워를 결정하는 주요 요소는 입술꼬리 방향, 입술이 벌어지는 정도, 잇몸이 드러나 보이는 정도, 앞니 형태와 색깔, 잇몸 형태와 색깔 등 다섯 가지가 있다.

- 6개 이상 : 보통의 스마일 파워를 가지고 있다.
- 4개 이상 : 스마일 파워를 키워야 한다.
- 3개 이하 : 스마일 파워에 문제가 있다.

(출처 : 예치과)

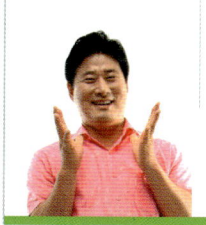

웃음관계훈련

본인이 직접 해야 하는 문항과 친구에게 부탁해야 하는 문항이 있다. 한 사람이 본인에게 1번 이상 써줄 수 없다.

1. 친구에게 재미있는 퀴즈를 내고 이름을 받으세요	( )
* 퀴즈 :	정답:
2. 가장 웃기게 생긴 사람을 간지럽히고 이름을 받으세요	( )
3. 친구 앞에서 10초간 노래하면서 춤을 추세요	( )
4. 친구의 털 중 가장 신기한 것 1개를 간직하세요	( )
5. 친구 앞에서 '웃음은 국력' 하며 팔굽혀펴기 8번을 하세요	( )
6. 친구의 허리띠나 사진을 빌려보세요	( )
7. 친구의 배꼽에 OK나 O자를 표기하세요	( )
8. 친구에게 본인 이름으로 삼행시를 짓게 하세요	( )
9. 다시 만나 저녁식사를 사주고 싶은 사람은 누구입니까	( )
10. 키스, 연애를 한 번도 안 해본 이성을 찾아 보세요	( )
11. 내가 그토록 바라는 이성에게 팔목걸이로 매달리세요	( )
12. 친구에게 10초 이상 포복절도하며 크게 웃어주세요	( )
13. 친구에게 돼지, 소, 고양이, 여우를 1분간 흉내 내 보세요	( )
14. 친구와 함께 10초간 크게 박장대소를 하세요	( )
15. 정동진, 강구항, 피아골, 채석강(1곳)에 가 본 사람을 찾으세요	( )
16. 3월에 생일, 출산일, 결혼기념일이 있는 친구를 찾으세요	( )
17. 구멍 난 양말을 신은 친구를 찾으세요	( )
18. 모유가 분유보다 좋은 점 5가지를 찾으세요(예 : 휴대간편, 부자공용)	( )
19. 이성의 손을 잡고 무릎을 굽힌 채 "당신을 처음 본 순간 저는 그만 웃겨 죽는 줄 알았어요"라고 고백하세요	( )
20. 아직까지 인사 못한 친구에게 인사하고 이름을 받으세요	( )

• 모든 활동은 실제로 해야 하며, 증거물을 제시해야 합니다.

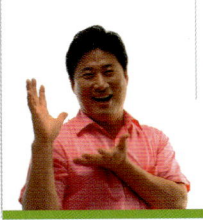

칭찬관계훈련

그대에게 보여진 나의 첫 인상은		
첫 인상 내용, 주고 싶은 말, 칭찬 덕담 등		
본인이름 :		써준 사람 이름

예〉 가로로 본인이름, 세로로 한광일이면 ㅎ,ㅏ,ㄴ,ㄱ,ㅗ,ㅏ,ㅇ,ㅇ,ㅣ,ㄹ 기록

ㅎ: 성이나 이름에 ㅎ 자가 들어간 사람에게 자기소개와 함께 악수를 청하고 꼭 해주고 싶은 말을
써달라고 한다(성–한,하,현 등/ 이름–숙희,선혜 등).

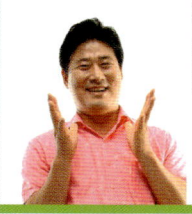

유머퀴즈

퀴즈 1 😊 전화번호 퀴즈

권투선수집 – 1212(원투원투)

기름집 – 5151(오일오일)

관광호텔 – 1504(한번오십사)

치과 – 2875(이빨치료)

부동산 – 8787(팔아치워)

중고가구 – 4989(사구팔구)

불고기집 – 9292(구이구이)

빵가게 – 0000(빵빵빵빵)

이삿짐센터 – 2424(이사이사)

오이가게 – 5252(오이오이)

상품코너 – 1638(일류상품)

수입상품 – 5833(오파상)

디스코텍 – 3355(삼삼오오)

철도공사 – 7788(칠칠팔팔)

인명구조대 – 1129(일일이 구함)

심부름센터 – 1472(일사천리), 8282(빨리빨리)

퀴즈 2 😊

살찐 여인이 일광욕하는 모습을 네 글자로 표현하면? – 호박말림

중국에서 가장 무식한 사람은? – 통몰라, 몽땅몰라

노처녀가 사촌이 땅을 샀을 때보다 더 배가 아플 때는? – 사촌이 시집갔을 때

더러워서 내야하는 것은? - 오물수거비

대령이 가장 좋아하는 노래는? - 저 별은 나의 별

모유가 분유보다 좋은 장점 8가지는? - 깨질 염려가 없다, 상할 염려가 없다, 휴대하기 간편하다, 데울 필요가 없다, 스페어가 하나 더 있다, 도둑맞을 염려가 없다, 두고 올 염려가 없다, (가장 중요한 것은) 부자공용이다

고추잠자리를 2자로 줄이면? - 팬티

더울 때 먹어야 효과가 있는 탕은? - 추어탕

드라큘라가 제일 싫어하는 사람은? - 목에 때가 많은 사람

하루 300원씩 곗돈을 부었는데 1년이 되면 1억이 되는 계는? - 황당무계

퀴즈 3 🙂

김이 가장 많이 나는 곳은? - 목욕탕

연기가 가장 많이 나는 곳은? - 무대

가장 엄숙하지 않은 절은? - 안절부절

여자의 히프가 큰 이유는? - 요강에 빠지지 말라고

두부장수는 누구를 위하여 종을 울리나? - 처와 자식

개똥도 약에 쓰려면? - 보건복지부의 허가를 받아야 한다

가장 멋없는 춤은? - 엉거주춤

운전사가 가장 싫어하는 춤은? - 우선멈춤

사람에게 배꼽이 있는 이유는? - 앞뒤를 구별하기 위해서

제비족들이 싫어하는 옛날 사람은? - 놀부 (다리를 부러뜨렸으니까)

퀴즈 4 🙂

신경통 환자가 싫어하는 악기는? - 비올라

돼지띠 동갑나기 부부의 침실을 네 글자로 한다면? - 돼지우리

가장 황홀한 춤은? - 입맞춤

가위로 3대째 내려오는 가문의 내력은? - 할아버지는 엿장수, 아버지는 이발사, 아들은 재단사

말이 많은 사람은? - 목장주인

이혼의 근본적인 원인은? - 결혼

사람이 늘 가지고 다니는 흉기는? - 머리칼

우리나라 최초의 돌팔이 의사는? – 흥부

한겨울에 미니스커트에 스타킹도 신지 않고 다니는 여자를 다섯 자로 표현하면?
  – 철없는 여자

신혼부부가 가장 좋아하는 곤충은? – 잠자리

퀴즈 5

왼쪽에 서면 좌익, 오른쪽에서면 우익, 앞에서면 선동세력, 뒤에서면 배후세력. 그러면 중간
  에 서면 무슨 세력인가? – 핵심세력

참새부모가 죽을 때 마지막으로 남긴 유언? – 절대로 전깃줄에 앉지 말아라

'울다가 다시 웃는 사람'을 다섯 자로 줄이면? – 아까운 사람

통닭을 영어로 하면? – 누드치킨

이 세상에서 가장 불 필요한 사람은? – 담배를 입에 물고 있는 사람

생전에 바람둥이였던 아버지의 묘소를 자식들이 벌초를 하려고 하는데 무덤 속에서 아버지
  가 하는 말? – 얘야! 이왕이면 여자 면도사를 불러다오

도둑이 훔친 돈을 영어로 하면? – 슬그머니

사람 몸에 붙어있는 곤충은? – 사마귀

소금으로 부자가 되려면? – 소와 금으로 나눈다

전쟁과 평화의 차이는? – 화장실안과 밖의 차이

퀴즈 6

옷을 가장 많이 해 입는 나라는? – 가봉

돌보다 강한 물질은 무엇인가? – 머리카락(머릿돌을 뚫고 나오니까)

육지에 사는 고래는? – 술고래

못생긴 여자만 좋아하는 사람은? – 성형외과 의사

진짜로 겉늙은 사람은? – 경로석에 앉은 사람

아프지도 않은데 매일 집에서 쓰는 약은? – 치약

올챙이는 찬물에서 알을 낳는가 아니면 더운물에서 알을 낳는가? – 알을 낳지 않는다

글 중에서 가장 어지러운 글은? – 빙글빙글

가장 달콤한 병은? – 상사병

남자가 뛸 때 뭐가 따라서 뛰나? – 넥타이

퀴즈 7 ☺

키스를 할 때면 그녀가 항상 먼저 벗는 것은? – 안경

무거울수록 잘 올라가는 것은? – 저울

일부분으로 전체를 평가하는 것은? – 처녀

우리나라 도둑의 시조는? – 바늘도둑

의사 중에 의과대학을 나오지 않아도 되는 사람은? – 장의사

보내기 싫으면 어떻게 해야 하나? – 주먹

계시냐고 두드려놓고 안 계시기를 바라는 곳은? – 화장실

남자는 그 앞에 정중히 무릎을 꿇는데 여자는 깔아뭉개는 것은? – 요강

공중변소에 문을 잠그지 않은 사람이나 노크 없이 문을 연 사람이 받게 될 죄는?
　　– 쌍방과실

속임수 잘 쓰는 사람이 팔아먹는 땅은? – 얼렁뚱땅

에너지가 없어도 가는 것은? – 세월

퀴즈 8 ☺

앞을 못 보는 사람은 시각장애인이라고 하는데 그럼 뒤를 못보는 사람은 뭐라고 할까?
　　– 변비 환자

등쳐먹고 사는 사람은? – 안마사

칼로 벌어먹는 사람은? – 면도사

놀고먹는 사람은? – 레크리에이션 지도자

볶아 먹고 사는 사람은? – 미용사

'우리에게 내일이 없다' 고 누가 그랬나? – 하루살이

음치의 4대 요소는? – 박자무시, 악보무시, 오기로 2절까지, 앵콜을 기대

'병든 자여, 다 내게로 오라' 고 누가 그랬나? – 엿장수

뛰는 놈 위에 나는 놈, 그렇담 나는 놈 위엔? – 붙어가는 놈

눈이 오면 강아지들이 뛰는 이유는? – 발 시려워서

타잔이 잘하는 특기는? – 하품

퀴즈 9 😊

산토끼의 반대말은? – 죽은 토끼, 판 토끼, 알카리 토끼, 집토끼, 바다토끼

이 콩깍지가 깐 콩깍지냐 안 깐 콩깍지냐를 다섯 자로 줄이면? – 깐겨 안 깐겨

생쥐가 고양이에게 쫓기다 연탄재를 보더니 그 재에 뒹굴면서 하는 말?
　– 다 된 밥에 재 뿌리기

생쥐가 술독에 빠졌다가 술에 취해 하는 말? – 고양이 새끼들 다 나와

생쥐가 고양이에게 쫓겨 막다른 골목에 들어갔다 다시 나오자 쥐가 고양이에게 뭐라고 했
　을까? – 나 쥐약 먹었다, 맘대로 해봐!

시간이 지날수록 커지는 것은? – 소문

서울에 사는 사람이 한 마디씩 한다면 무슨 말이 되겠나? – 천만의 말씀

45도짜리 위스키 5병과 25도짜리 소주 10병을 마셨다. 모두 몇 도인가? – 졸도

사과는 언제 따먹어야 맛있나? – 주인 안 볼 때

10년 동안 목욕 한 번 안한 사람을 네 글자로 한다면? – 더러운 놈

퀴즈 10 😊

남자 유료 화장실이 있다. 그런데 소변 값은 30원이고 대변 값은 50원이다. 왜 그럴까?
　– 입석과 좌석의 차이

프랑스 제일의 애주가는? – 곤드레 만드레

일본 제일의 구두쇠는? – 돈아까와 쓰지마, 무라까와 쓰지마

'가장 잘 생긴 사람' 을 한 글자로 줄인다면? – 나

'우리 할아버지 발이 크다' 를 네 글자로 줄인다면? – 노발대발

돼지가 동쪽으로 머리를 돌리고 있으면 꼬리는 어느 쪽일까? – 아래쪽

거지가 싫어하는 색깔은? – 인색

가장 어렵게 지은 절의 이름은? – 우여곡절

실패하면 살고 성공하면 죽는 것은? – 자살

남자보다 여자가 더 큰소리를 낼 수 있는 곳은? – 화장실

원앙부부란 무슨 말인가? – 원한과 앙심으로 맺어진 부부

웃음치료사 창시자 한광일 박사의

웃음 치료

1판 10쇄 | 2019년 10월 15일
지 은 이 | 한 광 일
발 행 인 | 김 인 태
발 행 처 | 삼호미디어
등   록 | 1993년 10월 12일 제21−494호
주   소 | 서울특별시 서초구 강남대로 545−21 거림빌딩 4층
         www.samhomedia.com
전   화 | (02)544−9456
팩   스 | (02)512−3593
정   가 | 13,000원

ISBN 978−89−7849−498−4 13510

이 도서의 국립중앙도서관 출판예정도서목록(CIP)은
서지정보유통지원시스템 홈페이지(http://seoji.nl.go.kr)와
국가자료공동목록시스템(http://www.nl.go.kr/kolisnet)에서
이용하실 수 있습니다.(CIP제어번호 : CIP2014000240)

다시 뛰는 ○민강사! 스타강사!

박광일 박사의 유머와 감동!

고등학교 퇴학생! 대학의 석좌교수 되다!

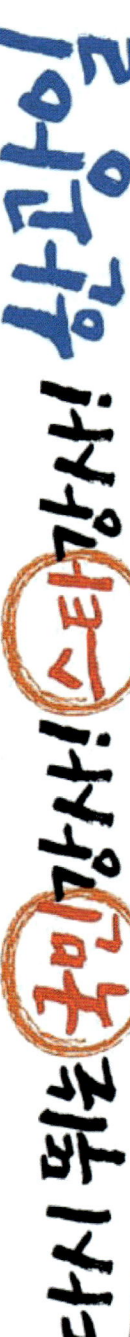

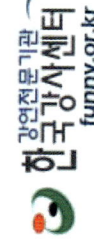
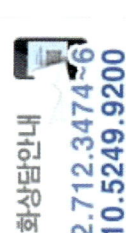

저서
웃음치료법, 스트레스치료법,
펀경영리더십, 이기는 펀 리더십 등 24권

웃음치료사 창시자
한광일 박사

열린사이버대학교 석좌교수
한국강사은행 총재
(사)국제웃음치료협회 회장
서울대 박사 수료, 연세대 석사

2008 올해를 빛낸 20인 선정
2011 대한민국 교육대상 스타강사 수상
KBS, MBC, SBS 방송 및 명사특강 6,100회

건강전문기관
한국강사센터
funny.or.kr

전화상담안내
02.712.3474~6
010.5249.9200
E-mail : recmen@naver.com

한국웃음박사의 프로필

다시뛰는 국민강사 한광일! 고등학교 퇴학생이 교수가 되고 스타강사가 되었다!
강연 힐링 콘서트! 평범한 강연은 가라! 세포와 영혼에 꽂히는 강연!
재미와 감동 지혜와 열정! 유쾌 상쾌 통쾌한 만남!

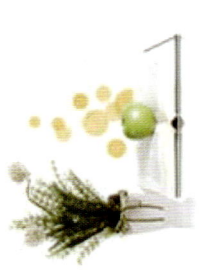

열린사이버대학교 석좌교수

- 현직 : 한국강사은행 총재, 사단법인 국제웃음치료협회 회장 www.ha.or.kr
  한국강사센터 원장, 대일리 연합뉴스 대표 고문, 성공사관학교 대표 석좌교수

- 저서 : 편경영리더십, 이기는 편리더십, 웃음치료법, 스트레스치료법 등 23권, 부분 베스트셀러 5권
  2013 〈대표강사 100의 행복이야기〉 한양상, 공병호, 공윤기, 활수관 공저
  2011 〈성공하려면 바꿔라 즐겨라 미쳐라〉 한명상의 99인 공저
  2011 〈 대한민국 대표강사 33인 행복하라〉 한명상, 윤은기, 엄종길 공저
  2010 〈사랑받도록 위한 명언〉 한명상, 반기문, 그 건 등 공저
  2009 〈한국의 명강의〉 한명상, 이여행, 김마경의 등 공저

- 수상 : 2012 대한민국 성공대상 수상(국민성공시대)
  대한민국 교육대상 스타강사 수상(각 언론사)
  2010 현대인물사전 등재
  한국의 참인물 20인 선정(각 언론사)
  07~2009 대한민국 명강사 대상 수상
  (한국HRD협회, 각 언론사)

- 강연 주요경력 총 6,100회 :
  서울대, 연대, 고대, 서강대, 중대, 전남대, 영대, 동대 등 2000여개대
  최고경영자과정 출강
  검찰청, 국세청, 경찰청, 문광부, 법무부, 정부기관, 공사기관, 사군구등 출강
  삼성, 현대, 엘지, 한화, 포스코, 전경련, 상공회의소 등 2000여개기업 출강
  세계 최초 웃음치료사 창시자, 현재 87기 2만9천명 직접 양성

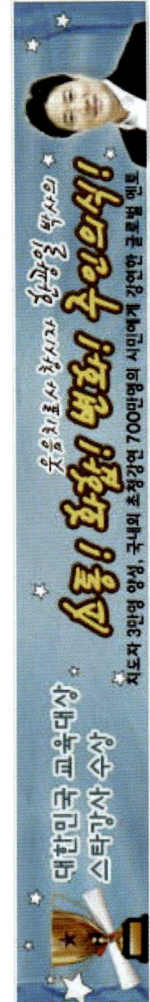

학력 :
서울대학교 박사수료, 연세대학교 석사

방송 주요경력
KBS, MBC, SBS, EBS, YTN 등 방송진행
및 명사특강(홈피에서 동영상 확인)
미국 ABC, 독일 국영방송, 체코 국영방송
및 미국, 중국 등 초청 특강

강연특징 :
전국 특강 1일 평균 300km 이동,
2년만에 21만km 주파한 전국구 스타강사
컨텐츠이 아닌 소통, 체험, 론서트식 진행,
쇼스, 카리스마,
폴라시보 효과 100% 내는 마술같은 강연

한광일박사의 강연평가

소통! 감동! 변화! 주인 세!

지도자 3만명 양성, 국내외 초청강연 700만명의 시민에게 강연한 글로벌 멘토

기관	일정	대상	점수	평가
국민생활체육회 총 7회	2013. 4.10	전국 생활체육지도자 2,252명	10점 만점	일방적인 전달이 아닌 참여형 수업 교육생들의 관심도, 집중도 높임
한국산업기술대학교 7년째	2013. 4. 9	최고경영자 과정 40명	10점 만점	7년째 앵콜, 수업능력 탁월 유명강사 16명중 호응, 만족도 1위
롯데카드	2013. 4.12	콜센터 여직원 150명	10점 만점	강연내내 집중하고 강연내내 소통
한국GM	2013. 4.17	임원, 공장장급 150명	9.5점	매우 유익, 강연 매끄러움 다만 같은 교육을 받은 직원있었음
하얏트서울	2013. 4.19	팀리더,매니저 50명	10점 만점	강연내내 에너지 좋만 직장생활에 도움
아모레퍼시픽	2013. 4.23	아리따움 경영주 40명	10점 만점	위트있고 파워 넘침
가천대학교 2년째	2013. 4.24	최고경영자 과정 50명	10점 만점	유쾌하고 수준높은 강연 유명강사 32명중 호응, 만족도 1위

강연내용

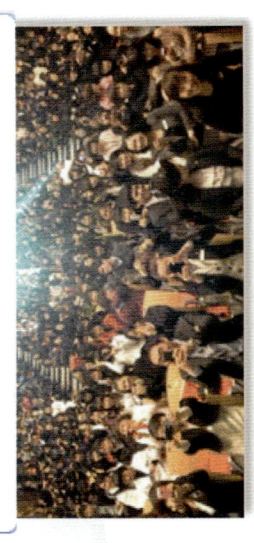

내부, 외부 고객 패러다임

최근 트렌드 인식(웃음, 긍정, 소통, 창조, 친절)

건강관리, 조직활성화

성공한 리더들의 태도와 습관(펀경영 펀리더십)

웃음은 경쟁력 / 웃음치료와 긍정의 효과

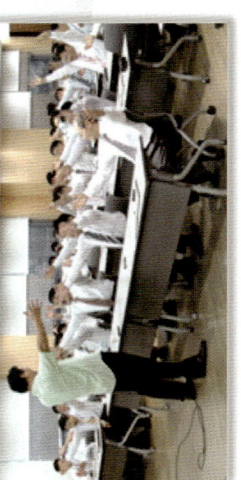

웃음과 긍정을 통한 소통, 변화

스트레스 관리, 위기극복, 자신감

철저한 자기비움, 서비스태도 변화

훌륭한 일터 GWP운동

고객만족 MIND 형성

한국의 명강의

한명일 외 지음 | 264쪽 | 값 12,000원

2009년 문화관광부 선정 우수교양도서

한국을 대표하는 스승들에게 시대의 길을 묻다

한광일, 신영복, 이어령, 최재천, 구성애, 고도원, 청수관을 비롯한 25명의 명사들이 자신의 자리에 올라가기까지 경험한 지혜를 생생하게 전한다. 사회, 정치, 경제, 문화 등 이 시대를 이끌어가고 있는 스승들이 전하는 삶의 특강이 펼쳐진다. 사랑하고, 관계 맺고, 꿈꾸며 살아가는 현대인들에게 전하는 특별한 메시지이다.

웃음과 긍정을 통한
소통, 변화, 화합, 힐링
혁신, 리더십, 주인의식
펀경영, 즐거운 직장

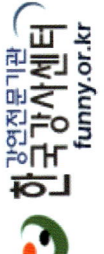

강연전문기관 한국강사센터
funny.or.kr

· 강연 스타일

아이스브레이킹
스팟게임, 노래
안마, 웃음치료

한광일 저서
강연방송 DVD
5만원 쿠폰 제공

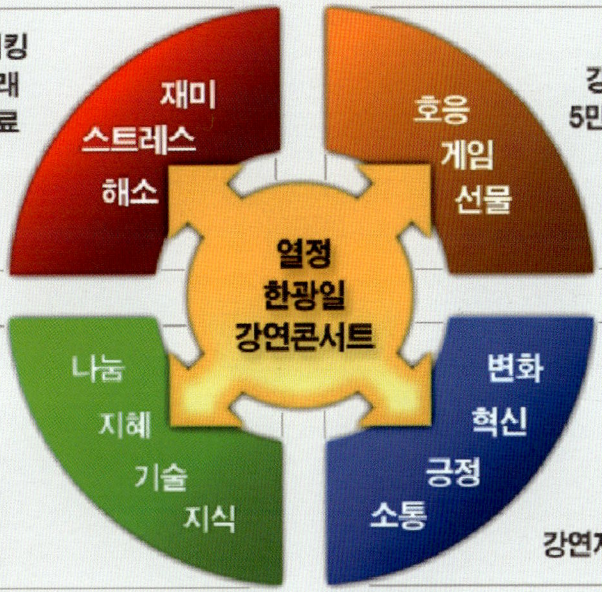
재미
스트레스
해소
호응
게임
선물
열정
한광일
강연콘서트
나눔
지혜
기술
지식
변화
혁신
긍정
소통

성공,건강
행복을 위한
융합 지혜

자기변화
조직강화
강연자 성공스토리

한광일박사의 성공사례

다시뷰는 국민강사 성공사례 한광일! 고등학교 독학생이 교수가 되고 스타강사가 되었다!
강연 힘링 콘서트! 행복한 강연은 기대! 세포조차 영혼에 못하는 감연!
재미와 감동 지혜와 열정! 유쾌와 상쾌 통쾌한 만남!

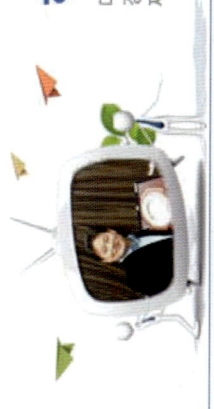

한광일이 걸어온 길

- 16세 고등학교 재수
- 18세 고등학교 퇴학, 무기정학 감면
- 21세 군입대
- 25세 군 전역후 대학입학, 학사경고생
- 30세 월드비전 입사, 국내 최초
  사랑의 빵나누기 운동 9년간 실시
- 36세 연세대학교 석사 입학
- 38세 대학교수 임용
- 41세 서울대학교 박사 입학
- 42세 전임교수 사직하고 스타강사 길을 선택
- 52세 열린사이버대학교 석좌교수 위촉

한광일의 성공사례

- 고등학교 재수생, 퇴학생 - 현재 저서 23권 출판
  (베스트셀러, 스테디셀러 선정)
- 대학교 재수생, 학사경고생 - 전임교수, 2000여개 대학교 최고경영자과정 출강중
- 3년간 수학 all 0점짜리 학생 - 연세대학원 전과목 전학기 all A, all 100점 졸업
- 2백만 없던 학생 - 회당 1~2백만 강사가 됨, 국내방송, 외국방송 다수 출연
- 전임교수 박차고 - 서울역 광장 등 길거리 마케팅을 하여 월 1억짜리 스타강사
- 말더듬, 얼굴빨개짐, 자신감없던 그 청소년 - 9년만에 지도자 3만명 직접 양성
- 현재 2만명 강사회원들의 대표인 한국강사은행 총재
- 전국구 강연 - 매일 300Km 이동, 벤츠 자가용 2년만에 주행거리 21만Km 주파
- 강연으로 만난 청중 약 670만명, 강연과 명사특강 약 6,100회 진행
- 현재 8년간 매주 무료강연교실 개최, 재능기부 강연축제 진행
- 신간 저서 6만명 무료 증정

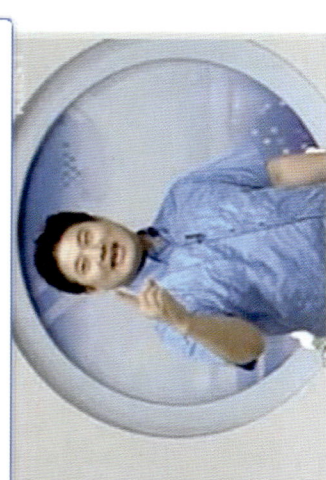

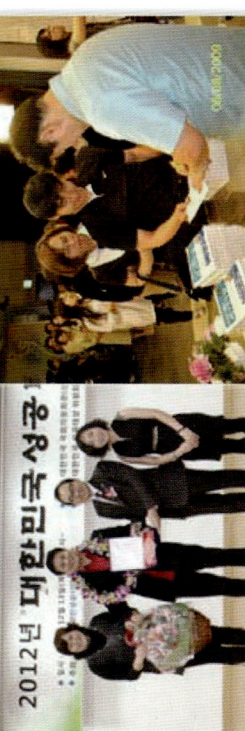

한광일박사의 방송활동

다시봐도 국민강사 한광일! 고등학교 퇴학생이 교수가 되고 스타강사가 되었다!
강연 힐링 콘서트! 평범한 강연은 가라! 세포와 영혼에 꽂히는 강연!
재미와 감동 지혜와 열정! 유쾌 상쾌 통쾌한 만남!

■■ 동영상 / 대상에 따라 특강이 바뀝니다.

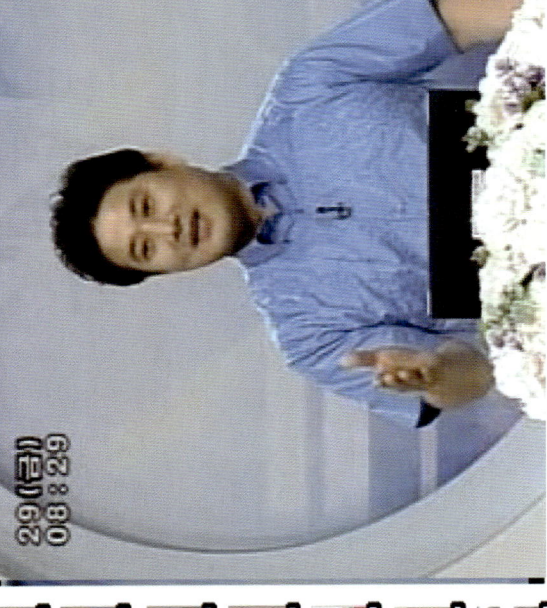

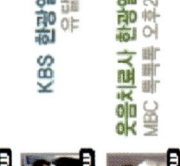 **KBS 한광일 특강 1**
유쾌아카데미

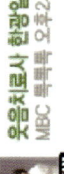 **KBS 한광일 특강 2**
유쾌아카데미

 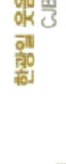 **웃음치료사 한광일**
MBC 똑똑똑 오후2시

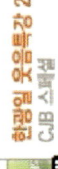 **한광일 웃음특강 1**
CJB 스페셜

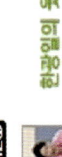 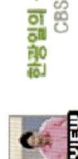 **한광일 웃음특강 2**
CJB 스페셜

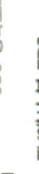 **한광일의 웃음특강 방송**
CBS 행복로그 가족

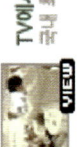 **TV에서 본 EBS**
국내 최초 웃음치료사

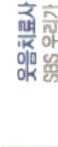 **웃음치료사 쇼 한광일**
SBS 우리가 바꾸는 세상

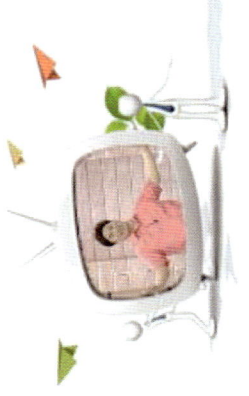 **TV명사특강 1편**
웃음치료 건강댄스

TV명사특강 2편
웃으면 돌이와요

TV명사특강 3편
웃음은 만병통치약

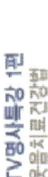 **TV명사특강 4편**
웃으면 성공해요

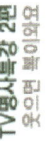 **SBS 좋은아침 플러스원**
웃음치료가 뜬다

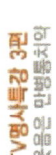 **NEWS 한국**
무료웃음치료

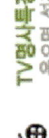 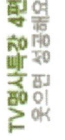 **웃음치료사 자격증**
일자리 Wide

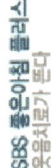 **웃음치료사 쇼 한광일**
직업류먼스토리 한국경제TV

  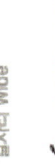 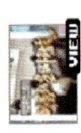

한광일박사의 신간저서

다시태는 국민감사 한광일! 고등학교 퇴학생이 교수가 되고 **스타강사**가 되었다!
강연 **힐링** 콘서트! **평범한 강연은 가라!** 세포와 영혼에 영혼에 꽃피는 강연!
재미와 감동 지혜와 열정! 유쾌 상쾌 통쾌한 만남!

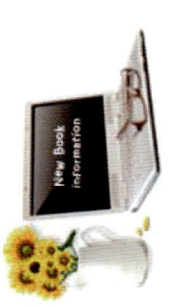
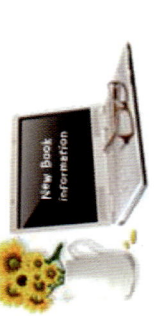
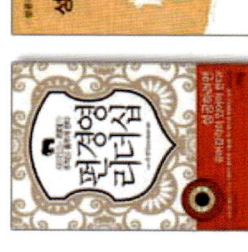
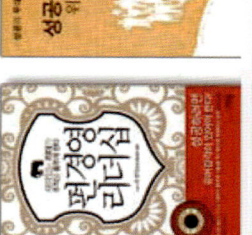
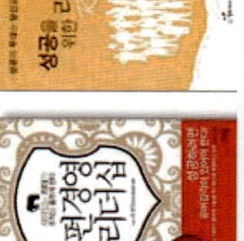
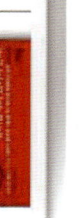
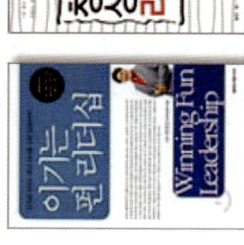
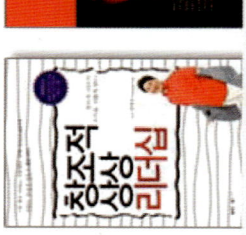
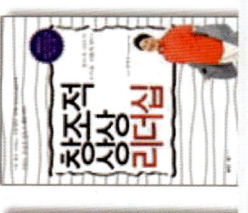
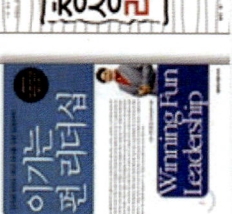
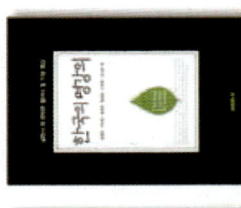
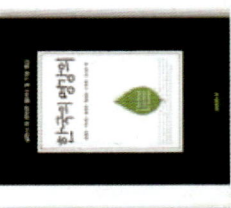
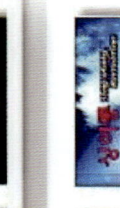
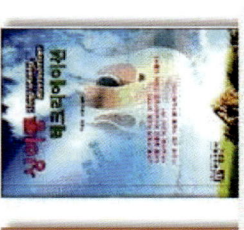
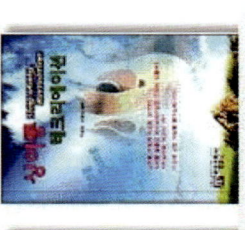

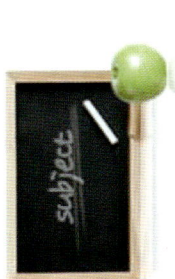

한광일박사의 강연주제

다시태어는 국민강사 한광일! 고등학교도 한광일! 고등학교로 되학생이 교수가 되고 **스타강사**가 되었다!
강연 힐링 콘서트! **평범한 강연은 가라!** 세포와 영혼에 꽂히는 강연!
재미와 감동 지혜와 열정! 유쾌 상쾌 통쾌한 만남!

강연 제목은 맞춤으로 가능하고 대부분 직접 제으로 출판안 내용

건강 ▲	웃음건강	웃음치료	힐링건강	스트레스관리	웃음유머	
교양 ▲		웃음은경쟁력	행복/성공	자기관리	비전수립	인문학리더십
경영 ▲	펀경영	변화/혁신	신바람경영	시기진작	주인의식	
리더십 ▲	펀리더십	자신감	CEO리더십	열정/도전	목표달성	
소통 ▲	유쾌한 소통	인간관계	동기부여	긍정과 소통	소통리더십	
직장 ▲	즐거운 일터	조직 활성화	영업 세일즈	역량강화	화합/팀워크	
취업 ▲	꿈너머 꿈	직장생활	성공비결	위인열전	명품하전	
학생/부모 ▲	장이력	진로/취업	청소년특강	대학생특강	부모특강	
CS 고객 ▲		고객감동	친절/칭찬	이미지메이킹	고객응대	CS/예절
행사 ▲	체육대회/OT/MT	레크리에이션/사회자	워크샵/아유회	팀빌딩/훈련	송년회/이벤트	

한광일박사의 강연실적

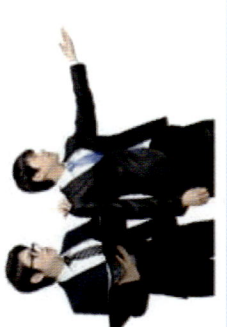

다시뛰는 국민강사 한광일은! 고등학교 퇴학생이 교수가 되고 최고의 **스타강사**가 되었다!
강연 힐링 콘서트 **별별한 강연은 가래! 세포와 영혼에 꽂히는 강연!**
재미와 감동 지혜와 열정! 유쾌 상쾌 통쾌한 만남!

기업

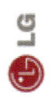

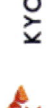

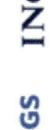
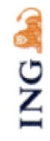
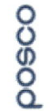
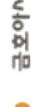
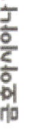

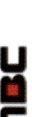
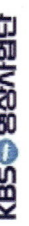
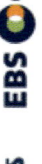
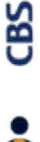
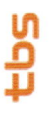
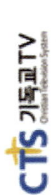
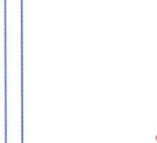

삼성전자, 현대자동차, 한국전력공사, LG전자, 삼성생명보험, 포스코, GS칼텍스, SK네트웍스, 기아자동차, 현대중공업, 에쓰오일, SK에너지, 한국가스공사, LG디스플레이, GM대우, 교보생명, KT, SK텔레콤, 대한생명, LG화재, 롯데쇼핑, 신세계백화점, 삼성물산, 삼성화재해상보험, 오일뱅크, 대한항공, 삼성중공업, 현대모비스, 하이닉스반도체, 현대제철, 대우조선해양, 한진해운, GS건설, 현대건설, 한수원자력자력, 효성, LG상사, 현대삼성, 현대해상화재보험, 대림산업, STX팬오션, NI순해보험, LG텔레콤, 동부화재, 여천NCC, SK건설, 삼성테스코, 삼성SDI, 삼성토탈, 현대하이스코, 한국부품발전, 동국제강, 아시아나항공, 롯데건설, 포스코건설, 한화, SK가스, ING생명, 우아, 삼성테크윈, 마우치면세, 쌍용자동차, 제일모직, 한국서부발전, 한국동서발전, 신한카드, 현대미포조선, 르노삼성자동차, 현대신업개발, GS리테일, 대우증권, 신한지주금융, 삼성전기, 현대남부증권, 우리투자증권, 비씨카드, 메리츠화재, 금호비스, 한화서부화학, 삼성카드, 현대증권, 로뷰토보사, 한독약품, 이마트, 제일기획, 리츠칼텔, 유엔젤, 삼선캐발, CJ, 그오룡, 우리은, GS마켓, 종로학원, 김영사, 아토, 코엔텍, 휴스틸, 블루클럽, 한국은행 등 **20000 대중소기업**

방송

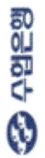

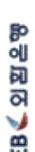
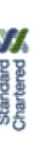
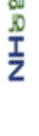
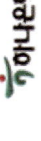

KBS, MBC, SBS, EBS, CBS, TBS, CTS, YTN, 재능방송, 한국경제TV, 국군방송, 월드이벤트 TV, 미국, 독일, 체코 등 외국방송, 각 지역 케이블 TV 등

은행

KB국민은행, 우리은행, 신한은행, 산업은행, SC제일은행, 하나은행, 기업은행, 한국외환은행, 한국씨티은행, 농협, 수협, 축협 등

관공서

금융감독원, 경찰청, 국세청, 검찰청, 법무부, 식약청, 보건복지부, 교육청, 서울시, 각 구청, 서울시, 수원시, 인천시, 인동시, 제주시, 안양시, 거제시, 상주시, 인양위교육청, 한국과학기술평가원, 보훈교육연구원, 각 지역 교육연수원, 한국교육개발원, 한국교육수료인, 농업기반공사, 국립공원관리공단, 국립특수교육원, 건설교통인재개발원 한국종합연합협회 등 2000개 기관

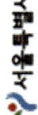 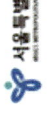 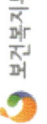

대학교 교육과정 (취업, 인성, 취업, 리더십 등)

서울대, 카이스트, 연세대, 경희대, 조선대, 인동대, 전남대, 서울시립대, 동아대, 전주대, 광주여대, 아주대, 경성대, 대구대, 대구보건대, 동의과학대, 백석예술대, 인천대, 순천대, 한국공항대, 경원대, 김포대, 서울예대, 경명대, 김포대, 한양여대, 우송대, 계명대, 한양여대, 춘해대, 대구미래대, 인산대학, 구미1대학 등 700개 대학교

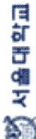 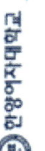 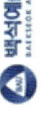 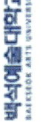 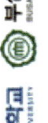 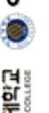 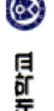 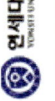 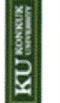

대학교 특강 (교양, 최고경영자과정, 명사특강)

서울대, 연세대, 고려대, 중앙대, 한양대, 포스텍, 카이스트, 경희대, 인하대, 이화여대, 조선대, 인동대, 건국대, 동아대, 충주대, 대전대, 청주대, 대진대, 한국산업기술대, 금오공과대, 이주대, 경기대, 숙명여대, 동국대, 전남대, 영남대, 경기대, 경남대, 가톨릭대, 경북대, 세종대, 부경대, 청원대, 목포대, 광주해양대, 세명대, 한국해양대, 중남대, 광운대, 울산대, 국민대, 제주대, 서울시립대, 단국대, 군산대, 군산대, 경성대, 대구대, 동아병송예대, 백석대, 백석예술대, 울리텍대, 인천대 등 1500개 대학교

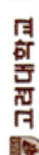 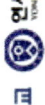 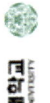 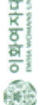 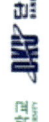 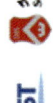 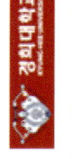

병원

서울대병원, 서울아산병원, 삼성서울병원, 연세대세브란스병원, 가톨릭대 서울성모병원, 아주대병원, 고려대안암병원, 한양대병원, 중앙대병원, 선한목자정형외과, 순천향병원, 보훈병원, 봄빛병원, 이다치과, 소리이비인후과, 영신의료법인 등

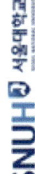 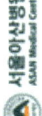 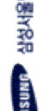 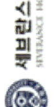 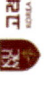

다시 뛰는 국민강사! 스타강사! 한광일

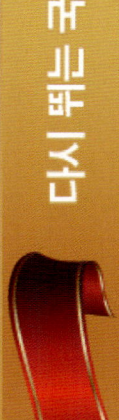
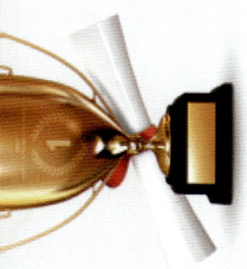
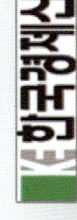

2012 대한민국 성공대상(국민성공시대)

2011 대한민국 바른교육 대상(언론사)

2011 대한민국 교육대상 스타강사 수상(언론사)

2009 대한민국 명강사 대상(언론사)

2008 한국의 참인물 20인 선정(언론사)

2007 한국 HRD 대상(한국HRD협회)

2006 대한민국 CEO 경영 대상(언론사)

2006 대한민국 올해의 인물 20인 선정(언론사)

2006 대한민국 트렌드 리더 선정(언론사)

2006 대한민국 탑 브랜드 선정(언론사)

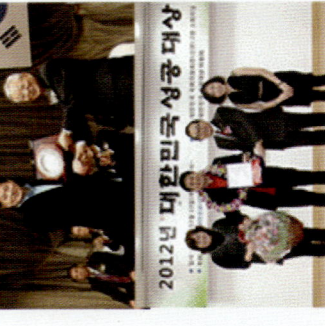
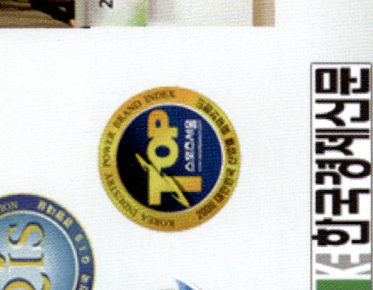

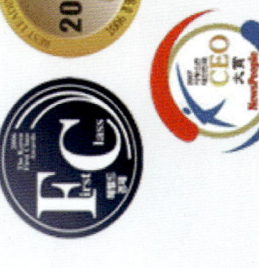
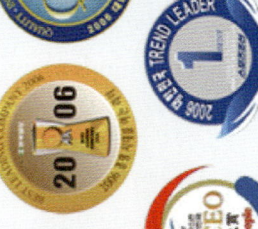
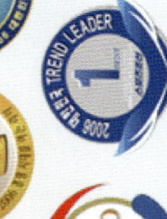
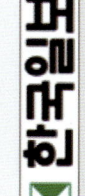

활동 사진

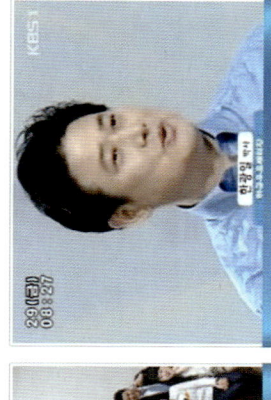

스타 강사! 한 광일!

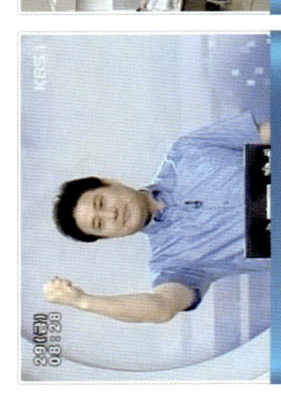

강연 6,100회 진행!

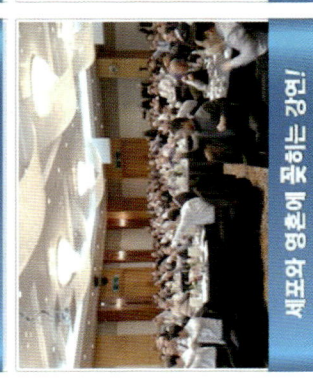

지도자 3만명 양성!

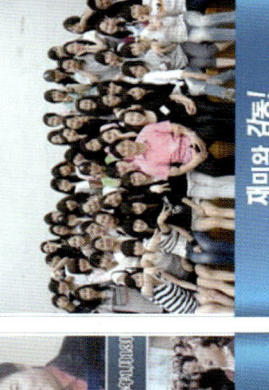

유쾌! 상쾌!

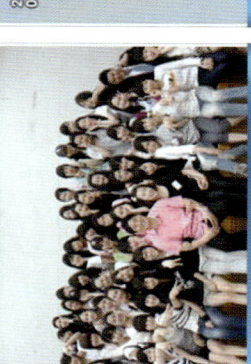

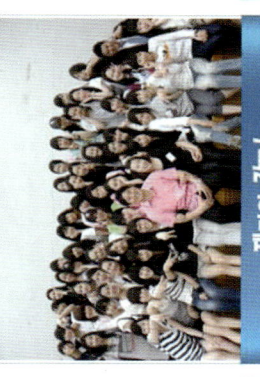

매일 300Km 이동!

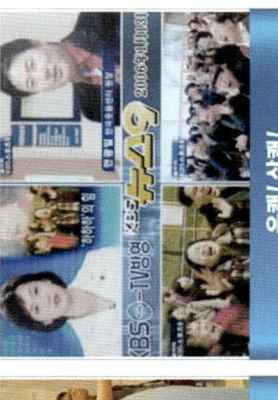

유쾌! 상쾌!

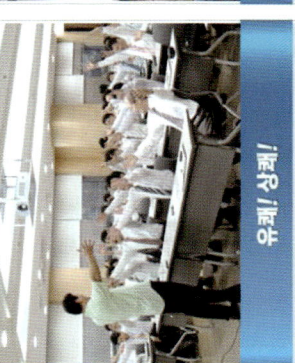

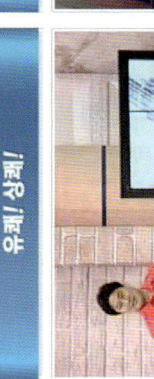

만난 청중 670만명!

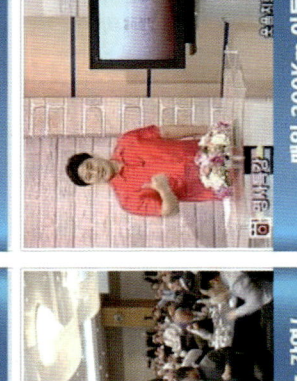

통쾌한 만남!

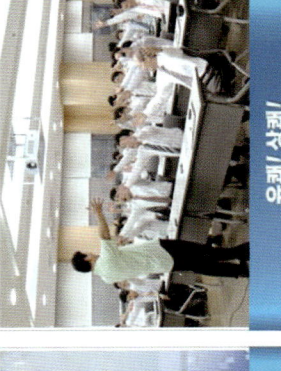

재미와 감동!

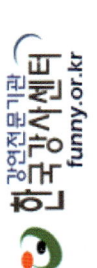

평범한 강연은 가라!

세포와 영혼에 꽂히는 강연!

지혜와 열정!

활동 사진

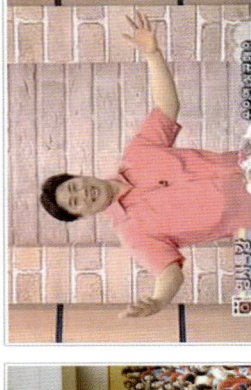
다시 뛰는 국민 강사!

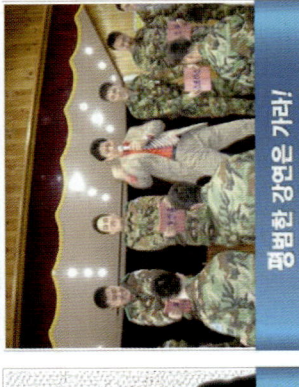
평범한 강연은 가라!

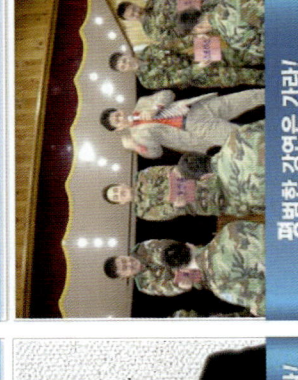
강연 6,100회 진행!

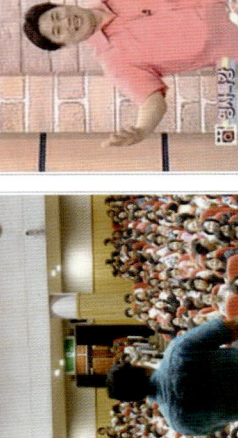
세포와 영혼에 꽂히는 강연!

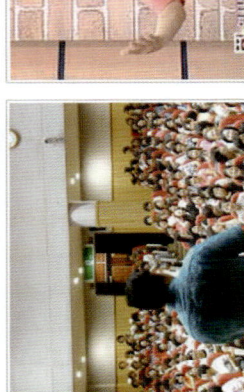
고등학교 퇴학생이 교수가 되다!

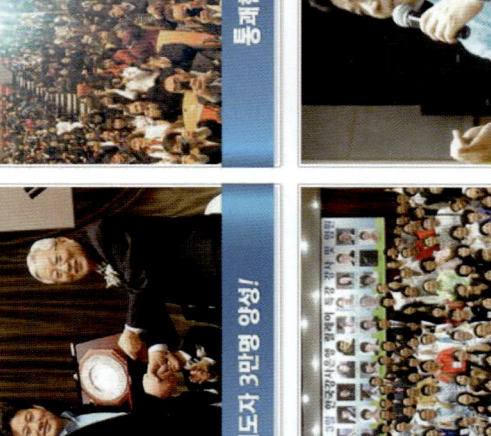
만년 청중 670만명!

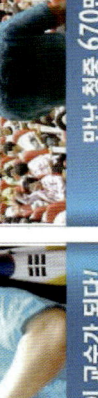
매일 300Km 이동!

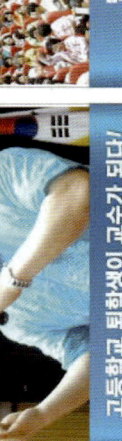
통쾌한 마당!

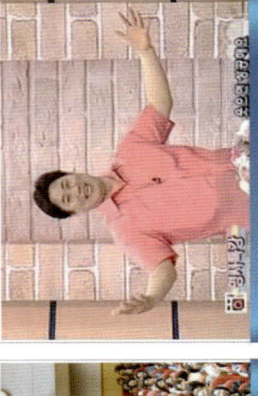
고등학교 퇴학생이 교수가 되다!

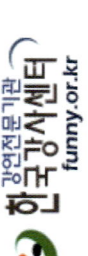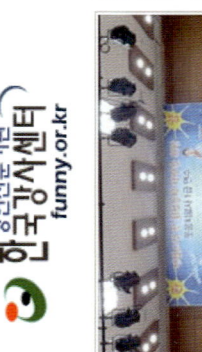
지혜와 열정!

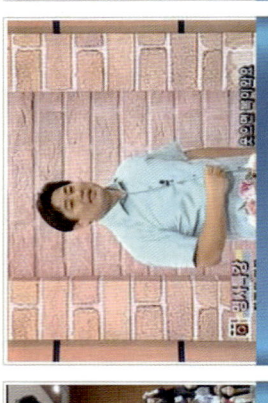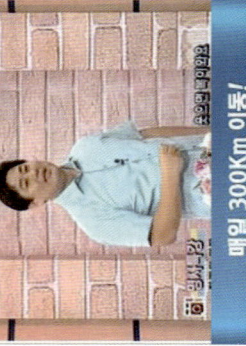
지도자 3만명 양성!

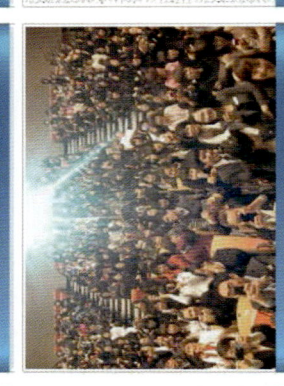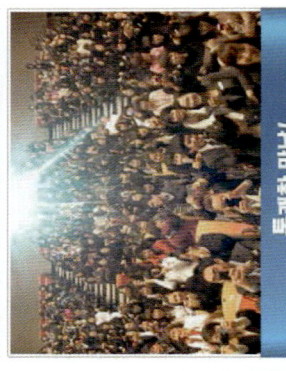
재미와 감동!

강연전문기관
한국강사센터
funny.or.kr